逆境中的微关

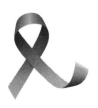

乳腺癌患者的
重生实录与医者手记

傅佩芬 / 主编

中国科学技术出版社
· 北 京 ·

图书在版编目（CIP）数据

逆境中的微笑：乳腺癌患者的重生实录与医者手记 /
傅佩芬主编 . -- 北京：中国科学技术出版社，2025.6（2025.9 重印）.
ISBN 978-7-5236-1382-5

Ⅰ．R737.99-49

中国国家版本馆 CIP 数据核字第 2025MS4466 号

策划编辑	李　卫	**责任编辑**	童媛媛
封面设计	东合社	**版式设计**	蚂蚁设计
责任校对	邓雪梅	**责任印制**	李晓霖

出　　版	中国科学技术出版社
发　　行	中国科学技术出版社有限公司
地　　址	北京市海淀区中关村南大街 16 号
邮　　编	100081
发行电话	010-62173865
传　　真	010-62173081
网　　址	http://www.cspbooks.com.cn

开　　本	880mm×1230mm　1/32
字　　数	252 千字
印　　张	9.75
版　　次	2025 年 6 月第 1 版
印　　次	2025 年 9 月第 2 次印刷
印　　刷	大厂回族自治县彩虹印刷有限公司
书　　号	ISBN 978-7-5236-1382-5/R·3487
定　　价	59.80 元

编委会

序 言

我翻开本书时，心中感慨万千。在从事乳腺癌诊治的 30 年里，我见证了太多患者的痛苦与挣扎，也目睹了无数生命的坚强与重生。

乳腺癌，这个曾经让人闻之色变的疾病，给无数患者及其家庭带来了沉重的打击。初诊时的惊慌、迷茫，治疗过程中的身心煎熬，康复路上的种种艰辛，每一步都充满了挑战。

然而，我们在翻开这本书时，看到的并非只是病痛与悲伤，而是一个个充满力量、感人至深的故事。每一位主人公都以自己独特的方式，在与乳腺癌的抗争中书写着生命的华章。

这里有初诊时的恐惧与迷茫，有治疗过程中的痛苦与坚持，更有战胜病魔后的重生与感恩。她们或许曾在黑暗中独自哭泣，但最终都选择了勇敢面对，用微笑迎接每一个新的日出。

这些故事是一面面镜子，映照出生命的脆弱与坚强；是一盏盏明灯，为正在黑暗中摸索的患者照亮前行的道路；是一声声号角，鼓舞着每一个与病魔战斗的灵魂。

这本书不仅是一本患者的故事集，更是一部充满爱与希望的篇章。它让我们看到了人性的光辉，看到了在困境中绽放的生命之花。对于患者而言，它是一盏明灯，照亮了前行的道路，给予了她们勇气和信心；对于医务工作者来说，它是一面镜子，让我们更加深刻地理解了患者的内心世界，激励我们不断提升医疗技术和服务水平。

希望每一位读到这本书的人，都能从中获得力量，不再"乳"临大敌，勇敢地面对生活中的挑战，相信爱与希望永远与我们同在。

殷咏梅

2025 年 1 月

前　言

FOREWORD

致力乳腺癌治疗的这么多年，我医治过的患者已经数不清。早年，做一个漂亮的手术，外科医生的职责就似乎已经完成；现在，手术、综合治疗、全程管理，看着她们完成所有的治疗，身心健康、安然地回到自己的生活，最终战胜乳腺癌，才是我们乳腺医生的追求。

越和患者相处，越能认识到女性在突然遇到癌症威胁时的那种恐惧、迷茫与无助。对于大多数女性来说，她们确诊乳腺癌后，生活和工作被按下暂停键，对乳腺癌认知极度匮乏，和医护交流机会过少，对治疗方案一无所知，对生命无尽担忧……种种困扰接踵而来。此时的患者犹如一叶扁舟，在茫茫无边的大海中挣扎，期待着那一盏明灯的指引。

越和患者相处，越会被一个个坚强的姐妹所感动。罹患乳腺癌，她们有的在治疗时总有不良反应，有的经历了家庭的变故，有的失去了工作，有的让原来并不富裕的家境雪上加霜……她们有过恐惧与迷茫，但不管遇到哪种挫折与磨难，她们都以女性与母亲独有的坚忍，勇敢地坚持了下来，不妥协、不放弃，微笑着战胜了病魔。这种精神在我们组建的"伊俪公益"志愿者队伍里成为时刻激荡的主旋律。

从恐惧到战胜，这些姐妹的故事生动而励志。她们自己在经历了与乳腺癌的正面对弈以后，不仅恢复了往日的健康，还成了茫茫大海中那一盏盏闪亮的明灯。她们的人生没有因为乳腺癌而被毁弃，恰恰是这一场大病，让她们发现了更好的自己。在积极的疗愈中，她们的心态变得更为平和，她们的生活变得更加规律，她们找寻美丽事物的眼光也变得更加犀利。她们那种阳光向上的正能量也正一波又一波地影响着身边的亲人朋友和患者姐妹。

把她们的故事变成文字，让更多初诊乳腺癌的姐妹去阅读、去感受，从相似经历中获得经验，在共情中获得力量，从而驱散初遇乳腺癌那种恐惧与迷茫，就是我们最简单的愿望。

乳腺癌并不可怕，治愈乳腺癌并不困难。治疗是短暂的，而疗愈是漫长的。作为医护，我们愿意陪伴你、引领你；作为志愿者，她们的故事将不吝为你们敞开；作为你，要做的就是坚强起来，走出阴霾，发现更好的自己！

主编　傅佩芬

2025 年 1 月

目 录

第一章

放慢脚步 001

1

健康档案让她发现了"胸险" 002

随访多次还是漏网了的结节 007

来得太早的噩梦 013

她终于学会了爱自己 019

当医患身份重叠时 024

清零与重启 030

那只是一场重感冒 035

打不垮的"小强" 042

扛过去，自己就是那个强者 048

轻信偏方后的追悔 053

久病成医的快乐外婆 057

第二章

走出黑暗 063

2

给妈妈找最好的医生 064

男人的恸哭 069

至暗时刻遇见的光亮 075

浓浓的亲情引领她走出黑暗 081

重新找回来的自信和美丽 086

那一握，给了她信心　091

"老漂族"的勇气　097

她要用余生报答父亲　102

我们仨，一起逆"瘤"而上　110

用坚强让余生无憾　115

遇见未知的自己　123

"独臂大侠"的传奇　128

第三章
超越自己 135

3

与失眠过招　136

康复，从改变心态开始　141

抗癌路上的"他山之石"　146

我想要的不是一个 5 年　152

旅游，是她加固健康的支撑　158

我要"唱"死癌细胞　164

唯生命与爱不可辜负　169

所有的遇见都是历练　174

因爱而来的福报　180

忘不掉的重生日　186

爱是需要传递的　190

第四章
重展风采 195

4

并不孤独的长跑者 196

被推开的一扇窗 200

康复路上最好的礼物 206

人生没有精彩也要有色彩 213

重生的花朵在公益里绽放 217

马奶奶的多面人生 222

两次与亲人"决裂"都是因为爱 230

高高举起的金牌 234

做自己的舞星 241

你是我的亲姐妹 245

一个人的修行，一群人的合力 251

第五章
拨开迷障 259

5

姚敏亚医生：最想见到的是她的笑 260

王坚楠医生：小比喻里藏着抗癌的大智慧 265

杜诚勇医生：超越你的责任，才能成为一名
好医生 271

陈丽霞护士长：你若安好，便是晴天 278

傅佩芬主任：掌灯的人 284

伊俪公益，永远的粉红丝带 291

后记 299

第 一 章
放 慢 脚 步

许多人都曾经以为，为爱你的人和你爱的人拼搏，让家人过得更好，是自己必须竭尽全力向前奔跑的动力。可当你被贴上癌症的标签，生命出现大大的问号时，你才明白，真正爱你的人，要的不过是你能健康地陪伴他们久一点，再久一点。这时的你，需要的只是放慢工作和生活的脚步，好好配合治疗，加倍爱惜自己的身体，尽自己所能，成为更好的自己，然后看孩子长大，陪父母老去，与爱人白首。这才是人世间最幸福的事情。

——苏英

健康档案让她发现了"胸险"①

"东方欲晓",这是她给自己起的一个很阳光很有深意的网名,让人仿佛看见了灰白色的天空里,有穿破云层的黎明之光正在缓慢又坚定地射来。

那是一个深秋晓霞初露的早晨,她无力地躺在病床上,手术后的伤口还在隐隐作痛,心里却有一种特殊的情愫在翻腾。她想起了自己那个珍藏了十年的"宝贝疙瘩"——乳腺结节,还有那份特殊的健康档案。

记录结节的 Excel 表格

她清楚地记得 2008 年单位组织的那次体检,那年她 36 岁。当体检报告单上首次出现"小叶增生"的字样时,她的心"咯噔"了一下。

"小叶增生是一种非常普遍的现象,与患者体内的内分泌激素失调和情绪因素密切相关,不属于器质性疾病。小叶增生主要与月经周期相关,以乳房疼痛为主要临床表现,与癌症无直接关系,一般不会造成乳房发生器质性病变。"就着这个新发现的"病情",她给自己科普了下。

多年的管理工作经验,让她养成了一个良好的习惯。她喜欢用精细管理的理念,去对待每一件自己认为重要的事。发现"小叶增生"对她而言,同样也是一件需要被重视的事情。

那一年,她首次为自己的乳腺检查数据设计了一个专门的 Excel 表

---

① 书中涉及的临床病例及人物信息均经过脱敏处理,所使用名称均为化名,特此说明。——编者注

格，以便对之后每年的检查结果进行比较、判断，对异常数据进行重点跟踪。

当时，有要好的同事取笑她有点儿神经过敏了，她不以为然地呵呵一笑。她觉得，自己的身体自己知道，自己的健康还得自己负责。

2009 年体检，"小叶增生"升级为"乳腺结节"。可那也只是一个以毫米计算的"疙瘩"。

不盲目怀疑，不反复就医。多年来，"疙瘩"在她自创的健康管理模式下，一直相安无事，与她和平共处。只是到了每年的 10 月，她都会像关心"亲密朋友"一样，隔着超声屏幕，多看它们几眼，然后敲敲键盘，再一次为她的"宝贝疙瘩"记上几笔。

转眼到了 2017 年夏天，她沉浸在儿子高考被录取的喜悦中。可一次偶然的穿衣动作，她触摸到右胸 12 点钟方向有一颗米粒大小的凸起，心中顿时有了一种不祥的预感。

一想到再过几天，全家就要开启孩子的毕业旅行，她犹豫着。是立刻去医院查一下呢？还是再放放？为了不影响全家人旅行的心情，也为了让自己能安心一些，第二天她火速到当地中心医院做了乳腺 B 超，结果显示为上象限囊实性结节 1.0 厘米 ×1.1 厘米。

与往常无异，当地医院的医生仍然建议她定期随访。

她翻看着健康档案。"这颗是新长出来的，一定不能轻视！"她对自己说。从那天起，她的脑海里多了一份对"胸"的关注和警觉，但她依然收拾好心情，生活一如平常。

3 个月结节长了一倍

3 个月后，她又一次来到了医院。这次乳腺 B 超显示，右乳 12 点钟方向囊性包块 2.0 厘米 ×1.3 厘米 ×1.6 厘米。

短短 3 个月，结节长了近乎一倍？！"天哪！"她想，自己恐怕是要摊上大事了？！走出体检中心，她立刻去门诊挂了乳腺科，并做了钼靶检查。钼靶显示 BI-RAD 3-4a。接诊医生说："结节看起来良性的可能性大，可以随访，不放心的话也可以安排手术。"

BI-RAD 3-4a 意味着 20% 的可能性是恶性肿瘤。她不记得听谁说过，总之她认为，一定不能轻易放过。她的脑海中呈现出了各种凌乱画面："如果是良性的，一切都好！但如果术中快速切片为恶性，那可怎么办？"

她一边往健康档案上记着数字，一边想着病情发展。

第二天，她去省城开会，会议结束比原计划提前了半天。她突然想，何不利用这半天时间去省城有名的医院把穿刺做了？

于是，她立即打车直奔庆春路。那个下午，与熙熙攘攘的候诊大厅给人带来的烦躁不安相比，整个就医过程行云流水般地顺畅。那个下午，她遇到的每一位医护人员都是柔声细语的，让她卸下了初次穿刺的紧张，无比顺利地完成了就诊、麻醉、穿刺等整个环节。在回程的高铁上，她对自己说："如果穿刺结果不好，手术就在浙江大学医学院附属第一医院（以下简称浙大一院）做吧。"

2017 年 11 月，在一个秋色正浓、褐红黄多种色彩如调色板上的油彩般融合在一起的日子，她心怀忐忑地来到医院取回了穿刺报告，一行细小的却能放大到把整个脑袋炸裂的黑字赫然眼前——"包裹性乳头状癌不能除外"。

她站在原地，一动不动。医院里，嘈杂的声音从各个角落里汇成声浪向她袭来，而她仿佛什么也听不见了。她从来没有想过，步入不惑之年、事业正酣的自己，会突然离死神这么近！

她失魂落魄地回到家。那几天，在她眼前，秋，俨然已成了冬。所有的绚烂，都冻结成了裹着冰的斑驳。

有人说，生命中的每次遇见，都将开启一段不一样的人生。对这句话，她一直不以为然！直到真的被确诊为乳腺癌。

被推进手术室的那一刻，她才深切地感悟到，原来，世上的每一场相遇，无论是好是坏，都是上苍的馈赠，都需要她微笑以待。

医生说，由于发现较早、手术及时，相比较其他病友，她可以少承受一些痛苦，她的治疗过程也要轻松许多。

努力走出惊慌失措的阴影

敏感多疑是人性共同的特点，如果处理不当，就会在一定程度上阻碍性格的完善。因此，它有时也被作为消极心态的代名词。她说自己也有那么一点点。现在回想起来，适度地怀疑、有效地自我觉知，为自己争取了足够的治疗时间。自己的敏感其实算用对了地方。

手术、放疗、内分泌治疗，回首多磨的就医经历，虽几多艰辛，但她仍深感幸运。她不敢想象，如果当时自己不对新发现的险情穷追不舍，如果不及时就医和手术，她该承受多大的痛苦？如果没有及时就诊，她或许如今已经不可能用脚步丈量世界更多的角落；或许不可能术后一年亲自将儿子送往英国；或许不可能参加孩子的毕业典礼；或许不可能……

她记得，手术当天，当看着自己胸口只有绑得严严实实的绷带、望望室友身上拖着的长长的引流管时，她很庆幸自己的果断；她记得，放疗结束一个月她就回归了岗位和正常生活，而且3年里相继在两家单位任职；她记得，治疗结束的第一年，在身体条件允许的情况下，曾踏足了闽粤陕豫滇，享受了伊比利亚的明媚阳光和泰北小城"斋焉焉"[1]的慢生活；她记得，工作也没有因为疾病而逊色，多个项目获得了省（市）级的奖项……

很快，7年过去了，她已经度过了那个惊慌失措的时期。她说，心态是决定能否走出癌症阴影的决定性因素。

她接受了生命中别样的遇见，甚至有些感恩。她说癌症成了她生命里一个无形的好友，时刻提醒着她要珍惜当下。

她常想，如果没有健康档案，她或许会对新出现的疙瘩漠然视之；如果不是被确诊为癌症病人，她还会循着过去的生活惯性继续走下去；如果没有这段经历的警醒，她就不会重新审视自己。

如今，她的健康档案还在增厚，里面的内容囊括了心理调适、生活节奏、体能锻炼、兴趣培养、回归社会等。她用细腻的笔触把这一切都写进了记录患病和抗癌历程的《东方欲晓诊疗记》中。收笔的那一刻，她感到了一种久违的轻松。

女性什么时候可以开始做乳腺检查？[2]

乳房发育，是一个女性开始成熟的重要标志，也叫"第二性征发育"。如果有条件，关注和重视乳房健康管理越早越好。一般女性在成年之后就可以开始做定期的乳房自检。40岁以后最好每1~2年定期一次去医院做乳腺B超及乳腺钼靶检查。尤其是发现乳腺结节的，一定要遵医嘱定期进行乳房检查。有家族史或者已知有乳腺癌遗传基因突变的患者，应更早开始定期做乳房检查，

---

[1]　泰国人用"斋焉焉"来表示一种随性、顺其自然的生活态度。——编者注
[2]　本书旨在为普通大众提供医学科普知识，帮助读者了解基础医学常识，书中内容不能代替专业医疗建议。如遇健康问题，请咨询医生或相关医疗专业人士。——编者注

在常规乳房体检、乳腺 B 超及乳腺钼靶检查的基础上，每 1~2 年可增加一次乳腺核磁共振检查。

随访多次还是漏网了的结节

生活，有时候像一个调色盘，当你精心调制时，盘中的颜料是那么的五彩、那么的鲜艳。可一旦阴霾遮蔽，照耀在你头顶的光亮突然消失，再看手中的调色盘，瞬间黯淡。此时，你只能静静地等待，等待光亮的再一次出现；或者，赶紧起身，去为自己点亮一盏灯。

苏英——1986 年出生的小妹妹，是一位小学老师兼班主任，就因为一个结节随访多次，最终依旧检测出是漏网的肿瘤，经历了这样一次从五彩到黑白，再回归到自然的轮回。

被老乡打破的平静生活

苏英在坐月子时曾得过乳腺炎，当时发烧到 39.7℃。她去市妇幼保健医院做了处理之后，右乳还是一直不通。当时医生说喂奶时间长一些，乳腺就会自然通畅的。于是，苏英坚持给儿子喂奶 13 个月。但是，断奶之后，苏英的右乳还是不通。

再去医院，医生们都说没事，定期复查即可。于是，她的心放下了，只是定期去做复查。

2018 年 12 月，苏英去了单位安排的区妇幼保健医院做体检，医生说她两侧乳房都没什么问题。苏英觉得有些奇怪，之前的增生呢？右乳不通的小硬块呢？于是在苏英的要求下，医生又做了一遍，结果还是一样："没事，定期复查就行。"

苏英又一次放下心来。她觉得这个区妇保医院真不错，干净、整洁，机器也是最新配置的，再加上负责的主任医生还是苏英办公室同事的妹妹。于是，之后 3 到 6 个月的复查，苏英就认准了这家医院。

2019 年 9 月，苏英发现了一个结节，又一次去了区妇保医院。医生检查后依旧说"没事，定期复查即可"，苏英又一次相信了。

就这样，日子在学校和家、学生和儿子之间平静地划动着，说不上十分精彩，却也安稳惬意。

打破这份平静的是她在那个下午遇见的一个老乡。过年前的一天，这位老乡看到苏英，突然就抱住了她："英，我得了乳腺癌！"说着，她就泪流不止。

老乡絮絮叨叨地向苏英描述着癌变位置和诊断过程，苏英的思绪开始游离，心缩紧了，脑海里是自己的那颗结节："天哪！我不也是这个位置吗？"

苏英再不迟疑，马上到市人民医院挂了专家号做了 B 超。医生看着报告单表情有些凝重："已经很严重了，还有淋巴转移！"

"啊？！"苏英不敢相信，"不是定期复查了吗？摸到的肿块多次咨询过医生，都说没事呀？"苏英无法接受这个事实。

一瞬间，苏英的眼泪已经不由自主地顺着脸颊流了下来。

此时，距离过年只有 9 天了。苏英和丈夫一致决定直奔杭州，去省城大医院重新诊断。

过度自责让她得了抑郁症

两家医院的诊断结果高度一致。不管苏英愿不愿意相信，乳腺癌成了她无法回避的既成事实。

"不穿刺，不做新辅助治疗，用最快的速度直接手术。"苏英无奈却又坚决地提出了她的请求。因为，她实在不想带着这个"炸弹"过新年。

手术遇上疫情，苏英不想被隔离，被动选择回到家乡所在地医院化疗。那一年的新年，苏英的生活是这样开头的。随之而来的是化疗的苦痛和内心的煎熬，仿佛深陷泥潭却双腿似铅。苏英越是挣扎，越是滑向深渊。

白天，她经常发呆。她无奈地回想着自己得病的过程和过山车一样的心情。每一次自己察觉有异常，问过医生都说"没有问题"。从 2018 年的 12 月到 2020 年 1 月，自己到底耽搁了多长时间？看着一张张复查的乳腺 B 超单，苏英觉得上天跟她开了一个大大的玩笑。

夜深人静的时候，苏英又开始自责起来，觉得自己实在太愚蠢了，虽然是个大学生，却缺乏应有的医学常识，怎么就一直在一家区级医院复查呢？怎么就没有想到要去更好的医院找个专家看看呢？她在黑暗中经常对自己的内心喃喃自语。

那些日子里，苏英想到了自己平时的饮食，烧烤、羊肉串……经常在外面胡吃；想到了自己混乱的作息时间，睡前玩手机，为了升职经常加班加点，看护年幼的儿子导致睡眠严重不足；想到了自己的嘴巴经常溃疡，抵抗力不断下降；想到了她为鸡毛蒜皮的小事，一点就爆，和爱人不能好好沟通，无法排泄自己的不良情绪。

每次，当苏英想到自己还那么年轻、儿子才 5 岁、事业刚刚起步、父母正在变老、自己要被乳腺癌羁绊住整个生命前行的路时，泪水便如无法关紧的水龙头一般，无法止住。

人们总说："福无双至，祸不单行。"此时思虑过多的苏英在花一样的年纪突然又被另一种病魔缠上了——她得了急性抑郁症。

她觉得生活一下子失去了往日的色彩，眼前不是苍白就是黑暗，满脑子都是深不见底的自责和忧郁，反反复复，回不去，又走不远，站在原地，又满是痛楚。那些日子里，任亲人们如何开导自己，任自己如何宽慰自己，她心中那解不开的结都是越绕越紧。

"姐姐"指引她走出黑暗

常常听到有人问："该如何度过人生中的低潮期？"记得毕淑敏在一本书里做过回答："安静地等待，好好睡觉，像一只冬眠的熊。"

苏英也想做一只冬眠的熊。她告诉自己，得慢慢走出黑暗，不要再胡思乱想了，昨日已逝，明日正来！

她感谢浙大一院乳腺外科的医护团队，让她的生命重来了一次。

苏英记起了医生曾很坚定地对她说："比你严重的，都还好好的呢！"那句话给了她希望！

她感谢她的亲人们无微不至的照顾。婆婆每天尽心尽力地给她准备美味可口的饭菜，公公在院子的角角落落都种满了绿色蔬菜，还在院子一角养起了准备给她滋补的鸡鸭。平日里经常与她拌嘴的老公，从手术到化疗每次都尽心尽力地陪伴着她。自己的爸妈也从镇上赶来，安慰她，陪伴她。同事、朋友、领导也来医院、家里帮助她，陪伴她。

遇见的都是缘分。遇到好的医院、好的医生是缘分；遇到成为家人的亲人是缘分；遇到好领导、好同事也是缘分。有的时候，遇见原本陌生却最终成为形影不离的好朋友，更是缘分。

苏英和盈盈是在同一家医院同一天手术的。大年三十，苏英和盈盈又都是在医院的病房里度过的。相同的经历，又同是从外地赴杭州医疗，让她俩的友谊迅速升温。苏英觉得这是冥冥之中上天给她的最好安排。苏英戏称，那是难姐难妹的缘分。

从此，只比苏英大几岁的盈盈给了苏英姐姐般的呵护，成了苏英走出黑暗的指路明灯，也让苏英原本将要失去的对生活的信心又被重新拾起。

苏英清楚地记得，自己化疗和抑郁的那段日子里，和盈盈聊天成了每天的必修课。她们在微信里一起哭一起笑，分享生活的点点滴滴，互相加油打气。

有一天夜里，苏英又被情绪绕进去了，一直哭一直哭，怎么也拔不出来。电话的那头盈盈怎么安慰也没有用，就索性说："如果明天你还是很难过的话，就来金华吧！我带你去放松一下，心情就会好起来。"

第二天，苏英真的坐上高铁去了。她们顶着两个光头，一个戴着帽子，一个戴着假发，一起逛古街，一起吃饭、聊天。也就是那天，盈盈对苏英讲了一位她的同事刘姐姐的故事。盈盈告诉她："人家淋巴转移比你还多呢，也已经熬过了 5 年大关了，你也一定会没事的。"她还给苏英看了刘姐姐活力四射的生活照。

苏英总以为自己没有未来，也找不到未来了。但那天盈盈对她说过的一段话，好像给她指明了方向："未来就是平平淡淡过日子，跟生病前一样，就是工作上不再那么拼命、那么忙碌了。好好带好儿子，好好和老公交流，好好陪伴父母。"

那好像是一次心灵的奔赴，苏英开始释然了。她说盈盈平实的语言里蕴含着大智慧。从此，苏英在盈盈的"搀扶"下，一步一步地走出了泥淖。

那么多年过去了，苏英说，如今的自己偶尔还会难过，但她相信自己已经走上阳光大道了。她重新回到了学校，站上了讲台，和她心爱的孩子们在一起了。她成了伊俪公益组织的志愿者，经常去杭州参加线上及线下的活动。她还加入了伊俪悦读社团，因其语文老师的扎实功底，很快学会了朗诵技巧，成了几家公众号的主播。

苏英说，许多人都曾经以为，为爱你的人和你爱的人拼搏，让家人过得更好，是自己必须竭尽全力向前奔跑的动力。可当你被贴上癌症的标签，生命出现大大的问号时，你才明白，真正爱你的人，要的不过是你能健康地陪伴他们久一点，再久一点。这时的你，需要的只是放慢生活的节奏，好好配合治疗，加倍爱惜自己的身体，尽自己所能，成为更好的自己，然后看孩子长大，陪父母老去，与爱人白首。这才是人世间最幸福的事情。

现在苏英的生活又开始变得五彩了。她最喜欢朗诵的一首诗就是普希金的《假如生活欺骗了你》。

假如生活欺骗了你，

不要悲伤，不要心急！

忧郁的日子里须要镇静：

相信吧，快乐的日子将会来临！

心儿永远向往着未来，

现在却常是忧郁。

一切都是瞬息，一切都将会过去，

而那过去了的，就会成为亲切的怀恋。

乳腺 B 超什么时间段检查最准确？

一般在女性月经刚结束时进行乳腺超声检查最为适宜。因为乳腺是受内分泌调节的器官，随着雌孕激素的变化，乳腺组织可出现相应的生理变化，呈现不同的密度，因此可能会对超声检查造成一定的干扰。但是，这些变化发生在细胞水平上，很少会引起整个腺体的解剖形态或者结构发生明显变化，所以一般情况下无须强调检查时机，但对于某些比较特殊的情况，比如致密型腺体、结节图像模糊、微小结节等，在月经结束后检查更加准确。

来得太早的噩梦

短发，戴着金边眼镜，穿一件藏青色的羽绒衣。春夏，人如其名，她是那种阳光并充满活力的人，在人群中一眼便能被辨认出来。

她的脸上始终挂满了微笑。如果不是事先知道，你完全无法想象，这是一位乳腺癌患者。

来得那么早的癌症

"其实在很早之前，我就担心自己会患乳腺癌。"她缓缓道来，像是在讲述别人家的故事一般。

"我的一位亲属曾经是一名乳腺癌患者，爷爷奶奶也都是因癌症离世的。所以在潜意识里，我觉得自己也会有这方面的不良因子，就是没想到它来得那么早。"

在春夏看来，自己是个"晚熟品种"，什么都比别人迟一点。上学上到研究生毕业，找工作比同龄人晚了3年，从小职员一路打拼到房产公司的部门负责人，直到35岁才生下了宝贝儿子。

孩子的到来，给春夏的生活增添了无限的温暖，小家庭的日子蒸蒸日上。可谁也没想到，有一道坎在等着春夏。

"之前体检的时候发现乳腺有结节，我一直非常重视复查，几乎每年都去做 B 超。"春夏说，2018 年的 9 月底，给宝宝断奶后她做了例行检查，检查时医生在左侧乳房上部停留了很久，当时她就有一种不好的感觉。果不其然，查着查着，B 超医生说："情况不太好，做个穿刺吧。"

她猝不及防，只能乖乖地跟着医生去了另外一个房间，躺下、局麻，"咔嗒"一声，像是被针刺了一下，组织很快被抽取了出来。两天后，医生告诉她，结果不太好，需要动手术。

"真的是怕什么来什么，没想到它这么快就来了。"春夏回忆道，接下来的所有程序按着医生的要求推进着，根本来不及回过神来。

2018 年 10 月 10 日，本该是个十全十美的日子，但这天春夏被推进了手术室，进行了左乳全切术及重建术。

春夏发病时，分期比较早，当时是可以选择保乳术的，但她听取了一位长者的意见，觉得全切术复发的概率会小些，所以进行了全切。

"现在回过头来看看，有一点点后悔。"春夏说，"我当时应该做个保乳术的。"

术前写下一封遗书

当病情与"癌"字挂钩时，人们总会想到"生死"两个字。这对于37 岁、事业家庭都处在上升期的女性来说，未免太过沉重了。

用春夏的话说，就是还没来得及照顾好父母孩子，自己就成了需要人照顾的癌症患者。春夏之所以努力让自己在表面上看起来很淡定，主要是不想让父母过于担心，也不想把坏情绪传染给儿子。

可春夏最难受的是离开自己心爱的工作岗位。从学校毕业到离职，她在这家企业待了整整 11 年，由一位"新兵"成长为行政骨干，靠的是自己一路的打拼。

春夏是一个很爱工作的人。记得那时，公司在黄龙体育馆边上，工地在钱江新城，春夏扛着厚厚的资料坐公交车从东搬到西，从西搬到东，她一直都是积极乐观的，从来没有怨言。虽然房地产公司的行政岗位免不了应酬，但她还是会全力以赴地去完成。

说起以前的工作，她依然充满自豪和自信："要不是我们公司后来退出杭州市场，我相信他们依然会用我的。"

但是，因为乳房上那 2 厘米的肿块，她的第一职场由此按下了暂停键。

在进手术室前，担心自己在全麻后万一醒不过来，她偷偷写了一份遗书，交给了自己的表妹："如果我有不测，请你把我的遗书拿出来。"

手术很顺利，没几天她就出院了。

但是护理是个大问题，孩子小，身上挂着留置管，万一碰到了怎么办？平时极少进医院的春夏，在主治医生的帮助下，到了另一家医院进行术后护理。

那时，孩子才 2 岁，之前从来没有离开过她，春夏至今还记着宝宝来医院看她的情景。因为手术，宝宝好多天没见着妈妈，看到她时，一下子愣住了。孩子不哭也不闹，乖乖地依偎在她的身边，小小的身体那样柔软，春夏无法想象，如果孩子没有妈妈会怎么样。

"我们在车上坐了一会，回去时，宝宝问：'妈妈你可以抱抱我吗？'"春夏说，这是她术后印象最深的一件事，以前一天要抱无数次的孩子，现在连这个小小的举动都做不到，只能轻轻将他拥在怀中。

躲不开的中年危机

"为什么会是我？"这是很多肿瘤患者生病后发出的灵魂拷问，她们试图从各种生活习惯、饮食偏好、情绪管理等方面去寻找一些答案。春夏也不例外。

厚厚的《癌症传：众病之王》她翻了一遍又一遍，想从里面找出一些"答案"，一有空便研究怎么吃能让自己更健康一些。

然而，平静的日子才过了七个月，在一次例行复查中，B超医生发现她左侧胸间肌淋巴结有异样，医生怀疑是复发了，又让她穿刺，而这次她没那么勇敢了。她把医生开的检查单、缴费单全部收了起来，回了家。

那天，春夏六神无主地走出了医院，虽然外面阳光灿烂，但她的世界失去了颜色。因为前一次术后，各项指标都是阴性，不需要放化疗，她一度以为自己躲过了一劫，却没想到才过了半年，又一劫在那里等着她。

在回去的地铁上，春夏哭了，浑浑噩噩地坐过了站。

那是一个春夏不想去面对的事实，她想耗过去。这样的日子过了一个月，最终她还是在家人和朋友的催促下再次走进医院。结果正如医生所料，春夏被迫在 2019 年 11 月 26 日的下午，再一次进了手术室……

像是睡了一个很沉很沉的觉。她在复苏室醒过来时，下意识地去摸了一下第一次手术时的假体。

"还在！"春夏松了一口气。因为医生曾在术前跟她说，如果术中发现情况严重，会直接取掉假体；如果情况可以，就不取了。

之后又是一系列的后续治疗，对于春夏来说，她需要慢慢地学会适应和放下。她按时进行了各项检查，不再纠结数据是否"合格"。

然而，对于年轻的乳腺癌患者来说，"劫难"不止于此，更多的"劫"需要自己去度。在乳腺癌的治疗过程中，春夏遇到了一批同病相怜的姐妹。在这之前，她们有的身居高位，有的默默无闻，有的家底殷实，有的一贫如洗……而春夏认识她们时，她们都只有一个身份——病友。

"我看到过太多年轻乳癌姐妹们的不易，她们提前面临了'中年危机'。"春夏说，比如如何面对自己残缺的身体、面对另一半，便是她们巨大的心理考验和负担。

"对于年轻的乳腺癌患者来说，她们遭遇的危机可能比老年患者更大，一边要安抚老人，让他们不要担心，一边要考虑孩子，如果没有了自己，他将怎么办？甚至很多乳腺癌患者的婚姻也面临着崩塌。有一位我认识的大姐，结婚二十多年了，可术后十来天，老公就提出了离婚……"春夏叹了口气说。"年轻乳腺癌患者"真是一个需要被关注的群体，她们有时候甚至无法像老年患者那样安心治疗。

珍惜眼前人

因为经历过，于是真正懂得了明天和意外不知道哪一个先来的道理。经历了两次手术后的春夏如今开始变得洒脱和豁达了。就像生活在幽谷深处的小苗饱受了雨水的浸淹，但却又被雨水所滋养着。

春去夏来，雨过天晴，生活也为她打开了另一扇窗。她会在每天曙光升起时分送给自己一段励志的话；她会在每个夜晚魔幻蓝出现时，给自己放一段舒缓优美的音乐。不擅长养植物的她，开始在家里养了各种小盆栽，为它们修枝剪叶、浇水施肥，看新芽萌发，观新叶渐长，在绿意盎然中，感受生命的气息。她努力让自己保持正能量，尝试着弥补从前性格中的缺陷，借用一场大病，来迎接更好的自己。

"活在当下，珍惜眼前人。"这是病魔给春夏最大的忠告和启迪。她不再纠结自己的身体，不再为一点小事而生气，试着享受生活中的每一个小确幸，特别是与孩子的每一次拥抱，与父母的每一次陪伴，与朋友的每一次畅聊。她加入了浙大一院乳腺外科的伊俪公益组织，承担起了一部分组织宣传工作和具体事务。她当起了伊俪公益服务中心公众号的编辑，同时，也成了伊俪悦读社团的主播，经常用悦耳的声音讲述着其他姐妹的励志故事。总之，如今的她珍惜着"劫难"之后的每一个快乐时光。

她说："癌细胞就像身体里的坏孩子，我尝试着接纳它，与它和平共处。无论是疾病还是健康，人生经历的一切，都是老天摆在我们面前的一份试卷，只看我们如何去解答。"

天意怜幽草，人间重晚晴。经历过风雨的春夏相信，只要积极地活在当下，就真的会有日久见长的岁月静好。重返工作岗位的她，正用自己的坚毅迎接着涅槃重生，迎接着她用生命感悟到的人生四季……

体检发现结节应该怎么办？

乳腺结节是一个笼统的名称，具有各种可能性。它既可以是非肿瘤的增生结节、囊肿、炎性团块等，也可以是良性肿瘤，例如纤维腺瘤、导管内瘤等，当然也可能是恶性肿瘤。虽然在体检过程中通过乳腺B超发现的结节大多数都是"良民"，但有些恶性结节，特别是早期小结节也善于"伪装"。

发现乳腺结节，既不要过度慌张，也不能轻视，做好以下这4点很重要。

（1）查出结节后务必第一时间就医，遵医嘱完成进一步检查，并保存好资料及影像片，方便后期对比。如果暂时不需要手术治疗，就需坚持定期复查，复查周期一般为3~6个月或者遵医嘱。

（2）谨慎使用含有性激素的食物和药物，如蜂王浆、避孕药等。不要用含有性激素的保健品、护肤品等。

（3）尽管还不十分明确情绪对乳腺结节的影响，但是情绪可以影响到乳房的质地和感觉，保持良好的心态、规律作息、不熬夜，有助于乳房减少胀感和疼痛。

（4）如果乳房结节在复查后发生形态变化或者明显增大，应及时就医，必要时进行穿刺活检或者手术切除以明确病理，再做相应治疗。

她终于学会了爱自己

人这一辈子到底为什么而活？为父母？为爱人？为孩子？为学习？为工作？为房子？为车子？在我们的一生中，这个问题可能出现过无数次，答案到底是什么？

当我们的身体健康的时候，这个问题是个多选题，答案也不止一个。而当有一天，我们的健康出现状况，这个问题就变成了单选题，而答案也是唯一的："人这一辈子要为自己而活，为拥有自己的健康而活。"

在乳腺癌患者中，有不少人在发现病灶前，也是好女儿、好妻子、好母亲、好员工，却唯独没想过做好的自己。我们今天故事的主人公淑情，她曾经把时间、精力都给了自己关心的人和事，常年对自己缺少应有的关爱，甚至在拿到医院"判决书"时还不自知。正是经年累月对他人的付出，对自己的忽视，让她身心俱疲。好在，那一场与乳腺癌的相遇，彻底改变了淑情，让她拥有了人生最高级的活法，那就是自爱的生活方式。

被遗忘的自己

曾经的淑情，是一名家具厂的管理者，也是父母的好女儿、孩子们的好母亲、爱人的贤内助。那么多的身份与角色，她都竭尽全力地扮演得很好。

那时的她，工作总是兢兢业业。每天她都在家具厂车间里忙进忙出，早已习惯了周围弥漫着的油漆味、胶水味、木粉尘。在各个车间里来回穿梭的日子里，她没有时间也没想过给自己加一副口罩来保护一下。

那时的她，孝敬起父母来可谓全面周到，每年定期带父母去医院做体检，却从没有给自己做过安排。有时候，中午一有点空，她就匆匆赶去为父母做一顿午饭，等做完饭菜，自己却没有时间吃午饭了。

那时的她，把家里打理得井井有条，每天下班回到家，她做饭、家务一手包，总是在夜晚等孩子都睡下了，还要带着疲倦检查孩子的作业……

曾经的无数个 365 天，淑情都是这样度过的。虽然有点累，有时也会有埋怨，但她从没表露过。她把身心感受到的一切疲惫，都化作对家人的爱消化了，消化不了的也被她深深地埋藏在内心深处了。

当她把忽视自己变成一种习惯时，好像一切也就都是"应该"的了。可她没有意识到那样的生活方式会在某一天狠狠地给自己致命的一击。

想到的都是别人

2019 年 1 月的一天，在经历了几天阴雨后，太阳终于露出了笑脸。

马上要过年了，家具厂里，师傅们都在赶着手头的活儿，盼着能早点完成任务回家过年。淑情在厂子里上上下下地忙碌着，检查师傅们的组装情况、清点家具、整理仓库……她井井有条地进行着年前的收尾工作。

这天，淑情还有一个任务，她打算趁着午饭前去镇上卫生院做一次拖了好几个月的乳腺检查。几个月前，淑情偶然摸到自己的胸部有个疙瘩，它不痛不痒的，所以淑情也没在意。她想自己也很久没做乳腺检查了，年前会空闲一点，就年前去做检查吧。

忙完厂里的事后，淑情匆匆赶往卫生院。卫生院的王医生按照惯例进行了触诊。王医生检查得格外仔细，花了从前检查的几倍时间。淑情看到王医生的眉头开始锁紧："淑情，你需要赶紧到 B 超室再做一个检查。"

或许感到事态严重，负责任的王医生亲自陪淑情去往 B 超室。B超结果正如王医生所料，情况不好。热心的王医生又马上联系了上级医院。

当天下午，淑情在朋友的陪伴下，走进了上级医院的乳腺外科。当李主任告诉她需要做一系列检查时，淑情还有些疑惑：不就是一个普通的乳腺检查吗？怎么要这么多道程序和项目的检查呢？她并没有当一回事，还问李主任是否可以年后再进行详细检查。因为即便此时，她心里装着的还是厂里和家里年前要去张罗的那些事儿。

在李主任的坚持下，淑情入院进行了血液检验、乳腺 B 超、乳腺磁共振、穿刺、骨扫描等检查。那几天是淑情这辈子少有的为自己而活的几天，只不过以这样的形式为自己而活有些悲情。

一周后，淑情拿到了医院的穿刺报告——"浸润性导管癌"。一刹那，害怕、绝望、恐惧……所有不好的情绪一拥而上，瞬间把淑情吞没。恍惚中她的泪水止不住地流了下来，淑情无法接受与癌症的不期而遇，还是在临近合家团圆的春节。

泪眼蒙眬中，两个孩子、爱人、年迈的父母的身影在眼前晃动，还有家具厂的那些订单也变得模糊不清。她不知道该怎样把这个消息告知她的家人、亲友和同事们。家人的日常起居和生活、亲友们的春节团聚、厂子里的日常运转,没有她会怎么样啊?

成了乳腺癌患者的淑情,居然第一个想到的还不是她自己。她的治疗方案、预后情况,甚至李主任给出的治疗建议,她都没有仔细去想。如今回想起来,她只记得,她的第一次化疗出院是在大年三十。那是一个特殊的除夕,永远被写在了淑情的人生日记里。

终于开始关注自己

那年春节,淑情家表面上一如既往地挂了对联、贴上了福字,年夜饭还是那么丰盛,一切看起来没有变化。然而如人饮水,冷暖自知,只有他们自己知道心里有多苦。往年的年夜饭都是淑情操持的,那年的年夜饭只能靠丈夫了;往年淑情会在大年初一给父母拜年送红包,那年却是年迈的父母来家里看望她了;往年淑情会带着孩子走亲戚,看着孩子放着鞭炮开心的笑容,那年淑情只能待在家里默默忍受着化疗带来的不适。

那年的春节,全家的重点都不在过节上,而在淑情的病情上。已在杭州定居的妹妹,在查阅了相关资料后,替姐姐做了一个决定,到杭州找浙大一院乳腺外科再诊断一下病情。

事实证明妹妹这个决定是对的。淑情在该医院又进行了腋窝穿刺,结果显示伴有腋窝转移,这比在上一家医院的检查结果要严重得多。

在杭州进行术前的新辅助化疗,淑情用上了当时刚刚引进的帕捷特双靶向强化治疗。当时治疗费用昂贵,想到家里有两个未成年的儿子要抚养,还有年迈的父母要赡养,淑情一度犹豫了。但是淑情的丈夫对她说:"情,你是我们全家的中心。你在,家就在,一切都是值得的。"于是在丈夫的支持和关爱下，淑情顺利完成了术前化疗，且效果很好。随后淑情在医院进行了乳腺癌根治术，手术也很顺利。

也就是在杭州手术治疗的那段时间，淑情开始关注自己。她记得在和病友的一次交流中，那个和她同一病房且年龄相仿的病友向她提及了自己生病后的反省。病友总结说，自己患病和心情有关，和缺少自我关爱有关。那次交流触动了淑情，她也开始反省自己过往的生活。点点滴滴的回忆令她幡然醒悟，她真的不那么爱自己，所以才给了癌细胞可乘之机，这是身体对她的惩罚。

从杭州回家后，淑情开始学习如何去做一个病人了。她一点点地放下了那么多年扛在肩上、刻在心上的责任，累了不再熬着，该休息就休息。厂里也暂时不去了，一个正常经营的工厂怎么可能离了她就不运转了呢？淑情不再像一个陀螺一样不停旋转了，她停了下来，把时间留给了自己。她根据医嘱，按时服药，定期复查；她给自己制定了规律的作息时间表；她通过看书看视频学习养生知识，为自己制定了营养食谱；她根据自己的身体状况，给自己安排了适当的运动。停下来的淑情发现日子比以前舒适了，家庭也更加和睦了。在家人的关爱和自爱中，她尝到了幸福的滋味，由衷地体会到了"自爱者，运自来"的道理。她也彻底明白了，不管不顾地一味付出并不是家人想要的，而健康快乐的她才是家人幸福的核心。

如今的她早已接纳了自己是一名乳腺癌患者的事实。"人有悲欢离合，月有阴晴圆缺，此事古难全，但愿人长久，千里共婵娟。"这是淑情喜欢的歌词。正如歌中所唱：人生难免经受挫折，风雨过后就是彩虹，生活难免遭受苦难，雨过天晴终有阳光。淑情说："每一天，我都会告诉自己一次，我还真不错。"淑情通过一场乳腺癌的经历，收获了最高级的生活方式——珍惜自己、爱自己。

乳腺结节是如何分类的？

在乳腺影像检查报告单上，常常会看见 BI-RADS 分类，这是医生用来评判乳腺良性、恶性可能性的影像学评估体系。

那么，乳腺结节是怎么分类的呢？

BI-RADS 0 类：无法评估，建议结合其他影像学检查。

BI-RADS 1 类：正常，影像未见明显异常。

BI-RADS 2 类：良性病灶（基本排除恶性）。

BI-RADS 3 类：大概率良性病灶（恶性风险＜2%），建议定期随访。

BI-RADS 4 类：可疑恶性病变，恶性风险2%~94%，可进一步分为三类。

4a 类——恶性可能性 2%~10%。

4b 类——恶性可能性 10%~50%。

4c 类——恶性可能性 50%~94%。

BI-RADS 5 类：高度恶性可能，恶性可能 ≥95%。

BI-RADS 6 类：病理活检已证实恶性。

当医患身份重叠时

一年四季都忙，是作为医护人员的白奕十几年如一日的工作常态。快端午节了，她想着终于可以得空回趟家了，她想妈妈了。

可左胸上方一颗硬硬的结节提醒着白奕："嘿！我在长大。"白奕心里有点忐忑。在同事的催促下，她决定先去近在咫尺的超声科查一查。

做 B 超的小姑娘扫了好久，小心翼翼地说："你怎么不早点来检查呢？情况看起来有点严重了……"她看着白奕怀疑的眼神，接着说："要不你去找王老师再做一次？"

诊断结果是明确的，王医生催她赶紧去乳腺外科，尽快把穿刺做了。

同事的电话一个接着一个，问她怎么样，她再也忍不住了，哽咽着说："确诊了，大概很久都不能上班了……"

我要怎样安慰自己

是啊，想到要手术，要化疗，要放疗……虽然是学医的，此时，她跟很多病人的心情是一样的，也感到了前所未有的恐惧和害怕……

周一到了乳腺外科。医生看了看单子，幽默地打趣她："怎么给养得这么大了？"她的心一紧。

"不过放宽心吧，等穿刺病理报告出来我给你定个治疗方案。"医生微笑地看着她的眼睛，她的心又稍稍定了定。

等待病理报告的日子尤为漫长，结果正如主任所料。"先进行 8 次新辅助化疗，然后是手术和术后放疗，之后还需要进行 5 到 10 年的内分泌治疗。"主任说得十分明确，白奕却在对生命的不确定中迷惘了。

化疗，以前在病房里见多了，挂下去人会有多难受啊？！她经常看见那些病人，有的捧着脸盆呕吐，有的头发掉得稀稀拉拉的，有的白细胞降得很低，浑身无力。以前，作为白衣战士的她都会微笑着对他们说："要坚强一点，会好起来的，饮食要清淡易消化，尽量多补充营养。一切都会过去的！"

没想到，如今她也将要面对这一切……

红红的药水滴入静脉，她感觉鼻子在冒烟，她清楚化疗药物的副作用很多很多。她准备了2500毫升的水，多喝水，多排尿，促进毒素排出吧！贴心的姚医生给她开了止吐药，挺好，她没吐，只是觉得稍微有点儿恶心。

第一次化疗顺利结束，她觉得还可以接受，除了前几天不是很想吃东西。到了第六天，她跟没事人一样了。白奕长长地舒了一口气，骑着电动车送孩子上学去了。

化疗后两周，她觉得有点儿没力气。化验了血常规，每微升血液中白细胞数量只有2200个了。问了医生，打了两支短效升白针，白细胞很快又升上去了。

其实，爱美的白奕最担心的还是掉头发，她多么希望自己会是那个例外。她每天都会下意识地轻轻拉一拉自己的秀发。一天，又一天，头发没有松动，白奕的心里很轻松。

到了第十三天，动作很轻，一小撮头发却像自动脱落似的被拉了下来。"唉！还是逃不过！"她心里暗暗地说。为了减轻头发越来越稀疏的失落感，她去理发店直接剃了个光头。回到家，老公打趣她"还挺好看的"。

此后的日子突然就慢下来了，21天一个疗程，仿佛挨过了一个世纪。心，也跟着化疗的周期坐着过山车，下到谷底时，眼前的景物好像都是灰灰的，人也提不起精神了。

白奕想起了自己之前经常安慰病人的那些话，在心里一遍遍地问自己："我要怎样安慰自己啊？"

"三周一次化疗，一周一次血化验，一周一次PICC维护[1]。同一家医院，以前我赶着去医院是去上班，如今我去医院只是为了治病，那就

---

[1] PICC维护是指对经外周静脉穿刺中心静脉置管（PICC导管）进行定期检查、清洁、消毒等操作，以保持其通畅、无菌的状态。——编者注

好好做一回病人吧！"她对自己说着，无声地露出了一个自嘲般的微笑。

一段不寻常的友谊

白奕本就在浙大一院工作，她所在的科室每天要面对的是大量的维持性治疗的病人。

她经常看见一些新病人心情不好，情绪很差。每每此时，平日里话不多的白奕就变得爱说了。她会在治疗过程中和他们交流，倾听他们的声音，让他们把心里的想法说出来，设身处地地为他们着想，并适度地做些开导性的宽慰。

一次两次，聊着聊着，新病人成了老熟人，病人们最初的不安开始释然，平静地进入了周期性治疗期。白奕人随和，比较好相处，待人真诚，再加上技术精湛，一来二去的，很多病人都喜欢她。

一天，一个大家都叫她陈老师的老病人又来治疗了，可放眼四周，几次都没找见白奕，陈老师觉得有点奇怪。几回都没见之后，陈老师心觉异样，便四处打听，要找白奕。不得已，护士长才告诉她，白奕自己也病了，并且病得不轻。

自此之后，每到 21 天白奕住院化疗的日子，陈老师都会很准时地出现在白奕的病床前。陈老师说，她算过日子的，不会有错的。

陈老师有时会带来鲜花，有时会捎去水果，有时陪着白奕聊天，有时则只是静静地坐在白奕的一侧。平日里，她还会发一些舒缓的音乐给白奕，让她经常听听，放松心情；叫她静静疗养，好好恢复体力。

那是一段不寻常的友谊，无关功利，没有彼此，让今天的白奕回忆起来，内心里还是深深的感动。

白奕说，在她病重的那段日子里，很多病人都惦着她。年事已高的杨老师会给她寄保健品，反复叮嘱她要好好休息，增加营养，增强免疫力；之前照护的一个老太太会迈着蹒跚的步子，拎着大包的核桃、红枣来探望她，这些都使她觉得格外温馨，心也是暖暖的……

假如一切真的可以重来

接受化疗的那段日子，白奕的时间仿佛凝固在了被亲人、朋友，甚至她的病人呵护中，也凝固在了一轮又一轮从头再来的化疗苦痛之中了。空下来的日子，她会思索，自己为什么不早点重视呢？如果一切可以重来，她真该好好爱自己，对自己也好一点，不要因为工作繁忙而忽略了自己。

她永远记得，第八次化疗结束的那一天，她如释重负；可在拔了穿刺静脉管后，她又一次彻夜未眠。毕竟，还有手术、放疗两大关要过。

手术很顺利，术后她去姐姐家休养了半个月，就开始放疗了。穿梭在医院和家之间的时间、等待放疗的时间，是她的思绪信马由缰的时段。她看到医生和护士忙碌的身影，看到一批批一筹莫展的病友，看到个别积极乐观的病友边等待边练习康复操，看到眼前穿梭的医生和护士略带疲惫的面容。她心里想，大家都太难了，医生和护士有忙不完的活，病友们有各种各样的问题。她属于"跨界"的那种，既是医者，有仁心；也是患者，有担心。如果能把她知道的和她体悟到的那些知识都告诉病友们该多好啊！

一次偶然的机会，乳腺外科治疗群里来了康复志愿者，分享了她们治疗和康复的经验和教训。她当时想，虽然她自己的治疗才刚结束，还在康复期，但她毕竟是学医的，懂的比一般病人多，她也要像那些康复者一样去帮助别人。从这一天起，她加入了伊俪公益志愿者的队伍。一次又一次，她在当志愿者帮助别人的同时，对自己的病也开始释然了。

如今，已经挺过来的白奕，除了上班和每天坚持练瑜伽外，有空经常会去参加志愿者活动，内心平静且充满了感激。重新回到工作岗位上的她依旧忙碌着、付出着、被病人热爱着，但心里却多了一份对生命的热爱、对生活的坦然。

身体可以偶尔有恙，但心不能过于消极。人生无常就是有常，生活无趣才是有趣，有生之年一切的快乐都是自己的心情决定的。白奕明白，她虽然大病一场，但假如一切真的可以重来，她骨子里那份真心实意对待病人的态度，还是不会变的。

她说："护理工作需要耐心、细心加责任心，虽然看似碌碌无为，只是个助手，但我仍然热爱我的护理工作。哈哈，这是不是有点傻?！"

她又自嘲般地笑了，笑起来的样子真的很好看!

乳房彩超看些什么?

医生拿到 B 超单，只看一眼就告诉你没事。你是否好奇，通过一张 B 超单，医生到底能看出来什么? 来听医生告诉你:

一看腺体结构是否紊乱、导管有无扩张等情况。

二看乳腺里有无结节，以及结节的形态、边界、回声、周边血流、有无钙化等情况。

三看腋窝淋巴结有无肿大变形、皮髓质分界是否清晰、有无融合等情况。

医生一般会根据这些结果大致辨别其为良性或恶性，结合腋窝淋巴结的情况，给出初步的风险分级;同时结合患者之前的检查结果，告知患者下一步的处理方案。

清零与重启

你的人生是"自主选择"的多还是"被安排"的多？有的人觉得自己选择了生活，但是最后发现是被安排了。有的人一直被安排着，却在重要的节点上自己做了选择。

婕的前 36 年，一直被安排得井井有条。她的父母是改革开放赚到第一桶金的那代人。他们用自己的勤劳，在时代的浪潮里获得了改变家庭命运的机会。

在婕的记忆里，爷爷奶奶代替了父母的职责。小时候她很少见到父母。奶奶经常说："婕啊！你爸爸妈妈很辛苦，因为他们要赚钱。可你是幸福的，因为咱们的小婕婕生活在一个不用担心饿肚子的时代。"

被安排和照顾的前半生

正如奶奶所言，婕的童年什么都不缺，只要用钱能够买到的，父母一定会替她实现。只是，在开家长会爸爸走错学校时，在高烧到近40℃妈妈说还有工作不能陪她时，逢年过节父母匆匆在家里坐了 15 分钟就要走时，婕的心里总是空落落的。

如同大多数的中产"80 后"一样，父母用他们的爱和经验为婕规划了一条没有意外和错误的路径。在旁人眼里，婕的人生是被羡慕的——漂亮的履历、富足的生活、体面的工作。他们认为，婕不会有烦恼，因为她不需要选择。该上学时，父母送她留学；该结婚时，她遇到了正直诚恳的另一半；该生孩子时，她拥有了活泼可爱的儿子。

但是，在被安排和照顾的同时，婕并不快乐。婕总觉得自己没有听从内心的声音，选择自己热爱的事业，而是乖乖地进入了父亲事先安排好的公司，从此成了和父母一样一天工作 18 小时的工作狂。

工作之后的婕会一天往返北京、广州、上海三地，会连续工作数十个小时不休息。她不知道自己是在为什么而工作、为什么而生活，只是日复一日、年复一年地重复着并不热爱的流程。与朋友们聚会时，婕很容易喝醉，喝醉后会很没形象地痛哭。朋友都说她矫情，说她没过过穷日子，不懂人间疾苦。或许，确实是这样吧，婕觉得只有不间断地追求工作上的成功，才能感觉到自身存在的价值。

可是，人生总会有风浪。突然有一天，父亲的事业遇到了瓶颈，一夕之间，树倒猢狲散。长达几十年的时间里，婕眼见父亲起高楼，眼见他宴宾客，眼见他楼塌了。生活风云突变，如同电视剧，充满了戏剧化的情节。

作为接班人，婕竭尽所能为父亲分忧，只是以她的能力，确实孤木难支。无数个白天，她转战在各个谈判桌上；无数个夜晚，她醉倒在酒桌饭局里。那时候，婕的儿子只有 2 岁，有一次保姆告诉她，儿子哭着说想要妈妈，可晚上他从来都见不到妈妈，即使见到了，也是一个极度疲惫或者喝醉了的妈妈。

婕的心开始一阵阵地绞痛，自己经历过的一切，似乎又开始复制粘贴到了她的孩子身上。只是，现在的她，为了父亲的事业，为了家族的存亡，分身乏术，别无选择。婕觉得她在为家族的兴衰和事业而战，直到她拿到那张检查报告。

"女汉子"被小硬块"绊倒"在病床上

婕一直自诩是身强体壮赛过男人的女汉子，从来不吃药，从来不去医院，从不爱惜自己的身体，从不关注身体细微的变化。所以，当她发现左乳有一个硬块的时候，硬生生拖了2个多月才去医院。

她在公司午休的时候溜了出来，还对医生说："医生，快一点，我下午2点半还有一个会。"医生的反应让婕觉得自己是不是刚才说错了什么话。他用诧异的目光看向她，让她立刻去做钼靶，并嘱咐她做完务必回来找他。拿到钼靶报告，医生说："今天晚上就住院，可以早点安排手术。"

当时婕的脑子突然宕机了，感觉身边人的动作都慢了下来。整个医院安静得只能听得到自己的呼吸声。她心里的第一个反应竟然是苦笑了一下："生活还能再狗血一点吗？"手仿佛自己动了起来，打电话给公司，嘴仿佛自动交代了接下来的工作。然后，她在医院的角落坐了15分钟——她三十多年的人生中最漫长的15分钟。近10年来，第一次，婕脑子里没有了工作，没有了接下来的行程安排。这是一种异常的平静和安静，甚至，可以称为"解脱"。

接下来，婕自己办理了入院手续，通知了爱人和父母。在家人焦急的语气、最好朋友的啜泣声中，婕显示出了前所未有的平静，脑海里似乎响起了一个声音"你该休息了"。

在家人和朋友的建议下，她来到了浙大一院乳腺外科，挂了专家号。在和医生的交流中，婕知道了乳腺癌这种病是和情绪高度相关的，不规律的作息、高度的压力会造成乳腺问题高发。

婕苦笑一下，以她前几年的工作状况，得病还真的不是意外。由于肿块比较大，而且有淋巴结转移，因此医生为她制订了新辅助治疗方案，打算先化疗再手术，再配合放疗＋内分泌治疗。

婕很快接受了生病和即将化疗的事实，比起前几年的身心俱疲，能够暂时将手机关机，屏蔽跟工作相关的一切，对她来说是放下了莫大的负担。

住院的生活仿佛开启了新的世界，这是婕生育之外第一次住院。每天不到 10 点，整个病区就安静得只剩下仪器的"滴滴"声和病友们的鼾声。早晨 5 点多，护工开朗的喊声——"打开水了！"又启动了活力满满的一天。

婕早睡早起，改掉了工作十几年来糟糕的作息习惯。同病房的病友也是个非常乐观积极的姐姐，住院期间她们的交流非常轻松愉快。更重要的是，住院期间，她感受到了满满的爱，爱人放下手上的工作常伴身边，妈妈和婆婆争着来照顾，根据她的病情烹调美食。同事们都来探望她，叮嘱她不要惦记工作，他们没有她也能做得很好。闺蜜们吐槽说："每次聚会你都没时间，这下必须要留出时间，我们一起旅游去。"

婕的病房很热闹，时不时地传出欢乐的笑声，可经常是笑着笑着，她的眼眶就被雾气蒙住了。

人生中的第一个光头发型

当主治医生让婕选择化疗方案的时候，她关心的是哪个方案可以不掉头发。婕的脸很圆，短发造型都不好看，更别说光头了。医生笑着安慰她："你还这么年轻，新头发长出来会更好的。即使使用了进口药，脱发也是不可避免的。"

化疗的过程没有想象中的恐怖，刚开始觉得有点像喝醉酒后的反胃，后来虽然会呕吐，但都在可承受的范围。只是每天梳头时掉落的头发就像是小时候奶奶打毛线的毛球，看着总让人心里有点儿闷闷的。到了第五次化疗，医生告诉她，这个药肯定会掉头发的。于是，一个晴朗的下午，婕在家人和朋友的陪伴下，到医院附近的理发店剃了一个光头。姐姐帮她用手机记录下了剃头的全过程。短短 5 分钟，当她看到镜子中的自己时才发现，原来，自己光头的样子也很好看。

"谢谢妈妈给了我一个完美的头型。"她轻声地嘟囔着，情不自禁地开始自拍，仿佛不认识自己了。照片中这个人，神采奕奕，容光焕发。

她问儿子："妈妈光头好看吗？"儿子努着小嘴说："妈妈是最好看的，妈妈生病了，我来照顾妈妈。"婕的心里立刻涌上了幸福感。

电视剧里总是喜欢描述剃度，剃度是出家的重要仪式。年轻的时候，感情不顺利，总觉得换个发型心情能好受一些。剃头的时候，她却心如明镜。在开始治疗的漫长一年中，婕一点点地治愈了自己曾经的不安全感和不确定感，她从未如此自信，如此明确过。她要好好活着，好好地爱自己。仿佛自打剪去了三千烦恼丝，过往所纠结的一切，都随着这个光头一并"清零"了。

你若爱，光头也能美成公主

婕买了漂亮的假发，但其实很少戴。在家人和朋友面前，她更愿意顶着锃亮的光头做自己。大家都说生病后的她似乎开朗了，心态也变得更好了。其实婕自己清楚，虽然身体生病了，但是她的心逐渐被治愈了。

有一部电影叫作《滚蛋吧，肿瘤君》，婕在化疗开始后看了这部电影。演员的演技很高超，颜值也很高，情节跌宕起伏，结局感人至深。但是，婕清楚地感受到，演员只是在表演，健康人即使再能共情，也无法真正体会到病人的所思所想。

婕说她能明白原著作者熊顿的每一个内心的细微感受：光头的女大佬害羞地脱衣检查，在帅气的男医生面前出丑，每一段似乎都是电影的笑点，也是熊顿对活下去热切的渴望。大家都在称赞熊顿的勇敢，但是，除了笑，大家还能做什么呢？人生宝贵的时间不是应该用在看花多美、看天多蓝、陪孩子温柔地长大吗？这，不才是人生真正的目的吗？

那些日子里，婕想了很多。人生第一次，放下了那些所谓的安排，自己有勇气去选择勇敢，去选择微笑，去选择正能量。真正的癌症病人不想哭，更想守护的是希望和当下的每分每秒。

曾经苛刻的父母成了舐犊情深的家人，曾经头疼的熊孩子成了甜美的烦恼，曾经不解风情的伴侣成了风雨同舟的战友。这一刻，让婕真正感受到上天善意的安排。乳腺癌是上天赐给她的一份礼物，它用能够克服的困难，告诉她要如何面对生活，告诉她人生最珍贵的东西是什么。一切都是最好的安排！

如果乳腺 B 超单上出现这些词要怎么做?

边界清晰、边缘整齐、形态规则、质地均匀、无回声、囊性、粗大钙化灶、纵横比＜1、血流少或者无，这些词，是对良性结节的描述。

相反，边界模糊、边缘不整齐、形态不规则、质地不均匀、混合性回声、血供丰富、纵横比＞1、微小钙化，如果出现这些词，说明这个结节需要引起警惕，要去找专业的乳腺外科医生就诊。

当然，接下去的诊疗措施是进一步深入检查、定期复查，还是立即穿刺或者手术治疗，都需要由专业医生来进行综合判断。

那只是一场重感冒

当一个人被贴上癌症病人的标签时，他会作何选择？尽快选择精准的治疗，积极应对？还是终日以泪洗面，无法直面？重生之门是否开启，也许就在这一念之间。可有那么一位得过乳腺癌的美丽女子说，她从来就没有畏惧过，只是把癌症当成了一场重感冒，化疗也是她尊享的超豪华盐水套餐。过后，一切向好！

她就是身材娇小、性格开朗的筱雨。

随心的员工

筱雨是家中的独女，被父母视若掌上明珠。她活泼可爱又聪明伶俐，学习成绩一向出色。大学毕业时，父母早早就替她安排好了一切，"预订"了一份好工作。可一向乖顺的她对未来却有着不一样的想法，她瞒着家人去应聘了一家省级单位的设计工作。那一次招聘应试的有千人之多，最后只招了她一人。朝九晚五的工作一度让筱雨觉得安心。可几年后，筱雨的心开始放飞了，她觉得这份周而复始且不具挑战性的工作越来越枯燥无味了。于是，她决定跳槽。

这一次她去了一家省级媒体。写稿子，做节目，出差，采访拍摄，那个阶段的筱雨人如陀螺，每天忙忙碌碌，熬夜到凌晨四五点钟是常事。

转眼到了不惑之年，那是她工作状态特别好的时段。可是她的心又开始悸动了。学艺术、学画画的她，一直有一颗想放飞的心。这份常人看来十分体面的工作，对她来说却在禁锢着她的身心，她想逃脱这个"牢笼"。

"40岁了，最好的年龄应该好好去看看外面的世界。"也许是受自己那几年做的旅游节目的影响，趁着自己有时间有精力，她想抓紧时间去这美好的世界随处走走。一个人背包旅行，用相机拍下沿途的美景，记录沿途的故事，这才是她内心真正想要的生活方式。

她忽然觉得是时候放下工作了。于是，她再一次随着自己内心的指引，写下了辞职信。她的朋友们都不理解，为什么干得好好的说辞职就辞职了呢？面对朋友们的疑问，她的回答是："下半生，就做自己喜欢和热爱的事儿啦！"

独行的旅人

40 岁，人生刚刚好。

辞职后的筱雨，孩子在外地读书难得回家。身边的亲人和朋友，或忙于事业或忙于照顾家庭无暇一同出行。没有了后顾之忧的她，早已迫不及待心向远方，于是，一个人的旅行就这样开始了。

她喜欢一个人旅行。一个人自由自在，没有任何牵绊，不用顾及同伴不同的想法，去体验一座城市、一段故事、一份情怀。既然有勇气在最好的时光里放下一切开始旅行，那就让自己选择最随性的旅行吧，她告诉自己。

做过新闻工作者的筱雨，旅途中最喜欢的就是尽可能融入当地人的生活，寻找和体会最真实最原本的当地生活。

她经常会在一个喜欢的地方住上几天，沉浸式地了解当地的风土人情、传统文化和民俗艺术，和当地人聊家常，聊属于当地独有的人文特色。那种聊天有如专题采访，却因为没有了目的性，比采访来得更随意。

有一次，她去了福建，和当地的一位老乡聊得很投缘，那人还专门请她到家里做客，一大家子做了一大桌丰盛的当地美食招待她，那是她最放松、最开心的时刻。她也会随处捕捉旅途中最美好最真实的事物，用独特的角度拍摄下来。于是在那些年旅途中结识的一部分朋友，会在她回来后不久收到一本专属于他们的独一无二的相册。

　　筱雨偶尔也会和朋友一起出行，但显然走马观花的旅游不是她需要的。记得有一次，她跟一帮朋友自驾去温岭石塘。她被一群渔家女飞梭走线娴熟的织网画面深深地吸引住了，拍完一组照片后她就坐在渔家女旁边静静地看着，一坐就是大半个小时。织网一天能有多少收入？生活过得怎样？需要多久出海一次？她对一切都充满好奇。当地渔民们还以为她是来做采访报道的，和她讲述了很多当地鲜为人知的历史。

　　她的那些朋友逛遍了整个渔村后就回车上等她了，而她还意犹未尽，直到朋友来催促才回去。因此，对她来说独行可能是最好的选择，能让她更深入地去了解当地风土人情。

　　就这样，筱雨带着好奇心背包独自游走在各地，非洲、朝鲜、金三角等一些充满神秘色彩的地方也留下了她的足迹。她带着那颗自由欢欣的心游走了整整 6 年。

懵懂的病人

　　充满活力的她只要不出行，每天都会去健身房。有一天，她无意中触摸到乳房上有一个挺大的肿块。那时的她除了去过口腔科基本不进医院。她压根不知道这个肿块意味着什么，还以为只是身体的炎症，过段时间会自行消退。

　　带着这个肿块，筱雨还是照样旅行，照样运动。偶然的一次，她陪一好友去中医院看病，在一旁等着没事儿的她想着要不去乳腺科挂一个号看看。当值医生让她去做个 B 超，而在 B 超室她遇到了一辈子值得她感恩的贵人——来传达会议内容的乳腺科主任。当时，做 B 超的医生已经觉察到筱雨的检查结果可能有问题，特地让在场的主任再确认下，主任当场就断定筱雨情况不好。那时刚巧到了中午休息时间，她立马让筱雨跟着自己到办公室，随后开出一系列检查单。这些单子如果自行预约检查起码要一周甚至半个月时间，想着让筱雨早点开始治疗，这位素昧平生的主任竟然亲自带着筱雨去了各个预约处加号，最终在两天内完成了全部的检查。

当所有的结果都指向乳腺癌时，筱雨自己还是懵懵懂懂的。主任让她第二天过来做个穿刺，筱雨竟然不知道什么是穿刺，也没问家人，第二天傻傻地一个人跑去了。主任也愣了："啊！你一个人来的？"

虽然穿刺结果还没出来，但医生还是让她隔天立马住院。那时的筱雨还是没把自己与癌症病人对上号，当医生把她送到电梯口问："你是选择先手术还是先化疗？"筱雨这才愣住："化疗？化疗不是那些得了癌症的人才做的吗？"医生也愣了："我给你做了那么多的检查，你还不知道自己得了啥病吗？"筱雨蠕动着嘴唇，摇着头说："我不知道啊！医生，我真的得了癌症吗？"

多年以后，回忆起那一幕时，筱雨不无自嘲地朗声笑道："医生遇到我这样的病人，也真是哭笑不得啊！"

本真的女子

那次对话后，如梦初醒的筱雨默默地坐着电梯来到了楼下，找了个角落一个人哭了一会儿。也就只哭了那么一小会儿，她就想通了："哎，有啥事儿呢？得病了就好好地配合治疗呗！"

筱雨没告诉家人而是第一时间把自己的病情告诉了最要好的闺蜜。铁杆就是铁杆，闺蜜当即说："勇敢点，我陪着你一起面对。如果化疗掉头发，那我也陪你一起剃个光头，感受下不一样的风采。不过既然要手术了，不如找个更专业的医院。你这个病，应该选择去专业医院。"

一切都已经想开的筱雨，这时候反倒像个孩子似的，跟着闺蜜，任由她安排。就这样，她来到浙大一院乳腺外科做了最终的治疗。住院化疗、放疗，接诊的刘医生以其精湛的医技，让这一切变得非常顺利。爱人和一群闺蜜的照顾和关心，更让筱雨在这段时间里有了不一样的生命感悟。

别人的化疗吐得一塌糊涂，也不知道是没太在意，还是筱雨的心原本就很大，她吐了一两次后，就一切风平浪静了。治疗也特别顺利，她甚至没感觉到是重病后的身体。治疗期间，筱雨精神超好，每次一挂上药水就开始吃东西，化疗药水挂完后也是照样说说笑笑的，不了解的还一度以为她只是个陪护亲属。每次化疗一结束，她都会和好友一起去西湖溜达一圈，感受生命中的美好。

当时的筱雨是这样想的："既然必须面对了，那就好好治疗，没有什么可怕的，而且乳腺癌又不是什么大病。"

住在她隔壁房间里的是两个二三十岁的病人，因为特别年轻，心态超级不好，有一个还每天哭哭啼啼的，医生看了也心里难受，于是找到筱雨："你能不能去隔壁开导开导她们，你心态好，又是病人，你去劝劝效果会更好一点。"筱雨立刻爽快地答应了。治疗结束后，筱雨成了他们两家的好朋友，直到现在还时常会联系。每当收到这两个病友从远方寄来的土特产时，筱雨的脸上便会挂上无声的笑容。

筱雨在帮助他人中获得了快乐，机缘巧遇，她加入了医院的公益志愿者队伍。她庆幸在生病之前已经游历了各地美景，而现在可以随时享受和伊俪姐妹相聚的快乐时光。姐妹们的乐观和温暖也时时感动着她，她有时会和姐妹们调侃："这病对我来说是祸也是福，如果不是因为生这场病，我应该永远也不会认识你们这群有爱心的志愿者姐妹。"

她记得有一句话："累病了之后才知道反省，身体是革命的本钱，世界少了你还是世界，你少了自己就没有了一切。"良好的健康状况和由之而来的愉快的情绪是幸福的最好资本。她说："我一直把这次生病当成是一次重感冒。既然身体发出警告告诉我该好好调整一下了，那我就乖乖地先把身体养好，休整数年再出发。这不，一切都还安好！"

她几十年不变的个性签名"旅不问人，心随己意"也是她对生活状态最好的诠释。

筱雨笑着说，她之所以愿意将她的一切和姐妹们分享，更多的是希望自己对待生活的态度和对待疾病的信心，能够影响和帮助到后来的新病人。而她，依然会保持一个本真的自我，还会继续自己未走的旅程。

乳腺结节突然变大怎么办？

面对结节变大，不要过度惊慌。乳房结节其实是三维的、立体的。同一个结节，同一时间段，不同的医生，使用乳腺B超测量，由于探头放置的角度不同、量取的径线不同，测量的结果存在一定程度的差别。如果前序观察中结节相对稳定，某次B超提示结节突然增大，你就仔细分析一下复查过程中的一系列影像结果，以判断是否为测量误差，必要时也可以重新做一下检查。评判乳房结节是否增大，要看变大的程度及间隔的时间长短，更要关注乳腺结节的分类。检查后，应及时去乳腺专科就诊，由专业的医生来帮助判断。3类或者3类以下的结节，如果是长时间缓慢地增大，仍可继续观察。对于分类在4类或4类以上的结节，而且是短期快速增大的结节，建议通过穿刺或者手术的方式，来判断肿块性质，以便进行相应的治疗。

打不垮的"小强"

这是一位特殊的癌症患者，2012 年夏，2017 年夏，2018 年春，她先后被确诊为脑肿瘤、甲状腺癌、乳腺癌和肺癌。2019 年 7 月乳腺癌复发，至今还在化疗中。

身为"幸运儿"，她说从来没有想到过，自己可以如此从容地面对癌症。她姓陈，她把微信名改成了"陈小强"，以打不死的"小强"自诩，一路披荆斩棘走到了今天。

头痛欲裂，脑袋里有颗"定时炸弹"

在患病前，小强有着令人羡慕的人生。

A 型血的她曾是一位优秀的人民教师。对于教书育人的工作，小强非常认真努力，投入了满腔的热爱。她经常教导孩子们："生而为人，要忠厚诚实，要有担当、有责任心。"她这样对孩子们说，也这样要求自己。小强曾多次被评为优秀教师、优秀班主任、师德标兵、教坛新秀、金牌教练……

她有着一个幸福的家庭。和大学里相恋的男友顺理成章地走进婚姻殿堂，并迎来了一个聪明可爱的儿子。小两口精心地打理着小家，婚后两年便买了新房、新车，并在 5 年后实现了换房换车。

然而，犹如晴天一声惊雷，平静的生活在 2012 年的 6 月被打破了。

那是 6 月的一个工作日，一向强壮如牛的小强连续几天头痛无力，难以忍受。她在上完两节课后走进了社区医院。

很少去医院的小强清晰地记得那天的情景。医生根据她的描述初步诊断是劳累引起的免疫力低下，配了一瓶葡萄糖盐水让她挂上。

谁知挂了一半，她觉得头痛症状不减反增，疼痛得裂开来似的，并不断地想要呕吐。护士见状连忙拔掉针头，呼叫医生。社区医生立马让她去了大医院。

心里牵挂着学生的她，一边安慰着自己"头疼也不会要命"，一边打算"等把学校的事情做完，明天再去检查"。于是，走出社区医院后症状缓解的她又回到了学校，和学生们一起完成放假前的大扫除工作。

当送走学生关好门窗，回到办公室时的她脸色铁青，喷射状呕吐不止，同事吓坏了，赶紧打电话给她老公。

急诊、CT（电子计算机断层扫描）、抽血、抢救室……一阵手忙脚乱后，医生竟开了病危通知单：脑部有个巨大的肿瘤并伴有脑水肿。

命运的改变总是猝不及防，不容你细细思量，就被推到风口浪尖。暂时恢复过来的小强，面对急得团团转的老公，像个战士一般从容不迫。她平静地打电话给主管领导请好假，联系当医生的表哥，帮忙找来专家。

第二天，办理住院，术前检查，等待开颅手术……

要说不紧张是不可能的，但一向身体健康的小强心中笃定——自己不可能这么早"挂"的。没有过多的悲伤，更没有立什么遗嘱，她坦然地接受这突如其来的手术取走"定时炸弹"。

"小姑娘，感觉怎么样？"她永远不会忘记醒来后主刀医生问她的这句话，让她觉得自己还有很多很多的明天。有了医护人员的治疗、家人的护理和朋友的探望、学生们的鼓励，她只用了短短的17天，就从重症监护室到普通病房再到顺利出院。

"拆"了脑肿瘤又患甲状腺癌

一波未平一波又起。

拆除脑部"定时炸弹"后的第二个月，在一次例行复查中，医生告知她甲状腺有结节，并且这个结节情况不太好。

"既然请病假了，就把身体上的毛病都一并解决掉吧！"小强暗暗做了决定。

经历过"大场面"的她依旧从容而果断，拿着报告，先后找了两位专家问诊，医生们都建议手术治疗。

既然躲不过，那就勇敢面对吧！为了不让家人们再次担心，她默默地一个人办理好住院手续和术前检查，手术当天叫了老公陪同。

然而，术后的出院小结上，乳头状恶性肿瘤这几个字还是格外扎眼。家人们惴惴不安地拉着她赶赴上海想问个仔细。

"良性的脑肿瘤术后定期复查就好，乳头状的甲状腺癌终身服用优甲乐，不用其他治疗。"医生轻描淡写的三言两语，立马让小强觉得自己又恢复了往日的生龙活虎。

休整 4 个月后，36 岁的她决定重返工作岗位，回到她喜欢的讲台上，生活似乎又按下了开启键。

曾经幸福的婚姻也"生病"了

人们都说患难见真情，疾病却最能看清婚姻和人心。一场疾病就是婚姻和家庭的试金石，能检验出不离不弃，也能透射出人性的凉薄和冷漠。

回归正常生活后的小强，发现自己与另一半的沟通越来越困难。家是温暖的避风港，一切的挫败和伤痛都可以在这里愈合。然而她的"避风港"渐渐离她远去。

对于婚姻中的是是非非，小强并不想讲太多，她知道患病之后，他俩都在变化，只不过两个人变得方向不一致，以致渐行渐远。在经历了一次次的失望、一次次的谎言之后，她有了离婚的念头。

一年后，脑肿瘤复发，她一个人踏上了去上海的治疗之路。此时的她，已经下定了决心。

术后几天，她向他提出离婚。没有片刻犹豫，他立刻同意了，并把孩子和房子都留给了她。小强和他办理了离婚手续，他一次性给了小强三万元的抚养费。曾经的誓言犹在耳畔，而她的婚姻却已经走到了终点，从此萧郎是路人。

身体的伤口会痊愈，而婚姻的破裂却一度让小强悲痛欲绝。整整一个多月，她无法从离婚的消沉中走出来。

"自己离婚不就是想养好身体、治好病吗？那为什么还要这么作践自己？"小强这样宽慰自己，"凡是不能杀死你的，最终都会让你更强。"

慢慢地，她劝慰自己走了出来。

4年后她又成了乳癌患者

放下所有包袱后的小强恢复了往日的活力，她像个初生的婴儿般用力地享受着每一天的美好。

一有机会她就参加好朋友们的聚会，周末带儿子参加各式各样的户外活动，假期带上60多岁的老妈自助游。登泰山、游秦淮河、逛孔庙、赏鼓浪屿风光……她要活得更加多姿多彩。

她那积极阳光的生活状态、一贯认真负责的工作态度感动了单位领导。没多久，学校给了她一部分的行政工作。

然而，经历了 4 年的平静后，她的生活又因一个结节而乱了阵脚。

2017 年 6 月的一天，她摸到了右乳的一个结节，辗转多家医院，医生们给出的方案出奇一致——尽快手术。

一如往常，她完成好手上所有的工作后，陪儿子看了一场电影，告诉他，妈妈要出去旅游几天。她在好朋友的陪同下去了医院。术后她才知道做的是保乳手术，病理是 Her2 阳性、Ⅱ期，后期需要 8 次化疗、17 次靶向、25 次放疗。

21 天一次的化疗，一星期一次的 PICC 维护，隔几天的血象检查，除了白细胞低的那几天躺在床上休息，其他日子她都把自己收拾得整整齐齐，戴着漂亮的假发一边治疗一边上班。

一年的治疗时间很快，中途她又经历了一次手术——2018 年 5 月发现胸部肺结节长大。考虑到自己的病史，她立马在上海做了手术。经活检，医生诊断为肺腺癌，好在没有转移、处理得当，不需要后续治疗。

四次全麻手术后，小强重生了。她不再纠结自己为何得癌，把更多的关注点放在了如何活好当下的每一天。

走过风雨归来仍是少年

但命运有时就是爱捉弄人，当她再次扬帆起航不久，2019 年夏天，在治疗结束后的第十个月，小强保乳的皮肤上出现了橘皮状改变和乳头凹陷，所有的症状都指向复发。她在检查室门口拿到确诊书时，眼泪终于忍不住掉了下来。

这是她第一次，也是唯一一次的流泪。她拿着穿刺结果，跑到杭州浙大一院，加号加不上就一直在门口等。她终于得到了合理有效的方案，但一个月 3 万的医药费让她愣住了。

在她十分无助的阶段，亲朋好友们送来了关爱，得知消息的单位领导马上发动全体同事，把募集到的 3 万多元爱心款打入她的卡中。

一切的一切让她又燃起斗志。又经历了半年的化疗之后，她进行了全切加植皮手术。

住院期间，正逢新冠疫情。为了让患者不延误治疗，浙大一院组织了一场场公益大咖直播、一次次免费专家连线。小强被医院乳腺外科的一次患者教育直播吸引，几位姐姐的康复分享深深地感染了她。直播一结束，她就主动地加入了医院的公益志愿者群。凭借着当老师的优势，她主动担起了"相约 19 点"的主播工作，线上线下积极参加活动，帮助同病相怜的姐妹们。在这个充满爱和分享的团队里，她忘记了病痛，笑容越来越灿烂……

一个人的意志可以越来越坚强，但心灵应该越来越柔软。经历了种种磨难之后的小强，更明白自己要什么，也学会了爱自己、爱生活。小强说，每个人的心里，都藏着一个了不起的自己，只要你不颓废，不消极，一直保持着乐观豁达，坚持着善良勇敢，就没有到达不了的远方。

抗癌归来，小强眼前依然有岁月静好。走过半生，她用坚毅书写着属于自己的奋斗传奇。归来仍是翩翩美妇人，她脸上的笑容，更像是一幅多彩的画卷正徐徐展开……

---

3 类结节是否会变成 4 类？

BI-RADS 分类一般分为 0 至 6 类。这里重点谈谈 3 类结节会不会变成 4 类。这也是很多女性朋友发现乳房结节后担心的问题。

一般来说，BI-RADS 3 类基本考虑是良性病变，一般恶性率

< 2%，需要进行定期复查（一般建议 3~6 个月定期复查）。通过连续的复查，获得一系列影像资料，有助于观察结节的变化并判断结节的性质。如果发现肿物出现突然的增大，或者较之前的性状有明显的改变，有时 3 类结节会逐渐变成 4 类结节，而 4 类结节恶变的可能性较 3 类结节会增大。

当然，虽然有判断标准，但由于设备有所不同，呈现的影像学信息也可能略有差异。此外，每个影像医生进行诊断时由于结合了主观因素，评级难免略有不同。也就是说，同样一个结节可能这位医生判断为 3 类，另一位医生则可能判断为 4a 类。所以，在发现乳房结节等级升高时，不要过度惊慌，请找专科医生及时就诊。

扛过去，自己就是那个强者

时钟总是不紧不慢地一格格一秒秒地跳动着，可对于有些人而言，时间却如橡皮筋一样，可长可短。

曾经，苓苓以为那段黑暗的时光会漫长到把她吞没，会把她拖入暗无天日的深渊，可能这辈子再也无法见到光明了。可回头看，她却发现时间过得真快，不知不觉间治疗结束已经多年了。

回想起刚确诊乳腺癌时的黑云密布，到如今生活、工作恢复正常，苓苓不由地感叹："曾经你以为无法逾越的难关，只要咬紧牙，握紧拳，也就扛过去了！"

痛苦的时段有些漫长

2019 年 5 月底，单位例行体检，外科体检医生当时摸到苓苓乳房时就脸色一沉："这个肿块不规则，你需要马上进一步复查。"

马不停蹄地跑医院，她的最后一丝侥幸心理被一纸结论打破了，苓苓被报告单上"乳腺癌"几个字深深地刺痛了。

回家的公交车上，她的目光落在了一个初中生模样的男孩子身上，自己未成年的儿子不也是这般大吗？进而，她又想到了中风偏瘫在床的母亲，想到了两耳不闻窗外事的"书呆子"老公，刚才强忍的酸楚一阵阵涌上心头，泪水再也无法止住了。到家后，她一头扑倒在床上，蒙着被子放声大哭，那压抑的哭声里有伤心，有绝望，有委屈，更多的还是对生命的担忧和害怕。

不知过了多久，她哭够了，站起来，理好乱发，洗净脸，对着镜子里的自己坚定地说："来吧，我不怕！"

虽然做足了心理准备，但真正开始治疗时，苓苓才见识到了抗癌过程的艰辛和痛苦。

第一次化疗用生不如死来形容毫不夸张。苓苓本来体质就弱，常年小毛病不断，坐车时间稍长就会晕车。医生根据她平时的体质，特意提前开了进口的阿瑞匹坦给她预防化疗过度反应，但化疗药水打上后，她的五脏六腑立刻像被搅拌机搅动一样，翻江倒海。她开始狂吐起来，一轮接着一轮，连护士都很吃惊："你不是吃了止吐药了吗？怎么吐这么厉害？"而那时的苓苓根本无力作答，只是瘫在床边干呕，鼻涕、眼泪混着头发，一副狼狈不堪的样子。

那次化疗，苓苓觉得每分每秒都漫长得如同过了一个世纪，痛苦的煎熬让她两天两夜未曾入睡，只模糊记得亲人朋友们轮番过来拉着她的手，不停地鼓励她："坚持住，坚持住，会过去的，会过去的。"

梦中见到了刘德华

出院后，在家休养的日子里，苓苓的心情还是很放松的，她想着第一关终于挺过来了。此后几天里，即使看到大把大把的头发掉落在枕头上，她也没有多少伤心。她知道，这是化疗的不良反应之一，早已有了心理准备。她笑着让老公用推子给剃了个光头，戴上头巾就出门散步去了。她边走边想："只要我能扛过去，头发就可以重新长出来。在此之前，漂亮的假发可以随便选，发型可以随心换，哈哈！"

第一次化疗差不多休息了十多天，苓苓就去上班了。她觉得，老公要上班，孩子要上学，一个人在家还要让老公分心照顾，不如去单位和同事说说话，时间过得还会快一点。

为了兼顾锻炼和减少坐车带来的不适，苓苓和老公商量，在离单位 2 千米不到的小区租了个房子，每天坚持走路上下班。最开始的两天，2 千米的路，她差不多要走 1 个多小时。渐渐地，她的步履越来越轻松了，再加上经常和同事一起吃饭聊天，胃口也慢慢开了，体力渐渐增强。等到第二次化疗前，她的体力基本恢复，各项检查正常。更让苓苓充满信心的是 B 超显示化疗效果明显，肿块缩小了近 1 厘米！

因为吐得厉害，任何食物她都吃不进去。第二次化疗后当天，她就直接入住了另外一家医院，通过打吊瓶来补充营养。呕吐，头像炸开一样难受，胃痉挛，手脚麻木，指尖不小心碰到东西就痛得浑身哆嗦，各种不良反应来得更猛烈了。可苓苓暗下决心：扛过去，一定能战胜肿瘤！

身体的不适又让她两天无法入眠，第三天下午迷迷糊糊之中，她看到自己的偶像来看她了，还微笑着鼓励她："你现在就像火车过隧道一样，处在最黑暗的时刻，坚持住，光明就在前面。"芩芩虚弱的眼睛突然亮了，望着她的偶像请求道："你能为我唱一首歌吗？我没有力气去现场看你演出。""好！我给你唱首《明天会更好》吧。"他爽快地答应了，并且和善地说："我帮你把躺椅搬到阳台上，你晒着太阳听我唱。"

梦戛然而止，她没能听完偶像的歌，因为护士要给她抽血，把她轻轻摇醒了。她睁大眼睛望着洁白的天花板，心想："有医护人员的精心护理、亲人朋友的无私关爱，还有梦中偶像的鼓励，我又有什么理由不坚持呢？"

此后，每一次的痛苦煎熬都被她想象成打铁成钢的淬火，每一次打进体内的药物都在她眼前幻化成在和肿瘤搏斗的锋利匕首。她要做的就是尽快补充体力，让匕首更锋利些。

病后最大的感悟

8次化疗，在芩芩一次次的自我打气中全部如期完成，这个过程中的每次升白针导致的骨头疼，化疗药导致的脚趾溃烂、手足麻木、浑身酸疼，她都咬牙扛了过去。

2019年11月27日，芩芩等来了手术。芩芩说，相比较而言，手术是整个治疗过程中痛苦度最轻的一项，4天后她就出院了。

手术后1个月，她就去上班了。回归正常生活的她，根据医生的要求不吃熏腌等食品，每天少吃多餐，既保持体重又保证了营养。

很快，春天来了。芩芩经常在家附近的公园散步，看到满山的桃花热烈地绽放，柳树婀娜地扭着腰肢，那一刻她觉得活着是那么美好。受过的一切苦痛在她心花开放的那一刻，成了千金难买的经历，一切都值了。

如今，苓苓的生活完全恢复了正常。她改掉了过去熬夜和毫无节制饮食的坏习惯。曾经的化疗带来的不良反应在医生的精心调理下，也慢慢全部消失了。她深深地舒了一口气："我终于扛过去了！"

回顾这一段波澜起伏的经历时，她说她最大的感悟是："力量来自我们的内心。只要自己不放弃，再大的痛苦也能扛过去。生病以来，我结识了很多病友，参加了公益志愿者的许多活动。那些和我有同样经历的患者，还有如今的康复者，她们的乐观开朗，她们对生活的热爱，都深深地感染了我。"

有同事好奇地问："苓，你得了大病，却好像每天都很开心啊？"

苓苓仰起头，微笑着说："是啊！我付出得不多，可我生病期间得到的爱却很多。治疗过程中，偶尔会有身体极度不适，也有扛不下去的感觉和沮丧，可是医生、护士、朋友、亲人、病友都给了全力的支持。所以，我一想到他们给我的爱，我就开心了！"

是啊！每天的太阳都会升起。当我们遇到坎坷的时候，一定要记得用微笑来面对，一定要记得身边有爱。相信自己，扛过去，你就是那个强者！

乳腺结节是否会恶变？

很多女性发现自己有了乳腺结节就很惊慌，怕会恶变。

其实，这种惊慌是不必要的。乳腺结节中绝大部分是良性的，良性结节发生恶变的概率极低。而极少部分的恶性结节，不管它多么小，从一开始就是恶性的，并不是由良性结节转变而来的。只不过这些恶性结节小的时候可能特征不明显，影像学上鉴别有困难，也不容易被摸到。逐渐增大后，才慢慢呈现出恶性结节特有的形态。

　　所以，发现乳腺结节，我们应该及时进行全面检查。检查后考虑为良性的结节可以跟踪观察，毕竟大部分结节是稳定的。而对于那些不能确定性质或者有恶性可疑的结节，应尽早穿刺明确病理。当然，起初判断为良性的结节如果在观察过程中出现结节的突然增大或形态特征的变化，也需要引起警惕，应及时由专业医生再次判断，以免遗漏恶变。

轻信偏方后的追悔

　　生病了，抓紧时间求医问诊，相信这是大多数人的第一反应。病情确诊后，谨遵医嘱尽早治疗，这也是很多人的第一选择。

　　但在日常生活中，仍有不少人因为种种原因，不信诊断，反而"迷信"民间偏方、消极治疗，最终造成不可挽回的后果。

30 岁女子被紧急送医

　　2022 年 4 月 22 日晚上 8 点，浙大一院之江院区急诊科，接诊了一位陷入昏迷的年轻女性。她叫媛媛，今年 30 岁，一个小时前因摇头晃脑、口吐白沫、失去意识，被室友呼叫 120 紧急送医。

　　"患者送来抢救时血色素掉到只剩 1 克 / 升，而正常的成年女性血色素应该达到 110~150 克 / 升，并且出现了代谢性酸中毒、高钾血症、高乳酸血症、呼吸衰竭、严重休克的情况！"值班医生说。

当晚急诊医生在为媛媛查体时，还是被眼前的一幕惊呆了——凹凸不平、大面积溃烂，媛媛左侧的乳房"消失了"，取而代之的是碗口大小的火山形肿块，红紫色的表面附有一层脓苔，散发着阵阵恶臭，范围波及整个左侧胸壁及腋窝。

闻讯前来会诊的乳腺外科专家第一时间为媛媛处理了伤口。经过连夜抢救，媛媛从鬼门关侥幸逃生。但"肿瘤恶液质"等诊断结果却让专家痛心不已——乳腺癌晚期并伴有全身多发性转移。她不仅身形消瘦，只剩皮包骨头，还重度贫血，已经错过了最佳的治疗时机。更令人痛心的是，现在的媛媛已经不符合手术指征，无法耐受手术，也没法放化疗，只能通过一些有限的治疗延长一段生存期了。

听到专家对女儿的诊断，从外地赶来的妈妈哭成了泪人。刚刚恢复意识的媛媛也懊悔万分，边流泪边呜咽着说："医生，如果我早点治疗，是不是还有好好活着的机会？"

轻信偏方导致病情恶化

30岁的媛媛是安徽阜阳人，大学毕业后和好友来到杭州创业。她不仅独自经营着一家淘宝店，还在业余时间搞直播、做摄影、编美篇，互联网事业做得风生水起。

作为家中的独生女，媛媛从小性格就刚毅，还有些任性，用她妈妈的话说："只要是她认准的事情，九头牛也拉不回来。"

初来杭州时，为了拼事业，她没日没夜、加班加点，不仅作息不规律，碰到千头万绪的售后事宜，也经常负能量爆棚，非常容易大发雷霆。

2020年，媛媛无意中发现左乳有肿块，便到浙大一院乳腺外科就诊，经过乳腺外科专家的一系列检查，她被诊断为"乳腺原位癌"，专家建议她立即住院并接受保乳手术治疗。考虑到还没有男朋友，害怕做了手术后乳房难看，媛媛拒绝了乳腺外科专家的建议。

在媛媛的认知里，肿瘤是慢性病，慢性病就可以调理。经过室友介绍，她找到一位传说中可以治疗乳腺疾病的"老中医"。经过把脉、看舌苔后，对方说她患的可能不是乳腺癌，而是乳腺增生，只要坚持吃他开的"中药"，持续外敷草药配合推拿、刮痧等治疗，无须手术与放化疗即可治愈。

听到"老中医"的诊断后，媛媛很开心。媛媛的妈妈却不相信，还联系了上海的三甲医院，反复劝说女儿尽快接受手术治疗，为此母女俩几乎"翻脸"了。媛媛甚至很长一段时间拒绝接听母亲的电话，一心一意按照"老中医"的方法治疗自己的疾病。

2021 年 11 月，媛媛发现肿块明显变大，到某省级三甲医院检查，才知道肿块已经长到乒乓球大小，医生建议她尽快接受放化疗治疗，而后再进行乳腺癌根治手术。一听说还要放化疗，她心里更加害怕，更是不管不顾地吃"中药"、敷草药，直到左侧乳房肿胀、皮肤破溃，还不断分泌出黄色的液体。

即便如此，执拗的媛媛还是让室友帮助她用淡盐水擦拭伤口、更换纱布，丝毫没有想要就医的意思。就在送医院急诊的一周前，她已经开始出现明显的乏力，还硬撑着给淘宝买家打包、发货兼做客服，直到被送去急诊抢救。

永远不要放弃早期治愈的机会

医生说，他们最大的遗憾就是在接诊的形形色色癌症患者中，有不少患者像媛媛这样——在得知自己患了癌症后，一直无法接受身患重病的事实，对结果表示质疑、对未来充满了绝望和沮丧，最终疾病被一拖再拖，直至不治。

有的病人不是第一时间积极治疗，而是千方百计地想要查明自己患癌的因果关系，反复探究"癌症为什么会找上我"。

医生无法知晓媛媛究竟卡在了哪一段，但质疑诊断结果、无法接受病情，没能及时接受有效地治疗，一定是媛媛耽误了自己美好生命的真实原因。

所有医生在目睹了媛媛的现状之后，都唏嘘不已："这么美好的年纪，如果当时她能接受正规的治疗手段，现在可能已经完全打败了肿瘤，重新步入生活的正轨了。"

其实，从现代医学发展的成果看，根据乳腺癌不同的分子亚型，手术、放疗、化疗、内分泌治疗以及靶向治疗的综合治疗手段，完全可以使大部分患者获得一个良好的预后。乳腺癌发现得越早，治疗效果越好已是公认的事实。

"因此，一旦被确诊为乳腺癌，一定要到正规医院，在正规医生指导下进行规范治疗。"即便采用中医治疗，也应在正规中医院医师的指导下进行中西医结合治疗。正规的中医也绝不会排斥现代医学的手术与放化疗治疗手段。如果有人反复强调"一把草、一根针"这类"偏方""秘药"能轻易治愈乳腺癌，那么肯定要存疑的。

生命在如花的年纪，就这样被自己的愚昧和无知摧毁了。媛媛的执拗让自己错失了治疗和生存的最佳时间，也让自己的生活陷入了深深的泥潭。

得了乳腺结节可以只用中药治疗吗？

很多患者得了结节之后害怕手术，想要通过吃药或者其他的方式来消除结节，这种心情可以理解。但是，只有一小部分结节是吃药可以消除的，比如一些增生性结节、炎症引起的结节。大部分的结节，比如实性的、肿瘤性的结节，通过吃药也好、按摩也好，用各种贴剂也好，都是没办法消除的。此时中药治疗只能作为辅助手段，消除结节的方法只有手术、消融治疗等。

那如何判断自己的结节是不是实性结节呢？这里有一个简单的判断方法：如果你的超声单上有这些字眼"实性""囊实性""低回声""强回声"，那么多半就是实性结节。发现实性结节应及时就医，如果判断为良性可能性，要按时定期复查，发现异常就及时处理，切不能随便用所谓的"偏方"。

久病成医的快乐外婆

2021年12月18日，全国各大医院乳腺外科专家参加的第八届"'乳'此匠心"乳腺癌论坛接近尾声。涓涓端坐在电脑前，目不转睛地收看着会议直播，当"2021年伊俪沙龙志愿者风采"的视频出来时，涓涓的身子略微向前倾了倾，她看见在优秀志愿者的奖牌榜上，自己的名字赫然在列，而且位列第一。

涓涓无声地笑了，心底涌出了一阵莫名的激动，仿佛在她这一生中，这是最值得骄傲、最荣耀的奖项了。她的眼睛有些湿润，思绪却被拉回到了几年前。

快乐外婆的"怨恨"

涓涓曾是一个爱说、爱笑、爱唱、爱跳的快乐外婆。可有那么一段时间，她老是觉得自己的乳房有些不舒服，那种感觉很难说清楚，却时时提醒着她，让她愁云密布。2017 年 7 月的一天，她安排好手头的事，去了医院。记得当时医生用手摸了摸，然后叮嘱她一定要去做个乳腺 B 超，然后找专家问问。她立刻有些心慌，不敢再耽搁。

B 超单从自助机里慢慢出来了，她迫不及待地拿起来。2.7 厘米 ×1.9 厘米，这么大？正如医生所说的，问题有点严重了，她必须立即住院治疗。涓涓当时感觉天塌了，随即一种混杂着愤怒、沮丧和怨恨的情绪涌上心头。

同样是在 2017 年，检查确诊前三个多月，涓涓腰椎间盘突出，去了杭州市某医院。住院的半个月里，她因为乳房不舒服要求做 B 超。

记得那天早上做 B 超的是个女医生。涓涓问："结果好吗？"那个女医生头也没回地说："都好啊！"她甚至都没有看清涓涓的脸。这才三个月啊，当时怎么可能是好的呢？

在穿刺切片等待结果的日子里，她常常痛苦到不能自拔，天天以泪洗面，晚上不睡觉在屋子里来回踱步，满脑子充满着对那个 B 超医生的愤懑和怨恨，仿佛胸口堵着一口恶气没有出口。

7 月初，紫薇盛开的季节。涓涓却要在浙大一院开始第一次化疗了。她得的是"浸润性导管癌"，因肿瘤太大了，淋巴也有转移，因此院方给出的方案是先化疗后手术，又称"新辅助治疗"。

听到这个方案，好几次，她躺在病床上万念俱灰，老是在想不是已经确诊有肿瘤了吗？为什么不马上切除呢？她实在想不通，为什么要把这个她实在不愿意继续留在体内的毒瘤还留着。那时的她，精神与肉体被双重折磨着。

她只能一个接一个地打电话给在医院工作的女儿，直到今天，在回忆起这段煎熬苦难的日子时，她说她当时对新辅助治疗作用根本不了解。那时的她，除了对身患癌症的恐惧，对那个耽误了她病情的 B 超医生的怨恨，还有那么一点点对自己那个心被医院的大事小情占据了一大半、工作出色却无暇顾及妈妈的女儿的埋怨。

术后"淋巴水肿"

终于挨过了最后一次化疗，她的肿瘤缩小到了 0.7 厘米了。那一天，涓涓特别开心。2017 年 11 月 8 日是个吉祥的日子，早上涓涓做了全切手术。从此，涓涓的身体虽然残缺了一部分，但心终于可以放下了。她想起了生病和住院这段时间医生的关怀，想起了护士的悉心照顾，心里都是甜的。当然，她也感恩亲人们的不离不弃。

可是，没过多久，新的烦恼又来了。2018 年下半年，涓涓发现自己的右手肿起来了，她去了医院，被诊断为"上肢淋巴水肿"。为什么会这样？她又开始迷茫了。

那时的涓涓跑了好几家医院，到处找医生会诊，竭力想治愈上肢的问题。后来她才知道，乳腺癌根治术后必须注意保护患肢，预防淋巴水肿。问题一经发生，是不可逆的，任何治疗都只能延缓它的恶化。

可当时的涓涓没有真正理解医生出院时的忠告。在后来到处的寻医问药中，她偶遇了一个有同样问题的患者，相同的经历使她们很快就成了无话不说的好朋友。她们一同加入了一个叫作"淋巴水肿群"

的微信群。

真是"不入不知道，一入吓一跳"。原来全国如她们一般淋巴水肿的人有那么多啊？有些患者的肿大程度比她严重得多。

在那个群里，涓涓是一个一无所知的"小白"，看着别人的聊天，她常常是一脸的迷茫。

群主是一位大学老师，患的是宫颈癌，她是下肢水肿。她患病多年了，有许多好的经验，还自己研制了一个用德国进口原材料制作的压力套，帮助了很多患者。涓涓在群里学到了不少知识。

后来，经别人推荐，她又加入了另一个康复者群——"随和群"。群主是一位山东人、体育老师，也是乳腺癌患者。她也经常会在群里开设一些针对性的讲座和直播，传播一些护理调养知识。她还是一位难得的社会爱心人士，只要有空，就会开着车子到全国各地去看望那些同样患乳腺癌的朋友，用自己十多年的康复经验，为她们送去精神上的慰藉。

当时的涓涓还常常处在痛苦之中，虽说在群里学到了一些知识，但终究还是知之甚少，心情也还是以痛苦和迷茫为主。涓涓目睹了那个有爱心的中学老师做的许多公益，觉得那是个可以信赖的人，她试着加了她的微信。

在其后的交往中，这位中学老师给了她很多的关心，鼓励她要去除悲观情绪，向阳而生。她还对涓涓说："别怕，你有什么问题或者遇到了难事，可以打我电话，和我说说。"

仿佛在极度的黑暗之中，心灰意懒之时抬头，忽然看见了前方的一丝光亮，涓涓想："老师当时的状况和我是一样的，如今能活得那么精神、那么阳光，我也一定能。"她从这位中学老师的身上，获取了希望和力量，也坚定了战胜病魔的信心。

她不自觉地哼起了《阳光总在风雨后》这首歌。从此，涓涓向着那束光走去，迷茫的眼神开始清澈起来。

从"自助"走向"助人"

在那些群里，除了如涓涓一般年龄的人，还有很多年轻人，他们的病情不轻，情绪也不好。因为这样的过程涓涓也经历过，所以她感同身受。

2019 年，她发现一位 31 岁的福建姑娘，一个人住在深圳的出租屋里，患病之后很无助，有些想不开。抑郁了？涓涓当时替她着急。为了防止她出意外，涓涓经常找她聊天，什么话都说尽了。有一次聊着聊着，涓涓急了，说了很重的话，叫她务必要去看精神科。

好在这位姑娘听进去了涓涓的话，真的去看了精神科。慢慢地，她的状态好起来了，人也精神多了。后来她在微信里对涓涓说："大姐，真的太谢谢你了。如果不是你的提醒，我到现在还不一定能走出来呢。"

从需要别人帮助，到帮助别人，涓涓在她在精神世界里来了一个华丽的转身。她的心情也在帮助他人中得到了真正的释放和快乐。细心莫过爱人，老公也说涓涓的心情比原来好多了。

也就在同一年，涓涓加入了伊俪公益志愿者组织。她很有心地把那些从"淋巴水肿群""随和群"里学来的知识收藏了下来，结合伊俪公益志愿者们整理的康复锦囊和她自己这几年的康复经验，建立了自己特有的资料库。无论是在原来的群里，还是在现在的浙大一院乳腺外科诸多患者群里，只要患友们有问题，只要群里一有人发问，涓涓只要看见了，都会第一时间耐心地一一回答。

伊俪姐妹们甚至有些疑惑：涓涓怎么一天到晚都在网上啊？她怎么知道得那么多啊？当然疑问之外是敬佩和赞赏。

涓涓却说，这是她们看到的她的闪光一面。其实，最初时她和很多患者的心情是一样的。生活中，她的许多小姐妹到现在还不知道她生过病了。即便是自己家的亲戚，也是在她治疗结束一年后才知道她生过病了。她说，那个时候真的很绝望，觉得这个世界好像已经不是她的了。

当被问及现在的心情时，涓涓总是一脸明媚："自从做了志愿者，我的心敞亮起来了。有好多事儿，在自己的家人面前都没法说的，在志愿者群里都可以畅所欲言。群里都是一样患难的姐妹，什么知心话都可以说。"

她笑了笑，说："其实说到底，我也没有做什么惊天动地的事儿，都是一些很平常的事情。我的初心只有一个，就是觉得自己这一路走过来不容易，希望能够用这一段痛苦的经历和康复的经验帮到姐妹们。"

涓涓是杭州萧山人，圆脸大眼，说话直爽，笑起来更爽朗。说话时，普通话里夹杂着许多大家熟悉的乡音。

采访结束后，她特意强调说："其实，很多时候，帮助了别人的同时也快乐了自己。真的！我当了志愿者后，真的觉得每天都很开心！"

怎样防止乳腺结节长大？

大部分的乳腺结节是良性的。如果有乳腺结节，建议定期复查。那怎么防止结节长大呢？

遗憾的是，目前尚无明确的药物或者手段可以预防结节的产生和变化。

当然，这不意味着我们就只能消极对待。有了结节，要保持良好的心态，规律作息，积极运动，同时避免吃一些含有雌激素的保健品或者药物等，尽可能减少这些因素对乳腺结节造成的不利影响。注意坚持定期复查，有变化的时候积极就医，及时处理。

第二章
走出黑暗

　　如果你也不幸罹患了癌症，千万不要对自己失去希望，要勇敢坚强地去面对。要知道，亲人是不会放弃你的。人生难免会遇见风雨，只要咬牙坚持，风雨之后定会艳阳高照。你也一定会像我妈妈那样，成为绽放在阳光下的那朵鲜艳的玫瑰。

——安安

给妈妈找最好的医生

浙江省瑞安县位于中国黄金海岸线中段，是江南的鱼米之乡，其西部山清水秀、中部水田阡陌、东部临江面海。因有白色的乌鸦栖息于县城，人们觉得这是个好兆头，于是就把县名改为瑞安，意为祥瑞与平安。安安就出生在那里。

印象中的妈妈总是忙

安安的妈妈叫潘小芳，是一个传统的中年妇女。在安安的记忆中，她一直都在忙。为了挣钱，她拼命工作；为了补贴家用，她四处奔波。所以，在安安眼里，妈妈总有干不完的活儿。她唯一的愿望就是安安——她为之骄傲的儿子，能够好好学习，将来找份好工作。

安安妈之前是一名理发师，在当地手艺不算最高超，但因为她善良，找她理发的人挺多的。理发是个没有规律的活儿，全凭顾客的兴致。有时候都快要打烊了，有顾客匆匆赶来："芳姐，不好意思，白天没时间来，赶紧给我剪个头，这头发长得都没法见人了。辛苦你了！"

安安妈从不拒绝，总是一口答应，还挺高兴的："哎呀，这么客气，我还要谢谢你们总是照顾我的生意呢。你看我家儿子在省城上大学，眼看就要毕业了，这婚房的钱我都还没凑齐呢！"

然后，她一边拉家常，一边开剪。就这样，一来二去，认识她的人都愿意去光顾她的理发店。

记得 2015 年的寒假，安安回到了瑞安。

"妈，我回来了！"

可屋里空空的，不见人影。直到夜深人静，安安才见到妈妈一身疲倦地踏进家门。她一见到儿子开心极了，翻箱倒柜地拿出好吃的摆到安安面前，似乎安安在外面挨了很久饿似的。她不停地问东问西，问身体状况，问学习情况，问伙伴关系，问钱够不够花，然后从箱子里翻出一本小本子，开心地算着为安安买婚房的积蓄。那时，安安才知道妈妈为了给他攒钱买房，从2013年开始又多接了一份卖熟食的工作。

看着妈妈疲倦的脸，知道她这几年里拼了命地工作，几乎没有好好休息过一天，安安心疼地说："妈，你不要那么辛苦了，你看你每天工作要接触染发剂，过量的化学品是有害的。现在又多干一份活儿，太累了。等我毕业了，我自己赚钱，自己买房。"妈妈轻轻地摸摸安安的头，笑着说："妈不累，反正在家也没事干。"

儿子是妈心头的宝，也是妈妈生活的原动力。彼时的安安妈根本没有听儿子的劝，依然过着打两份工的日子，从2013年一直干到2017年，直到病魔找上了她。

家遭遇"地震"了

2018年年初，安安妈在右乳发现一个小肿块，就去当地的卫生院做了个乳腺B超。乡镇医院的医疗水平有限，没有发现异常。于是安安妈放下了心，又开始每天辛勤地工作。

就这样又拖了大半年，肿块越来越大，安安妈这才去了大一点的医院看。医生还是说没啥大问题，但是可能要手术。当爸爸把这一消息告诉安安时，安安也有点慌。为了谨慎起见，家人们都劝说安安妈去温州的大医院做手术。

从瑞安到温州的医院，B超、钼靶、验血，安安妈做了各项检查。

医生说："从目前的诊断看，这个应该是乳腺癌。"

那一瞬间，全家人懵了，真不知道应该怎么办了，只是不停地打电话，边哭边求助，直到把电话打给了安安。

安安永远也不会忘记接到电话时的感觉，他说，家就像遭遇了地震一样，瞬间坍塌了。那几天，安安没有一个晚上是睡了好觉的，每晚都会做梦，梦里都是妈妈的病被搞错了，醒来之后却只有难过。

从小到大，都是妈妈为安安操心，而安安的任务就是专心致志地学习。现在，安安第一次要为学习之外的事分心了，他自己亲爱的妈妈——为他付出了一切、疼他爱他的妈妈。安安的心就像被撕裂了一般。

但是，在痛苦中沉浮的安安，知道这一切已成定局，而他和父母所能做的只有共同面对。

"妈妈，到杭州来吧！我给您找最好的医院，找最好的医生。"安安在电话里坚定地说。

做出一起抗癌的决定

那天是安安的大学毕业晚会。安安妈来到了杭州。晚会七点钟开场，安安只坐了半个小时，就急着和朝夕相处的同学们匆匆道别，心急火燎地赶去了浙大一院。

终于见到了亲爱的妈妈，这是他在妈妈病后第一次见到她。其实，安安知道，妈妈的性格是非常柔弱的，但那天她看到安安时，却装作泰然自若的样子。安安忍不住哭了，因为妈妈已经红肿的眼睛是没办法遮掩的。

那天晚上，一家人住在医院旁边那个小宾馆里，一夜无话，却又各自想着心事，只是不知道如何相互安慰。但每个人的心里，都做出了一起抗癌的决定。

手术很成功。在医院里，安安和父亲一起天天守着安安妈，那个4元一张租来的小躺椅，父子俩分上下半夜使用。安安妈的每一个翻身，每一声轻吟，都会牵动父子俩的心。

杭州的6月很热，但是在安安的记忆中，却从来没有过苦、累或者热。望着病房那灰白色的天花板，安安想"终于能让妈妈歇歇了，终于能为妈妈做些什么了！"。作为儿子，安安的内心反倒涌现出了一份幸福。虽然这样的幸福有点残酷，但一家人一起扛起来的坚强，让他在苦中品尝出了些许甜甜的味道。

安安妈化疗了4次，每次都吐得很厉害，浑身不舒服。父子俩形影不离一直细致地照顾着她，为她熬好喝的粥，为她清理呕吐物。躺椅上留下了父子俩一片片的汗渍，安安妈恢复得也越来越好了，心情也开朗起来，在她的脸上常常能看到欣慰的笑容。

痛苦的日子总是短暂的

痛苦的日子总是短暂的，风雨过后幸福会接踵而来。

安安妈出院了，回到了瑞安休养。安安也毕业了，除了日常的工作，还和朋友一起做了个工作室。安安的心愿只有一个，努力工作，赚很多钱，让妈妈过上幸福的生活。

因为心里装着这个美好的愿望，安安的工作总是做得最棒的，慢慢地也赚了不少钱。安安爸也比以前更加努力了。安安妈常在人前说，她再也不需要那么辛苦地工作了，她的儿子已经有能力替代她了。

安安知道，她说这话时，内心是很自豪很开心的。

现在，安安妈每天早上都会去公园里散步，在那里，她认识了不少新朋友，每天都过得很开心、很快乐。要知道，以前的她忙得连和儿子说句话的时间都没有，每天一回家就抓紧时间睡觉。如果一直按照之前的方式生活下去，就算不得癌，身体也会因为别的疾病逐渐衰弱。现在每天锻炼，安安妈的笑容也越来越多了，这何尝不是一种幸福呢？

安安说，他喜欢看见母亲笑，喜欢她现在的样子！

讲完了母亲的抗癌历程，安安想对大家说："如果你也不幸患了癌，千万不要对自己失去希望，要坚强地去面对。要知道，亲人是不会放弃你的。人生难免会遇见风雨，只要咬牙坚持，风雨之后定会艳阳高照。你也一定会像我妈妈那样，成为绽放在阳光下的那朵鲜艳的玫瑰。"

乳腺结节突然变多是怎么回事？

乳腺有一个结节时可能很多女性朋友还不在意，结节突然间增多就被吓坏了，这是什么情况呢？

其实只有少数人是单一结节，更常见的是多发结节。结节突然变多，有可能的确是新出现的结节，也有可能是之前就存在的，但当时 B 超医生觉得这个结节并不需重点观察追踪，所以没有在报告内详细体现。

因此，结节突然增多不必惊慌。你需要先结合既往的检查判断一下是否确定有所增多。如果真的是结节增多了，你应该去专科进行细致的影像学检查，对新出现的结节性质做一个慎重的判断。对于不能排除恶性的情况应积极进行穿刺或者手术，对于良性特征明显的结节仍可以进行定期复查。当然，此时我们可以缩短复查的间隔，比如每三个月一次。

男人的恸哭

汉语词典中的"痛哭"与"恸哭"读音完全相同，但是用法是有区别的。"痛哭"是伤心地哭泣，"恸哭"则是号啕大哭。而这个故事就从一个男人的恸哭开始说起。

电话里的号啕大哭

2014年5月的一天，傅桦亲密无间的闺蜜红藕正在逛街，忽然手机铃声响起，按下接听键后，对面立刻传来了一个男人的号啕大哭声，是傅桦的老公郭阳。

红藕无法想象平日里大家公认的坚毅的男子汉此刻会这样不顾一切地恸哭。肯定是发生了什么重大事情了！红藕焦急地劝慰："别着急，别着急，快告诉我，发生了什么事？"

郭阳仍然无法控制地抽泣着，稍稍平息后，郭阳带着哭腔说："傅桦得病了，我刚拿到报告单，是乳腺癌！"

红藕一听也懵了，前几天还和傅桦一起登雪窦山赏花，好好的怎么就得癌症了呢？但想想乳腺癌的治愈率很高，于是她宽慰他说："郭阳，别急，乳腺癌是很容易治愈的，抓紧治疗就行了。"

郭阳抽泣着说："傅桦的肿瘤发现得太晚了，肿块很大，一下子无法手术，要先用放化疗缩小肿块，再看是否能够手术，我都不敢和老婆说……"

红藕意识到病情的严重性，马上赶到浙大一院5号楼，与郭阳见面详谈。在那个花坛前，他的恸哭是如此让人心碎，以至于她也跟着一起哭了起来。事后当她跟傅桦说起她目睹郭阳恸哭的情景时，还是感慨万千。

曾经的奋斗带来了勇气

在浙江奉化家里的傅桦得知病情，特别是从红藕处得知老公为了自己号啕大哭后，反而变得异常的冷静。她从认识老公的那一天起，几十年来很少见过他流泪。为了自己的病情，老公如此恸哭让傅桦深深地感动，她相信这个恸哭表达的是真情、真爱——胜过千言万语。人生足矣。于是，傅桦强作轻松地说："大家都不要担心，谁都会得病。兵来将挡，水来土掩，有病就治，没什么大不了的。"

这一夜，傅桦思绪万千、辗转难眠。耳边仿佛始终回旋着老公号啕大哭的声音，久久不能入睡。她依偎在老公的身旁，回忆着和老公从相识到相爱，从相爱到成家，从成家到养育两个孩子成长的过程……

傅桦来自奉化市，郭阳来自浙江东阳市，一个成长在城市，一个来自农村，他们相遇在大学美丽的校园中，相恋于共同求学的时光里。由于城乡差异、相处两地、经济窘困等老观念，他们的爱起初未能得到父母的认可，但是他们还是冲破家庭的种种阻拦走到了一起。小两口在奉化租了一间没有卫生间的农民房，花了一千两百元钱添置了几件家具，去照相馆拍了张照片，没有婚礼、没有酒席，就算结婚了。

婚后的生活很拮据。大学毕业后，傅桦和郭阳成了中学老师，白天他们各自上班，下班后在一起摆地摊卖杂货。那时候每周还只有一天休息日，郭阳会在周六下班后搭乘长途汽车前往义乌小商品市场进货，周日夜幕降临时才扛着货物回到家。傅桦总会做好老公最爱吃的红烧带鱼等着他回家吃晚饭，回想起那时的情景，傅桦心里甜甜的。

一年后，他们可爱的女儿降生了，生活的压力更大了。为了小家庭的未来，郭阳立志要用创业来改变现实生活。一个偶然的机会，郭阳得到了一个承包某项工程的机会，于是夫妻俩带上了出生不久的女儿离开了学校，来到江山市的山沟沟里，踏上了当"包工头"的辛苦历程。像无数出门打工的创业者一样，郭阳披星戴月地忙碌在工地现场，傅桦也停薪留职帮着管钱，给老公和管理人员做饭洗衣。夫妻俩住在简陋的工棚里，一块木板搁在砖头上就是他们的床。他俩在附近的村落找了一个老婆婆帮忙照看幼小的女儿……这样艰苦的日子一晃就是十年。十年，女儿慢慢长大了；十年，财富慢慢积累了；十年，傅桦与郭阳更加相濡以沫了。

度过了最艰苦的时期，完成了家庭资产的原始积累，傅桦与郭阳遇到了国家的好政策、赶上了经济的好形势，他们携手并进一路向前——承包工程、经营食品销售、投资经营房地产、投资交通基础设施……实现了从艰苦创业、摆脱贫穷到拓展事业、创造财富的转变。如今的傅桦已是两个孩子的妈妈，生活条件十分优渥，过上了无忧无虑的幸福生活。

傅桦躺在床上，眼前就像过着一幕幕的电影，她暗暗对自己说："今天的生活真的来之不易，一路走来经历了多少艰难困苦，癌症吓不倒自己，我必须战胜疾病！"

黑暗后的爱的彩虹

男人的恸哭，给了傅桦战胜病魔的力量。面对疾病，傅桦与郭阳的感情变得更深了。

她的治疗开始了。首先要进行 8 次化疗，所需时间根据病人身体状况而定，大约需要几个月的时间；其次要根据肿瘤控制情况进行手术；再次要进行为时 5 周的放疗；最后还需要进行持续时间长达 5~10 年的内分泌治疗。

用"人间炼狱"来形容化疗，真的一点儿都不为过，傅桦经受的折磨是常人难以想象的。但是，傅桦没有掉过一滴眼泪，坚强地挺了过来。药物反应吃不下东西，她就强迫自己吃，吐了后继续吃；身体虚弱、面无血色，她坚持起床走路锻炼；秀发一撮撮地往下掉，她就干脆理个光头"落得个干净"。化疗造成免疫力下降，术后的伤口难以愈合，伤口坏死、缝合，再坏死、再缝合，周而复始她都记不清有几次了。伤口的愈合整整花了半年的时间。

闺蜜红藕看着原本很柔弱的傅桦变得如此坚强，不禁感叹地问："你真的是变了一个人，是什么让你能够承受住了这么大的痛苦？"

傅桦微笑地说："是郭阳给我的爱。我必须坚强，如果让老公发现我很痛苦，他会更加焦虑不安的。"

郭阳成了傅桦的专职陪医人员。化疗、手术、清创、复查、咨询，无数次在奉化、杭州 200 千米之间往返，郭阳每次都亲自陪同。他觉得这样可以让傅桦感受到关爱与温情。

郭阳成了傅桦的精神陪护。化疗后身体难受的时候，郭阳总会想办法分散傅桦的注意力，说一些有趣的事，讲一些对未来的打算，三天两头挽着傅桦的手，在林间或公园散步，逗傅桦开心。

郭阳成了傅桦的专职护士。清创治疗的半年内，郭阳每天要给傅桦清理消毒伤口、倒渗液。为让伤口尽快愈合，郭阳承担起需要傅桦身体弯曲幅度大的所有生活内容，穿衣服、系鞋带、擦身体……他全包干了。

郭阳成了傅桦的医学顾问。傅桦得病后，郭阳查阅了很多医学资料，联系医院、约请医生，还经常缠着医生了解病情、商讨治疗方案。

对病情的研究他比她用心得多。傅桦把所有的治疗方案甚至约化疗的时间，包括化验单上的各种数据，全然交托给了老公，自己当起了"甩手掌柜"。什么时候吃什么药、什么时候要做治疗、什么时候要复查，全不用傅桦操心，郭阳似乎成了乳腺癌治疗的"专家"。

郭阳成了傅桦生活的总规划师。为了使傅桦身体尽快恢复并保持愉悦心情，郭阳把奉化的老屋进行了重新设计装修，开辟了花园、菜园，建议傅桦种上月季、绣球、樱花、海棠；种上青菜、菠菜、土豆、大蒜……这样既分散了傅桦承受痛苦的心绪，也让傅桦吃上了放心菜。

傅桦治疗、手术、恢复这几年，郭阳放弃了很多工作机会，外地的工作都派公司的同事去，很多工作都安排在家里处理，尽可能多地陪伴在傅桦身边。

生病是不幸的，但是正是这场病见证了傅桦与郭阳的真情与真爱。生意场上的男人容易让人"不放心"。以往郭阳在外打拼，彼此聚少离多的日子里，傅桦也曾产生过怀疑与猜忌。而如今郭阳的恸哭、无微不至的关爱、无怨无悔的付出，让傅桦坚定地相信了爱情，开心地看到了真情。她觉得和爱人的彼此信任，从来没有像今天这样坚定过。

重生后的激情与希望

摆脱了死神，战胜了病魔，傅桦仿佛获得了重生，对未来的生活充满了激情与希望。

在鲜花盛开的季节去旅行、赏花，她背着相机几乎跑遍海内外；在瓜果成熟的时节去采摘、尝鲜，山山水水都留下了她的足迹；在阳光明媚的假日去聚会、喝茶，她和闺蜜、朋友的欢快笑声不断。

美好的生活必须体现社会的价值。傅桦深深感到自己的康复离不开医生和护士、离不开亲朋好友，身体的康复让她更加懂得感恩、更加理解珍惜当下、更加乐于助人。当傅桦志愿参与到民政部门设立的婚姻培训工作时，她觉得自己看到了生命中的另一片天地。她自费学习了黄维仁博士的"亲密之旅"课程、沈洁老师的"佳偶天成"课程以及义乌卫家婚姻工作室的"婚姻家庭调解师"课程等，获得了婚姻家庭咨询师资格。她开始热心社会公益事业，对新婚夫妇进行婚前谈话教育，以过来人的身份讲述正确的婚姻观、家庭观；对离婚夫妇进行引导劝返，以自己的生活经验帮助他们分析矛盾的成因、解读生活的内涵。至今，傅桦所在的团队已经给1000多对夫妇做了婚姻教育谈话。傅桦为社会公益做出的奉献，得到了宁波市民政局的认可和赞扬，与此同时，她也觉得自己的生活变得更加有意义了。

如今，傅桦退休了，红藕问傅桦："退休在家你不会感到无聊吗？"傅桦爽朗地答道："哪有啊！我总感觉时间不够用啦！安排全家生活、陪小外孙玩、跟老公通话、看书学习、种植花果、打理院子、理财，我有忙不完的事儿呢。更何况我还要定期参与公益活动，一有空还要和朋友喝茶、爬山、美容、看电影、唱卡拉OK……我现在的生活可充实啦！"

是啊！每个人的一生中都会遇到疾病、遇到困难、遇到挫折，不经历风雨怎么会有多彩人生？只要对生活充满激情，未来一定会精彩！

乳房摸到肿块是患了乳腺癌吗？

摸到乳房肿块，首先不要自己吓自己。别等病还没看，人心态就开始不好了，当然也不能完全不重视。门诊也偶尔遇到过这样的病人，对乳房肿块不闻不问，任其发展，等乳腺癌破溃甚至转移到肝脏、骨骼、肺部等其他部位时才来就诊，真的太令人惋惜了。

乳房摸到肿块，不等于乳腺癌，它也有可能是以下疾病：乳腺增生、乳腺炎性团块、乳腺纤维腺瘤、乳腺囊肿、乳腺导管内瘤等良性疾病。当然也有小概率是乳腺癌。发现乳房肿块后，及时去医院找专科医生进行确诊，才是最好的办法。

至暗时刻遇见的光亮

有的人一生顺遂，有的人命运多舛；有的人的人生大起大落，有的人总遭遇小病小灾。当人生路上出现至暗时刻时，你会如何在黑暗中寻找光明？

江楠说，2016 年的秋天，在那个最美的季节里，在自己最好的年华里，她的人生道路就不适时宜地因为癌症拐了一个弯，一度折向了黑暗。

特别的"蚊子包"

2016 年 9 月 4 日至 5 日，杭州人都兴高采烈。二十国集团会议要在杭州召开，所有的杭州人都放假了。

一向忙碌的江楠也计划着和爱人、女儿一起出发，去六朝古都南京玩玩。出发前的晚上，她发现自己的右乳上有一个突起的小包。

"咦！这是啥？"她摸了摸，不痛也不痒。

"蚊子包？哈！这蚊子还真会挑地方，咬了居然没感觉？"她自言

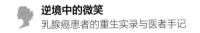

自语地嘀咕着。

仿佛冥冥之中有人在提醒她，旅游的那几天里，江楠每天晚上都会去关心一下这个"蚊子包"，看它还在不在。每次，她都发现这个包不红不肿，不大不小，还是老样子，依然在，一直在，既没有消失，也没有缩小。

她的心开始忐忑了。身体莫名地长了个不痛不痒的"蚊子包"，总感觉不太好。回到杭州后爱人说："你那么不放心，先去医院检查一下吧，省得老是心神不宁的。"

做了几项检查后，医生说："最好再做个穿刺。"江楠的心里有了一种不祥的预感。躺上手术台的那一刻，她的心是七上八下的。"良性？一定是良性的！一个小小的'蚊子包'，不会有事的。"她在心里安慰自己。

江楠是一个文静的江南女子，温和而热心，自认为个子不大内心却很强大，对自强自立的理解就是有啥事自己都能解决。

可这一次，她高估了自己。当四天后病理报告出来医生告诉她"乳腺癌，需要立即手术"时，她崩溃了。一走出医院，在马路上给爱人打电话，她就呜咽着说不出一句完整的话了。平时不爱哭的她，拿着手机语无伦次地告诉爱人检查结果，在匆匆过往的行人面前不顾个人形象地哭得稀里哗啦，声音大到所有的行人都带着疑问把目光投向了她。

母女俩的相互"欺骗"

江楠说，当她的人生拐向黑暗时，遇见的第一缕阳光就是在浙大一院工作的好姐妹霞给她推荐的乳腺外科专家。

可当医生说必须手术时，她还是将信将疑。她的回答令医生吃惊。

她说她不想手术，想用保守治疗法。她要尽量多活些时间，想多陪陪母亲、女儿及家人。

医生笑了："你做了手术治疗后，可以像正常人一样生活。但如果不手术，下次我不敢肯定还能不能给你手术了。"医生的话斩钉截铁，由不得她不信了。

现在的江楠每每想到那一刻，还会自嘲当时有多么无知。那个时候，如果真的坚持放弃手术，选择传统的保守治疗，她不敢想象现在会是个什么情况。

手术，化疗，放疗，内分泌治疗，江楠病得不轻，受苦受难的每个治疗环节，她都一步不落地承受着。可她眼前要过的第一道关，就是她日益牵挂的母亲。

老迈的母亲只有她一个女儿。尽管弟弟的经济条件比她好，也很孝顺，完全可以为母亲遮风挡雨。可毕竟女儿是妈妈的小棉袄，正处风烛残年的母亲，更需要女儿的贴心照料。平时几天不去探望就着急的母亲，要如何接受江楠患重病的事实？更何况江楠的父亲也是因为癌症去世的。

手术时她没跟母亲详细说明，只是轻描淡写地说要去做个小手术。手术后状态还可以，她就跟没事人一样依旧隔三岔五去探望母亲。本来她期待如果没有明显的反应，就这样一直瞒着母亲。但第一次化疗后，她开始掉头发了，没过几天，一头美丽的长波浪变成了参差不齐的秃头。她焦虑了，日夜考虑着要怎么对母亲说。她既不想让母亲太担心，又不得不将再难遮掩的现状告诉母亲。

终于，她鼓足了勇气，告诉母亲她病了，是乳腺癌，但她没有告诉母亲她得的是乳腺癌中比较凶险的那一种。她信誓旦旦地请妈妈放心，说她的病不是很重，现在医学发达，完全可以治愈。她甚至立下了誓言，说保证不会像爸爸那样提前离开。

她努力让自己很平静地说出那些话来，仔细观察着妈妈的反应。有那么一小会儿，她看见了母亲的眼泪在打转，可随即母亲的表情轻松了起来，露出了放心的笑。

直到几年后，在和母亲聊天时，她才知道，当时妈妈的心情和她是一样的，只是为了让女儿安心治疗，故意装出了相信的样子。失去了丈夫的母亲，又何尝不知道癌症的凶险？江楠说，她可以想象到，她亲爱的妈妈在一个人的时候流了很多泪。她眼前总有母亲一边流泪一边给她做爱吃的菜的情景。每次回忆这一段时，江楠的泪水便会断了线似的落下来。

全家"总动员"

都说家是温馨的港湾，可如果没有风浪，多数人都不会真正去留意港湾里那一盏闪着微光的灯。得病后，尤其是化疗中的江楠，真真切切地感受到了生命的脆弱。每次化疗后，她的病体都犹如十级大风中的小船，左晃右摆，翻江倒海，仿佛顷刻间就会颠覆了一般。有时晚上根本无法睡觉，她只得在客厅里踱步，把电视调到无声状态放着，以分散自己的注意力。那份难受无法用语言表达，整晚整晚的踱步又让人更加疲惫。

备受煎熬的同时，在黑暗中极度灰心的江楠又一次看见了光亮。她发现，全家人不知从何时起，都不自觉地把她捧在了手心里。

过去对家务事不屑一顾的爱人，主动承担起了全部的日常家务；过去时不时说话有点呛人的爱人，不知什么时候起变得柔声细语了。一句句宽慰的话从他的口中说出来，是如此的中听、如此的令人感动。

少不更事的女儿变得十分懂事了。什么可以吃、什么应该少吃、什么绝对不可以吃，成了她常常挂在嘴边对妈妈的千叮咛万嘱咐。仿佛一夜之间，她和她的宝贝女儿的位置来了个 180 度的大翻转。

年迈的公公更"宠"江楠了。一个快 80 岁的老人，经常步履蹒跚地往返于家和杭州临平区塘栖镇之间，只为了去买一些野生的泥鳅和黄鳝回来，为江楠补充"白血球"。江楠在整个化疗期间，这两样东西换着吃，基本就没断过。婆婆则再一次当起了贤内助，无微不至地嘘寒问暖。

还有弟弟、弟媳妇，也都经常来探望她，有空就会陪着她自驾出去转一转。江楠说，她在病中出去旅游的时间，反而比她健康时更多了一些。弟弟却说，他所做的这一切，都是为了了一个心愿，让姐姐散散心，保持良好的心情，尽快好起来。

第一位爱心分享者

冥冥之中，一切都是最好的安排，癌症也是。生病这件事让江楠改变了很多，她不再要求自己做到完美，不再给自己太多的压力，而是放慢脚步，享受着生活中的乐趣。

渐渐地，她的身体开始康复了。她开始思考走过至暗时刻，今后的人生该怎么走了。

2020 年年初，浙大一院乳腺外科在患者群里有人发了一个康复志愿者群的二维码，江楠忽然觉得有一束光正在召唤着她。从此，江楠成了这个群里忠实的观众和听众。每天在群里看别人聊天，而聊天的话题则让她觉得仿佛打开了一扇知识的窗，眼界和身心都一下子豁然开朗了。她被群里姐妹们的智慧和人格魅力所吸引，渐渐地从"潜水"到"浮出水面"，再到参与对话，她成了群里的活跃分子，一切都是自然的、愉悦的。

有一天，主持人吕娜对她说："江楠姐，我今天有事无法脱身，你能帮我代主持一下吗？"江楠想都没想就爽快地答应了。

那一晚，江楠按照吕娜的建议分享了自己得病和康复的过程。她本以为每一个进群的人都要从自我介绍和分享开始，却不知道，她开了一个好头，成了爱心分享的第一人。

从那以后，有140余位姐妹如她一般在群里做了爱心分享。而她成了吕娜的第一帮手，承担起了主持人收集和分享材料的工作。通知、分享材料、每晚"相约19点"的主持安排、爱心分享统计，都成了她乐意做的事。

现在，如果你要问浙大一院乳腺外科伊俪志愿者队伍里都有谁？姐妹们一定会提到江楠。如果你要问江楠，伊俪公益组织是干什么的，江楠一定会如数家珍地向你介绍，仿佛她就是这个组织的一个总管家。

她付出过。泪点很低的她，每次收集和整理姐妹们的爱心分享时，都会被深深地感动。每次活动，无论是线下访视、巧手编织、伊悦小跑、好声音歌唱、八段锦和悦读社团，还是线上线下的大型患者教育会，大家都一定能看到江楠兴奋和忙碌的身影。

她也有收获。群里那些优秀的姐妹都成了她的榜样，她和她们在一起快乐地学习，开心地玩耍，吸收着知识，也收获着进步。每当看到一个又一个如她当初一般惶恐不安、情绪低落的姐妹在志愿者的帮助下走出阴霾的时候，江楠和她的爱心姐妹就像看到了彩虹一样开心。

乳腺检查有哪些误区需要特别注意？

在日常的乳腺检查中，有三个误区要特别注意。

第一，钼靶检查会不会加重乳腺结节？不会。钼靶检查是乳腺疾病筛查和诊断的重要方法，对于判断钙化灶以及结节的性质是很有意义的。尽管钼靶确实有一定的放射性，但是不会加重乳腺结节的。

第二，乳腺检查项目越贵就越好？不是。B超几乎是所有检查项目中最便宜的，但它确实也是非常适合中国女性的，常规初诊检查乳腺加腋窝淋巴结B超就能提供较多有用信息。

第三，乳腺结节检查做得越勤越好？不是。有些人担心在复查期间结节的性质发生变化，恨不得一个月做一次B超。其实，乳腺结节，哪怕是恶性结节，生长也是需要时间的。频繁的B超不仅会消耗自己的精力，加重焦虑心态，也会给医疗机构增加负担。只要遵医嘱，定期3~6个月复查结节就可以了。

浓浓的亲情引领她走出黑暗

初冬的早晨静悄悄的。窗外，洁白的雾气升腾着，在半空中与寒冷的空气交融，凝结成一片纯色，宛若轻纱般地弥漫开来。室内，一身素雅得体的文丽站在梳妆镜前端详着自己，脸上露出了开心的笑容。

这是冬天里一个很普通的日子。可对于文丽来说，却是一个十分特别又温暖的日子。这天，是她大哥的生日，也是她大病初愈后第一次外出赴宴。

家中幸福的老幺

某饭店的包厢里，其乐融融的一家人举起了酒杯，共同为大哥唱起了生日快乐歌，文丽的声音特别清亮。当所有的亲朋好友都为大哥庆生送上礼物和祝福后，大哥含着眼泪站了起来，十分动情地走向文丽，缓缓地说："我只希望我的小妹能陪着我一直到老。"文丽望着眼前的大哥，又把目光转向齐声附和的众亲人，双眼瞬间模糊了。是啊，大哥这看似平常的一句话，不就是所有亲人对文丽的一种祝福吗？

文丽是家中的老么，父亲51岁时才有了她，彼时家中已有4个哥哥。女孩多的家庭里盼男孩，男孩多的家庭里终于有了一个天真可爱的小女孩，父母自是喜不自胜，而哥哥们更是百般呵护、万般疼爱。文丽就是在这样一个家庭里长大，即便是在物质贫乏的年代，有父母兄长们的呵护，她的生活也是富足的、快乐的。所以，可以说文丽从小到大一直生活在蜜罐里，之后她所有的一切也都是顺风顺水的，直到有一天这平静被彻底打破。

2015年6月，文丽的一个闺蜜被查出了乳腺癌。文丽的心为闺蜜悬着。与此同时，她也开始关注起自己的乳房来了，抽空也去检查了一下。不查不知道，一查还真查出病来了，文丽自己也有一个结节。

医生嘱咐隔6个月再来复查。6个月正好是年底了，也是文丽所从事的财务管理工作最繁忙的阶段，因此当时的文丽并没有及时去医院。

2016年2月，文丽一家受爱人的三哥邀请，去浙江桐庐过年。初二那个晚上，难得的假期让文丽夫妻俩心情特别的放松，晚上和亲人们也聊得很欢。也就在那一天晚上，文丽摸到了自己左乳上有个像一元硬币大小的结节，有点硬还不会动，心立刻开始紧张起来。当时爱人安慰文丽说，不会有事的，等假期结束后去医院检查一下。

节后文丽怀着忐忑不安的心情去医院做了B超，结果正如她担心的一样，甚至更加严重。医生说她必须立刻手术，并且要接受8次化疗、25次放疗、一年的靶向治疗和十年的内分泌治疗。

文丽第一次感受到病魔是如此的强大，而自己是那么的脆弱。当她把自己患病的消息告诉亲人时，爱人、孩子还有哥哥嫂嫂们都急坏了。

众星捧月般的呵护

接下来的日子可以想象，15 个月的治疗过程无比漫长，也无比艰难。可那些日子让今天的文丽回忆起来，又是如此的温馨。

每次住院，文丽的大哥都会承担起做早餐、送早餐的任务，早餐几乎每天不重样。每天中午，爱人的小嫂子总是在家里精心制作好午饭，然后送过来，擦身、换衣服也一手包揽了。每天晚上，她的爱人都会按照文丽的口味，从食堂小灶捎来晚餐。爱人的小哥哥负责文丽的每次配药，接送陪同文丽的每一次复查。文丽的小哥哥则负责接待各方来慰问的亲朋好友。那些住院的日子里，几个哥哥嫂子每天都会来病房陪伴左右，惹得同室的病友们纷纷投来羡慕的眼光。文丽觉得，那些日子她享受了超高待遇。

文丽感恩自己的家人。他们不离不弃，忙前忙后，支撑起了文丽羸弱的身体，也成了文丽安全而温暖的靠山。

术后康复的日日夜夜里，面对亲人们不辞辛劳的呵护，面对医护人员无怨无悔的付出，文丽一次次问自己：人活着最大的意义是什么？是财富？是名誉？是地位？其实都不是。走过漫长的人生，经历了繁华荣耀，文丽知道了，人在忙碌的时候，更应该停下来，等一等自己的灵魂，听一听自己的心声。经过劫难的文丽觉得，人要为自己活着，也要为爱她和她所爱的人活着，甚至要为那些救死扶伤心甘情愿付出的人活着。所以，在人生关键时刻，那些被奉为人生最有价值的东西，都成了过眼浮云。真正有用的是那些可能被人忽视的东西：家人的陪伴、亲情的支撑、友谊的体现，甚至医护人员的奉献。爱和被爱，才是人生所有的意义。

爱人搭建的"伊甸园"

文丽说，她在杭州和桐庐都有家，两个家都很美。需要投医问药了，文丽就住在杭州的家，平时文丽和爱人几乎都住在桐庐的家。

为了让文丽更好地休养，文丽的爱人特意精心装修了 10 多年前在桐庐县城买的房子。那里依山傍水，空气清新，还有一个超大的露台。

文丽的爱人在露台上为她打造出一方小天地。那里的春夏常开着花，那里的四季常种着菜。文丽会在每个早晨走近它，去欣赏花朵上的露珠，去领略绿叶上的变化，也会在每个傍晚走近它，去观赏天边的夕阳斜照进来将金色的叶片拉长了的影子，去感受那些被叫作植物的小生命的律动和跳跃。譬如西红柿早上还是绿色的，晚上向着阳光的一面已经变成粉红色了，那些植物分分秒秒都在生长和变化，展示出生命是如此奇妙。

病后的文丽在爱人为她打造的"伊甸园"里，心很静，也很享受。她每天打理着这些花花草草们，就像在照顾着大难之后重生的自己。在文丽看来，她打理花草不完全是为了让其开花结果，也不完全是为了把玩欣赏，这是一种别样的心情。她说，种花种菜其实更像是在种自己，享受着，惬意着，也自在着，从中体悟的是烟火生活和豁达人生。而她的生命，也如同这种子，种下去了，就播下了希望；小苗出来了，就得到了快慰；观察它的生长，得到的是欣喜；收获的时候，得到的更是满足和欢乐。

的确，在花草旁流连，在果蔬间穿梭，她的心放宽了，也从容了，不再惧怕未知的黑暗，生命里也多了几分"采菊东篱下，悠然见南山"的禅意。

浓浓的亲情指引着她走出了黑暗。9年过去了，如今的文丽如同她的名字一样，文静，美丽，健康着，也快乐着。她静静地享受着重生的喜悦，也力所能及地奉献着自己的爱心。康复期间，她调整了自己的方向，再次出发，参加了伊俪公益志愿者。从此，文丽的人生又多了几个第一次：第一次组建社团，成为伊俪好声音社团的掌门人；第一次线上答疑放化疗姐妹们的各种问题，成了医生的好帮手；第一次走进病房，心贴心宽慰姐妹，为她们打气鼓劲；第一次在患者教育会上上台表演，展示自己的活力；第一次编织代表爱心的粉红丝带，作为传递信心和力量的信托；第一次总结了病后的6条经验，供姐妹们参考；第一次学习朗诵当主播，提高了自己的普通话水平；第一次光荣地评上浙大一院先进志愿者，上了光荣榜。她说，如今她最大的愿望，就是："微光吸引微光，微光照亮微光。我们互相找到，一起发光，这样才能把阴霾照亮。"

她说，虽然前方的道路还会有曲折，但她相信自己一定能够冲破黑暗，在爱的支撑下坚定地走下去！

有什么检查可以知道自己以后会不会患乳腺癌？

目前没有任何检查可以完全预知是否会得乳腺癌。遗传基因检测是目前最准的检测，比如检测出 BRCA1、BRCA2、PALB2 等基因突变，提示患乳腺癌的可能性较高，但并不能确定发病与否和发病的时间。至于全身的 PET（正电子发射型计算机断层成像）/CT 检查，是目前最有效的全身肿瘤筛查工具，也只能提示在检查那一刻全身是否有肿瘤出现，且不能百分百显示。所以，我们能做的就是积极预防，坚持健康饮食，保持良好心态、规律作息习惯，适当进行体育锻炼，降低患乳腺癌的可能；同时注意定期参加乳腺癌筛查，一旦发现肿瘤，尽可能做到早诊早治。

重新找回来的自信和美丽

杭州钱江新城宽敞明亮的高级宾馆大会议室里，浙大一院乳腺外科第 36 届伊俪沙龙患者教育会即将开始。着装得体、端庄大方的盈盈，迈着优雅的步子，带着自信的微笑上场了。

"尊敬的医生护士们，亲爱的患者姐妹们，大家上午好！"

她那甜美的声音，立刻抓住了整个会场里百十号人的心。

盈盈是这次患者教育会的主持人，也是一名康复志愿者。

她的故事得从那一年的腊月说起。

恶性肿瘤——猝不及防的通知

盈盈一直有双乳多发性结节，除了每年单位提供的体检，她都会额外加上一次 B 超检查。每次检查报告出来后，她只是自己对比一下上次的检查结果，从没有返回去找权威专家看过。因为她觉得，如今有乳腺结节的人很多，自己还那么年轻，不会有大问题的。至于别人口中说到的癌症，更是离自己太遥远、太遥远了。

2019 年，盈盈右手肩膀处酸痛，试了很多方法都没有好转，心中不免隐隐不安。12 月底她去医院做了乳腺 B 超，医生说有一个良性结节，建议切除。

盈盈想都没想，就同意了。入院，术前检查，手术签字，一切都按部就班。离手术只有两个小时了，医生突然说结节是恶性的，乳房要全切。

"啊？"盈盈不敢相信自己的耳朵，这猝不及防的"通知"，如同炸雷一般投进了盈盈的心里。"怎么会这样啊？"她僵在了那里，脑子里一团乱麻。

"我怎么办？"盈盈满脑子都是问号，却没时间多考虑了。她只是抱着赌一把的心态，一再要求医生保乳、保乳。

手术结束，结果是：右乳两个病灶，一个是浸润性乳腺癌Ⅱ级，一个是导管性原位癌。

拿着病理报告，盈盈无法相信这是真的，脑海里闪现的第一个念头就是："我的孩子怎么办？我还能陪他几年？我怎么就这么倒霉啊？！"

那段时间的盈盈每天晚上睡觉都会哭醒，醒来又一阵窃喜：原来是做梦啊！可在黑暗中稍稍清醒一点后，她的脑子里又不由自主地充满无边的想象："我的未来在哪里啊？"

请相信我——医生坚定的眼神

在第一次手术养伤的半个月里，盈盈终于有时间思考了。她和丈夫一致决定，去省城最有名望的医院做第二次手术。

她找到了浙大一院乳腺外科主任。主任给出的方案是：右乳全切，一期假体重建。

右乳全切，没有疑义，当地医院也这么说。假体重建？盈盈听说过，但真的要轮到自己了，不免有诸多的担心。担心安放了假体会不会对病体康复有影响，担心重建后的生活是否方便，更担心会不会有一些后遗症。此时的盈盈内心矛盾极了，又一次僵在了那里，漂亮的面孔被蒙上了一层犹豫不决的为难表情。

盈盈记得当时主任看着她，对她说了这样一段话："我也是女人，明白女人的心。现在生病了，你首先想到的是保命。当你的命保住了，你又会想要找回你原来的自信和美丽了。请相信我，你重建后不会后悔的。"

盈盈说，直到现在，她每每想起当时的情景，想起那天主任温柔又坚定的眼神，自己还会泪目。她说，这一句简短的"请相信我！"带给病人的是生的希望，是活下去的信心。

2020 年 1 月 22 日，盈盈在医院做了第二次手术。

两天后，当大家都沉浸在举家团圆、欢度春节的喜庆气氛中时，医院的病房里是空空荡荡的。而她和她的丈夫，就是在一个六人间只剩下她夫妻二人的病房里，用两张方凳拼成了一个简易的小饭桌，摆上了由几个外卖员送来的"年夜饭"和丈夫精心搭配的五颜六色的水果拼盘。当电视机里时不时传来悦耳的歌声时，夫妻俩微笑着看着对方举起了杯子："新年快乐！"

那时候，盈盈脸上的表情是舒展的，也是安心的。

雪中送炭——足不出户的专家门诊

2020 年注定是非同寻常的一年。武汉告急，病起急促；疫情蔓延，全面吃紧。手术后才几天的盈盈只能赶在封城前回到自己的家乡。

伤口恢复会有什么问题？后期化疗怎么办？什么叫内分泌治疗？为什么要 5 到 10 年？盈盈被疫情困在了家乡，所有的疑问都无法再去杭州问了。

她又一次陷入了困境。

正当盈盈一筹莫展之时，浙大一院乳腺外科在网上开始义诊了。听到这个消息，盈盈着实开心了半天。真是大爱啊！仿佛雪中送炭，她可以足不出户就能咨询到专家了，也可以和医生们一直保持联系了。更让盈盈感动的是，只要治疗群里有病友提出相关的问题，无论多晚，主任和她团队的医生们都是有问必答的。仿佛灰灰的充满阴霾的日子里，慢慢出现了穿透云层的光，盈盈的后顾之忧烟消云散了。

一次又一次，盈盈在网络里得到省城医生的悉心指导后，"胸有成竹""信心满满"地去当地医院治疗。盈盈说，她算幸运的，整个化疗过程，没有太大反应，只是在第二个疗程后才开始脱发。而此时的盈盈早已过了彷徨期，适应了病情也正视了现实。她干脆早早地就剃去了头发。丈夫本以为她会哭，可她却一直笑呵呵地不停地自拍，留下了许多"光头美人照"。

别样天地——生活依旧美好

就在盈盈作为新患者频繁进出医院治疗的那段时间，医院在网上召开了一次患者教育会。远程在线看完整个活动，盈盈的内心激动不已，就像被打了一剂强心针，连着好几天都无法平静。一群乳腺癌术后正在康复的姐妹，没有抱怨，没有沮丧，甚至比健康的人更阳光、更有活力。伊俪巧手，伊俪摄影，伊俪悦跑，伊俪好声音……她们各取所长，带领患病姐妹做手工，玩摄影，锻炼身体，学乐理知识，在淡忘病痛中让生活变得丰富多彩了。

盈盈当即义无反顾地加入伊俪志愿者队伍。盈盈身在外地，虽然无法如姐妹们一般加入伊俪访视群，切实地去为新患者做点什么，但她觉得加入志愿者群体，总有机会能发挥她自己的作用的。

非常幸运的是，伊俪悦读社团成立了。她第一个报名参加，从此开启了生活崭新的篇章——诵读。

盈盈从小就喜欢朗诵，但一直没有系统地学习过。在伊俪悦读社团里她遇到了良师益友，和一群同样喜欢诵读的姐妹们一起，每天"数枣"练气息，经常读文纠音准。她还买了专业话筒，跟着老师一起学习了录音配乐软件。现在的盈盈已是好几个公众号的有声主播，朗读的美文和正式播音员几乎一样了，甚至还参与了有声小说的录制，日子过得平静又充实。

盈盈说："现在的我常常忘了自己是个乳腺癌患者。有时也会想，还好自己多做了几次检查才及时发现了病情，如果再晚半年可能就是晚期了；还好第二次手术遇到了医术高超又有爱的好医生；还好听从了主任的建议做了重建；还好认识了这么一群优秀又阳光的姐妹……"

当浙大一院乳腺外科准备把乳腺癌康复志愿者的故事整理出来，用于鼓励后来的患者战胜病魔、重树信心的时候，盈盈的才能终于得到了充分的发挥。她成了"粉红丝带圈"公众号的音频制作负责人。她播出的伊俪故事，音量适宜，声音柔美，起伏得当。那些她娓娓道来的故事，得到了许多患者和听众朋友的一致称赞。

盈盈说，她终于找回了原先的自信，她要美美地做一回最好的自己。

肿瘤标志物升高是不是就是得了癌症？

发现肿瘤标志物升高，很多人的心态就崩了，认为自己得了癌症，实际上并不是这样。

所有细胞的生长都是需要新陈代谢的，正常细胞生长得比较慢，所以代谢得也少。癌细胞的生长相对迅速，"吃得多，排得多"，所以肿瘤细胞相关代谢物也就比较多。这些代谢产物就是肿瘤标志物。

那么肿瘤标志物的升高，是不是就意味着癌症呢？不一定。有些炎症以及良性肿瘤也可能会导致肿瘤标志物的升高，甚至饮食、标本保存不当等因素也可能导致一些肿瘤标志物检测结果异常。此外，其他一些生物学因素对肿瘤标志物也有影响，比如部分妇女在月经期 CA125 和 CA199 可能会升高。不过肿瘤标志物高了，是必须要高度警惕的，搞清楚真正的原因最重要。

那么，肿瘤标志物正常是不是能排除肿瘤？也不是的。如果肿瘤还比较小的时候，它的代谢产物会比较少，也是可能检测不到的。有些肿瘤包括乳腺癌没有特别相关的肿瘤标志物，即便肿瘤已经比较大了，肿瘤标志物却还是正常的。所以体检查肿瘤标志物只是一个重要的参考因素，其结果必须要结合其他检查，由专业的医生来综合判断。

那一握，给了她信心

人生没有回头路。但有的人，有的事，却可以在记忆中反复重现，永远鲜活。霖英说，她出生在一个没有地震、没有水灾、没有山洪，只有猕猴桃、非常适合居住的小县城——江山。

她过着平淡却又自得其乐的生活，平时不搓麻将，不玩扑克，一有时间就喜欢"拈花惹草";不吃宵夜,不吃路边小吃,生活非常有规律。用她自己的话说:"我就像一只蜗牛,以为背着房子在自己生活的半径里慢慢地转着,就是幸福和快乐。"可猝不及防间,她的蜗牛壳被敲碎了,生活呈现出了一片灰白色。

我能握住你的手吗?

灰白的墙,灰白的地板,一切看起来干净得令人肃然生畏。

她木木地在手术准备室里坐着,环顾四周。活了四十几年,第一次见到这样的场面。她的大脑木然而机械地接受着护士的指令,抬胳膊,握拳,松开,戴上帽子,穿上鞋套。

"12号,吴霖英。"她下意识地应答:"是我。"护士微笑着对她说:"别紧张,走吧,我带你去手术室。"吴霖英很听话地站了起来。长长的走道,有一扇扇的门。两边手术室门口的号码牌在她眼前闪现,又消失在了身后。

"这每扇门的背后,是不是都有一个鲜活的生命在接受救治?"霖英跟着护士走过一个又一个手术室的时候,在心里默默地想着。

终于走进了5号手术室,护士让她躺在一张手术台上。瞬间,身边的一切变成一盏盏悬浮在她眼前的无影灯——输液管、人脸、又一张人脸。吴霖英开始觉得脑子发蒙,神情也越来越紧张。终于,她的眼前出现了那张熟悉的脸——主任的笑脸。

吴霖英这辈子没怎么生过病,也很少上医院。没想到这次摊上了大病——乳腺癌。来到省城的大医院,她更加害怕了。在她的印象中,医生都是很严肃的,也不太好亲近。第一次走进诊室,第一眼看到主任时,吴霖英有点不习惯,因为这个医生笑起来很好看,说话也是柔柔的,多问问题，她也不会不耐烦，总是解释得很清楚。

吴霖英看着无影灯下的主任，她忽然觉得有了依靠似地冲口而出："主任，我好害怕，我可以抓着你的手吗？"主任笑了，还是那么好看："当然可以啊，来！"说着，主任把一只胳膊递了过去。吴霖英像溺水的人抓住救命稻草一样，一下子紧紧抓住了主任的手腕。

攥着，就这样攥着，她感受到那条胳膊在回应她，似乎在说："不怕的，啊，不怕的，一切都会好起来的！"

透明的液体一滴一滴流入她的体内，她的眼睛眨了几下，头开始越来越大，越来越空，一股浓浓的睡意袭来，只一瞬间，人就安静地睡过去了。整台手术中，她的嘴角一直挂着笑。

睫毛上下扇动了几下，霖英微微睁开了双眼，又一次看见了白色的天花板。她再用力地眨了几下眼，双手下意识地攥了一下，感觉是空的。她猛地转头环顾四周，主任的笑脸又出现在了她的眼前："感觉怎么样？"吴霖英不假思索地伸出手抓住了主任的手腕，开心地说："不怕了，不怕了，手术前你让我这么抓着你的胳膊，我真的一点都不怕了。"

来自邻床的饭盒

化疗如"猛虎"。在霖英有限的对疾病的认知中，化疗是很可怕的。此刻，她静静地躺在病床上，看着药水以缓慢的速度流进她的血管中。一片静寂之中，霖英默默地抬眼看着这透明的滴液管子，一切似乎和平时挂的盐水没有什么两样，除了那药水袋的外面被黑色塑料袋一层层地扎紧了。

"原来这就是化疗啊。"霖英轻轻地嘟囔了一声。"化疗"这个词在没有见识它之前，她觉得很神秘，真是没有想到原来就和感冒挂盐水一样简单。

"这是你的第一次化疗吧？"病房里的一个病友说。吴霖英看了一眼对面床的病友。那位病友虚弱地说完这句话，立刻又躺了回去。不一会儿，她起身呕吐了起来。陪护她的丈夫生疏地捧着塑料袋，手忙脚乱地接着。病房里弥漫着呕吐物的酸臭味，霖英默默地看着对面床位发生的事，恐惧在她心里开始升腾。尤其是看着那个黑色的塑料膜，她的心里有点发毛，不由得想起了手术中她拉过的主任的手。此刻，她多么希望还能握一握啊！

幸好，她的第一次化疗并没有产生太大的不良反应。

23天后，吴霖英开始了第二次化疗。她走进病房，这是一个六人间，每个床上都躺着病人。护士熟练地上药，透明的药水再一次开始慢慢地滴进她的血管。还没等和病友们聊天，她就开始大口大口地呕吐了起来。丈夫给她端来了为她准备的饭菜，可是她一口都吃不下。化疗巨大的反应彻底把她打垮了。

最可怕的是第四次化疗，她没有想到自己的反应会那么大——不停地吐，直到吐出了血。喝白开水吐，闻到菜味吐，吃点儿东西吐，肚子饿了还是吐，那一天，她觉得整个天地都在自己昏天黑地的呕吐中翻转着。

那天丈夫为她准备的饭菜，被她吐的吐、倒的倒。吃又吃不下，饿又真是饿，进退两难中，隔壁床的病友递过来一个饭盒，丈夫为她打开，是一碗热气腾腾的蛋羹。那位病友说："我看你吐得这么厉害，就和家里人说多带一份蛋羹。这是鸭蛋做的。我每次化疗吃其他的都不舒服，吃这个最好了。你试试？"

一时间，痛苦和感动一起袭来，霖英的眼泪再也忍不住了，刷地涌了出来。素昧平生的病友，在她最虚弱的时候送上了一碗热气腾腾的鸭蛋羹，这份温暖犹如当初主任的一只胳膊，足以让她感受到人世间的真情。

伸出温暖的手

时间一年一年地过去，她的身体在慢慢康复，心灵也开始得到修复。一次又一次的复查，每次来杭州，她都会亲热地握一下主任的手。她觉得自己能从那只手里获取温度和力量，特别在她心绪不宁、意志薄弱的时候。每次握完手，她都会觉得内心平添了几份安宁。

《西游记》中写道："瓶中甘露常遍洒，手内杨枝不计秋。千处祈求千处应，苦海常作渡人舟。"霖英说："主任就是那个'千处祈求千处应'的人。治疗期间，我半夜有问题给她发微信，她会在5点左右就回应我。白天发微信给她，她夜里12点左右也会回我。她对于我，就像是神一样的存在。"

随着身体的复原，霖英的内心有一个愿望也越来越强烈了。霖英希望把自己得到的爱和获取的力量，通过自己传递给更多的人。她加入了社区的阳光志愿者服务中心。每次群里有活动，大家总能看到她在其中忙碌的身影，大家都说她是一个正能量满满的人。

一次，她所在的社区要进行人口普查工作，因为人户分离、外来务工人员也较多，普查任务十分繁重。霖英看到招募普查员的通知后，二话没说就报了名。

普查中，虽然大部分住户都积极配合，但也有一些住户存在抵触心理。这给普查工作带来了意想不到的困难，有些普查员因此在工作群里发牢骚。但霖英并不气馁，她说人口普查不仅需要耐心，还需要有更多的沟通技巧和良好的心理素质。她不仅自己保持积极阳光的心态，一而再，再而三地用微笑和耐心感动住户，顺利开展工作，还时常在普查微信群里分享自己的心得与经验，分享正能量的鼓励语，为普查员们加油打气。因为她的分享和鼓励，普查群里一扫低落的士气，大家重拾了做好普查工作的信心。最终，她的工作得到了社区的认可，她的事迹被刊登在社区的微信公众号里。

她在微信群里写下了这样的感悟："生活就是一场修行，每天面对形形色色的人，我们必须学会——放下。对于热情的住户，面对'请吃水果'的盛情，我们谢过，微笑着离开；对于不乐意配合的住户，耐心解释，普查完了多说一声'打扰了，谢谢'，然后抛弃所有的不快，还是微笑着离开。"

当然，这些年，她笑得最开心的时刻，还是和自己结对的孩子们在一起的时刻。当年得知自己病重后哭得稀里哗啦，不断想着要捐献器官的霖英，如今说起自己关心的那些父母常年外出打工、一直生活在穷山沟沟里的留守儿童们时，有说不完的话。阳光志愿者服务中心的工作人员，记录下了那些阳光妈妈们去山里探访的开心一刻。如果不解释，谁看了霖英那张照片，都会觉得紧紧地搂在一起、笑得那么开心的两个人，一定是一对久别重逢的母子。

是啊，心中有爱，脸上有微笑，生活便因此多了一份笃定。吴霖英康复后的生活越来越有生机了。从当初胆怯地提出握一下主任的手，到如今能伸出双手让别人握，吴霖英在战胜疾病中历练了自己，也用行动诠释了人世间的大爱，活出了一个不一样的自己。

低回声和无回声结节该怎么区分？

在乳腺超声报告上，我们经常会看到"低回声"或"无回声"

结节的描述，这是根据超声下的灰阶表现来判定的。在超声的黑白图像上，结节的回声越低，呈现的图像越黑。

无回声结节往往是囊肿，内容物为液体，并不是真正的肿瘤，一般不需特别处理。

低回声结节可以是实质性肿块、炎症性团块、增生组织、囊实性混合肿块等，其性质较无回声结节具有更多的可能性。因此，超声医生会根据超声特征做出良恶性风险的分级评分。这类结节需要乳腺专科进一步评估。

“老漂族”的勇气

2015 年的母亲节，对于瑞雪飞来说，注定是个跟往年不一样的节日。女儿、女婿特意订了环境优美的高档酒店为她庆祝节日，可一家人却怎么也快乐不起来。因为瑞雪飞刚刚被确诊为乳腺癌，马上就要手术了。

“妈妈，祝您母亲节快乐！您一定不会有事的！”女儿哽咽着说。看着女儿又着急又内疚的样子，瑞雪飞心里复杂极了，她喃喃地说："妈没事，妈没事！"

全力以赴迎接新生活的曙光

第二天，瑞雪飞的心比刚确诊时平静多了。此刻，她坐在病床上，对自己说："为了爱我的人和我爱的人，我一定要好好配合医生治疗。

我不能让家人难过。"

手术的前夜总是特别长的，她告诉自己要早点休息，却怎么也睡不着，这些年的经历和发病前后的情景，一直在她的脑海里萦绕。

瑞雪飞是哈尔滨人，1998年45岁时就退休了。不用上班了，人轻松了，生活终于简单了，可在满足的同时，她的心却也时不时地牵挂着远在杭州的女儿和外孙。

中国人向来重视家庭，总希望一家人团团圆圆地在一起。2012年，在女儿的再三邀请下，瑞雪飞跟许多中国老人一样，加入了"老漂"一族来到了杭州，帮助女儿操持家务、照顾孩子。

毕竟长期生活在北方，刚到南方时，瑞雪飞很不适应。语言不通，饮食、气候等方面，南北差异都很大，老伴、朋友都不在身边，一种隐隐的惆怅、孤独，常常萦绕着瑞雪飞，让她不知所措。特别是孩子们上班、上学去了，她的内心就空虚了许多，常常会在公园里呆坐。心，无处安放。在哈尔滨生活了大半辈子的她，要适应杭州的新环境真是一种挑战。

她开始学做南方菜。在菜场买菜的时候向卖菜人请教做法，因为听不太懂南方话，她就用本子记下来再向人求证是否正确，自己跟着"小红书""下厨房"等App反复操练。渐渐地，女婿、外孙都说她的菜做得好吃，她自己也挺有成就感的。"老漂"的日子虽然辛苦，但在含饴弄孙中享受着天伦之乐，瑞雪飞觉得一切都是值得的。

时间在幸福的忙碌中流淌。正当瑞雪飞开始慢慢适应杭州的生活时，一场悄然而至的疾病打破了她平静的生活。2015年4月下旬的一天，瑞雪飞在沐浴时发现右乳有浅咖啡色溢液，当时心里就有了一种不祥的预兆。

她把这事儿跟女儿说了，女儿很敏感，说必须马上就医。当天晚上，女儿就在网上挂了浙大一院乳腺外科的专家号。经验丰富的主任根据核磁影像资料，果断地告知瑞雪飞需要手术治疗。

一切都来得太突然，瑞雪飞的医保在老家哈尔滨，办异地医保^①也需要时间。在杭州做手术？还是回哈尔滨做手术？心如乱麻的瑞雪飞无法正常思考。关键时刻，女儿坚决地说："我们先自费在这里尽快手术。"

第二次勇敢面对生命的挑战

第二天要手术了，瑞雪飞的心有点紧张。她想起了 2013 年好友乳腺癌手术的前一天，她从千里之外打电话，想安慰好友一下。结果电话接通后，好友正在美容院，说明天要以最佳的精神面貌上手术台。瑞雪飞准备好的一箩筐安慰的话，在好友的笑谈中竟然一句都没用上。

她想着好友当时的心态，然后对自己说，放松、放松，要向好友学习。

由于发现得早，手术也很及时，瑞雪飞的导管内乳头状癌，根本不需要后续治疗。这让瑞雪飞松了口气，她感恩医护人员和亲人的悉心照顾。与此同时，她的生活又恢复如常。

但好景不长，就在瑞雪飞为了方便异地就医，办好了杭州市民卡、医保卡，成了新杭州市民不久，她的身体再一次出现了状况。

距上次确诊乳腺癌一年半之后，经病理活检她被确诊为宫颈癌。2016 年 12 月 31 日瑞雪飞做了子宫、卵巢及附件全切手术。当人们都在庆祝新年到来的时候，瑞雪飞却在病床上跨年。

那是一个不眠之夜，瑞雪飞本以为自己会大哭一场，可她却没有一滴眼泪。历经两次劫难，她反而变得释然了，原来的紧张恐惧变成了坦

---

① 下载国家医保服务平台 App，可在线办理，即时生效。——编者注

然面对。她对自己说，这只是生命旅途中的一次警示，只是做了一次平常的小手术。

瑞雪飞想，这一次"癌症"化疗、放疗肯定是逃不过了。她已经做好了面对一切的思想准备。命运之神在给了她重重的"两击"后，给了她一颗"甜枣"。不幸中的万幸是，这一次她还是早期，也不需要化疗、放疗。这是她听到的最好的消息。

两次邂逅癌症让瑞雪飞变得"佛系"了。她认为，所有的过往都是恩赐，顺其自然就是最好的状态。

托起儿孙的幸福与希望

瑞雪飞其实是个爱操劳的人，什么事都喜欢亲力亲为，总是停不下来。躺在病床上什么都干不了的时候，她觉得浑身不自在。一离开病床，她就又像往常那样忙碌开了，亲朋好友劝她要好好休养、不要太累了，她却笑着说："我现在才知道，能干活是件多么幸福的事啊。我喜欢照顾人，不喜欢被照顾。能照顾人说明我已经恢复健康啦。"

2017年年初，女儿意外怀孕了，女儿、女婿都不想生二胎。可瑞雪飞坚定地说："生下来，我来带！"这个时候，瑞雪飞宫颈癌术后才2个月，她自己都不知道哪来的底气，说得这么斩钉截铁。那是对自己的信心，是对生活的热爱，是历经苦难后的无所畏惧。

之后的瑞雪飞几乎甩了自己癌症患者的标签。有一次，跟女儿一起去旅游，在泳池淋浴间通往更衣室的路上，她看到别人用异样的眼神看着自己，才发现自己忘记遮掩残缺的身体了。她为自己毫无顾忌地行走惊到他人感到抱歉，自己却并没有觉得有什么难堪。

瑞雪飞平时总说自己是个无趣的人，没什么爱好和特长，只喜欢

"吃"。可正因为喜欢吃，给她开辟了一片新天地，开发了她在厨艺上的才能。南北菜系差距很大，瑞雪飞平时把大部分的时间都用在了钻研厨艺上了，学做美食是她的一大乐趣。她经常在厨房一待就是老半天，通过反复的实践，自创了既适合北方人又适合南方人的"南北菜"系。静静地看着孩子们吃得津津有味的时刻，是她最开心的时刻。她跟家人说："你们放心，我以后肯定不会得老年痴呆症的，因为开发新菜很费脑子。研究美食真是其乐无穷，是没有止境的。"

邂逅过两次癌症后，瑞雪飞对美食开始讲究了起来。她做菜要求食材必须新鲜，营养要均衡，少油，少糖，少油炸。她不忌口，但要求吃进去的每一口都必须是健康食品。在她的带领下，家里人也养成了不吃垃圾食品的好习惯。

如今，老伴也来到了杭州，一家人其乐融融。瑞雪飞已深深地爱上了杭州这座城市。在这里有她爱的人，有她喜欢做的事，有新结交的朋友。晚上料理完家务，她还会去跳跳广场舞。节假日三五好友相约，经常一起爬山、游玩。每年他们会举家出游，赏美景，品美食，长见识。

每年夏天，瑞雪飞都会回到哈尔滨避暑，因为那里有她思念的"马迭尔"冰棍和老友。瑞雪飞说，她早已不再是那个孤独的"老漂"了，而是一只幸福的"候鸟"。

乳腺 B 超检查发现血流信号就是很严重了吗？

当乳腺超声发现乳腺肿块时，超声医生会描写肿块的一些特点，包括位置、形态、回声、大小、血流信号等。

很多患者看到肿块有血流信号，会担心是不是意味着恶性。其实我们并不能单凭这一特点做出简单判断。

彩超通过血流信号可以了解肿块的血供情况，包括供血血管的分布区域和走行，血管的具体数量、是否粗大，血管进入肿块内是否具有分叉现象，阻力指数等情况。这些情况对乳腺良恶性肿块的鉴别诊断有一定价值。

但是肿块内部及周边血流信号是否丰富，仅仅是乳腺B超检查中关于乳腺肿块众多超声征象的其中一个指标，不能单独作为乳腺良恶性肿块鉴别诊断的直接有效依据。

她要用余生报答父亲

江南的春天，雨，淅淅沥沥地下着。楠熙姗姗而来，抖干净伞上的雨水，微笑着点了两杯咖啡。坐定，西北人那种坦荡明艳的笑挂在她的脸上。

楠熙是位干练清秀、脸上透着粉色的女人。一眼看去，她和乳腺癌患者根本挨不上边。

话匣子打开，楠熙说："我是2019年发现乳腺癌的，那年我38岁。"对话就这样开启了。伴随着窗外雨水的"滴答"声，一幕幕让人泪眼模糊的往事便铺展了开来……

不堪回首的婚姻

"那段婚姻是一个错误的选择，它改变了我的命运。"楠熙下意识地扣压着手指，边说边低下了头。虽然时隔数年，她内心的波澜还是肉眼可见。

楠熙是家中的独女、父母的掌上明珠。原本，父母期待她毕业后能留在身边，找份安稳的工作，寻个适合的人家。可从小还算乖巧的楠熙却在婚姻这件事上与父母产生了分歧，被爱情冲昏了头脑的她，不顾父母的反对，毅然与一个男人结了婚，并在婚后的第七天随丈夫来到杭州，开始了"杭漂"生活。

楠熙回忆，刚来杭州的头些年，虽然他俩一无所有，一切都要靠自己打拼，但因为彼此间有爱，日子虽苦但也甜蜜。

但爱有时如潮水，相爱的时候可以互相奔赴，等到潮水退去，家庭生活的真实面目露出来了，柴米油盐、孩子、房子、车子成了主题曲，淹没了原有的浪漫旋律。于是，曾经的亲密无间也出现了嫌隙。特别是楠熙因后期待产、生产期间回到家乡后，不如意的事开始层出不穷。

那是段压抑的日子。和老公两地分居的楠熙，独自带着孩子。因为父亲还在工作，母亲忙于装修并经常需要照看孩子的姥爷，所以楠熙选择了奔赴婆家。可婆家并没有显出多少亲情，只是提供了一个住的地方，其他的照顾几乎为零。

在婆家那一年的日日夜夜，可以用煎熬来形容。原本体重60千克的楠熙竟然瘦到了45千克……而当楠熙在老家带着孩子，身心疲惫的时候，远在杭州的丈夫却当起了"局外人"。

楠熙说到这里，停顿了一下，手中的纸巾越捏越紧。

"那个时候，我多么希望他能在身边替我分担一些，多么渴望从他的言语中得到理解和安慰。"泪水在楠熙的眼眶中打转，"后来我才知道，原来我和儿子不在杭州的日子，他像是一个没有羁绊和牵挂的人，身心都自由了。"说到这里，楠熙眼眶中的泪水也流了下来。

"父母反对我与他结婚，是因为真的爱我。我真后悔没有听他们的话，让他们伤了心。"面对生活的不如意，为了儿子，楠熙默默忍受着、坚持着，却在夜深人静的时候深深地自责起来。她觉得自己愧对于父母。

2016 年年初，丈夫的健康出现了状况。当他在医院里一会儿体温飙升到 40℃，一会又下降到 34℃，几度徘徊在生死边缘时，医院下达过两次病危通知。可彼时，丈夫的父母兄弟不闻不问，他的身边只有楠熙和年幼的儿子。

那是一段以医院为家的日子，楠熙日夜守护着那个早已对她变了心的男人，只是因为她已视他为家人。楠熙认为大难临头时，家人间应该是互相照顾、共渡难关的。放下所有的不快，照顾好他，让他早日康复成了楠熙当时最想做的事。

最终，丈夫在医生的救治和楠熙的照顾下逐步恢复。他们的婚姻却在一年后按下了终止键。2017 年，在他们结婚将近十年之际，楠熙带着儿子离开了他。

离婚后的楠熙重回了父母的怀抱。"血缘至亲，才是始终不离不弃、永远爱我的人。"楠熙说。她要用余生的时间陪伴父母，弥补自己曾经的不懂事。

不请自来的癌症

如果说婚姻是楠熙心中最痛的经历，那么不请自来的乳腺癌就是楠熙最害怕的经历。

还记得离婚后，妈妈对楠熙说的第一句话就是："以后你的人生是病不起、死不起了。"楠熙知道这句话的分量，上有老下有小，工作、生活、教育孩子所有的压力，从此以后都需要她一个人来承担。所以拥有健康，是楠熙去承担一切责任的基础。"我从小就不太生病，所以我从没想过自己有一天会得癌症。"楠熙双手捂着杯子，此时此刻，只有那杯咖啡的余温可以给她继续回忆的勇气。

曾经不幸的婚姻、阴郁的心情、生活的压力一度使楠熙身心疲惫，这也给她的健康埋下了一颗定时炸弹。只是那时的楠熙并未察觉到身体的变化。

那段令楠熙害怕的经历是由 2019 年 3 月的一次单位体检揭开的。离婚后一心只求平静生活的楠熙，再一次遇"劫"。那次体检，B 超医生发现楠熙左乳有一个结节，建议她尽快去上级医院复查。

或许是因为侥幸心理，或许是觉得自己身体一直挺好的，再加上那段时间工作比较忙，向来谨慎的楠熙居然没把医生的话放在心上，一直拖到了 6 月份。复查的结果是结节长大了许多。当时医生就让她做穿刺进一步确诊。听到"穿刺"两个字，楠熙慌神了，她祈求老天保佑，千万别有意外。她想起妈妈的话，她可不能有事啊！

然而命运中注定的意外，从来不会因为人们的祈求而告退，该来的还是会来。楠熙最终还是被确诊为了乳腺癌。还记得微创手术那天，因为害怕手术结果不好，楠熙从进手术室开始就一直在抽泣。术后，她在留观室经历了长达几个小时的等待，身边的其他手术病人都陆续拿着报告离开了，只有楠熙迟迟拿不到她的报告，最后留观室内只剩她一个人。

可以想象当时的楠熙有多孤独、多惶恐，她仅有的一点点勇气，在医生那句"术中快速切片的结果怀疑乳腺癌，需要进行免疫组化再确定"中耗尽了。

之后的那个星期真是度日如年，楠熙感到她的世界失去了阳光，整个人被黑暗笼罩着，恐惧、焦虑、紧张阵阵袭来，让她无法招架。她不停地在网络上和各种渠道搜索相关的内容，抱着一线希望急切地等待着，希望奇迹会发生……结果没有奇迹，几天后，楠熙收到了乳腺癌确诊的通知，并且是预后最差的三阴性亚型。医生告诉她这种癌相对容易复发，目前除了手术、放疗和化疗，没有太多的治疗方法。

"为什么？为什么？我从没做过一件坏事，我诚恳待人，努力工作，为什么会得这个病？"眼前的楠熙再次红了眼眶，如同当初拿到报告时一样，"为什么会让我得乳腺癌？"这个问题，恐怕会是楠熙一生都无法放下的。

楠熙说，得知确诊结果那天，她找了个没人的地方大哭了一场。虽然情况突然，难以接受，但她知道自己没有退路可走，也没有办法逃避，唯有接受。在万分痛苦中，楠熙抹去眼泪为自己做了决定——为了父母，为了孩子，坚强起来。

不期而遇的"家人"

收拾好心情就没那么纠结了。得这个病是不幸的，但楠熙又是幸运的，经朋友推荐她找到的是浙大一院乳腺外科技术精湛的医疗团队。楠熙回忆起当时医生说的话，心里还是暖暖的："记得傅主任是微笑着写下治疗方案的。她对我说要多笑笑，要保持好心情，好心情可是胜过一切的良药啊！"

手术后，楠熙对着镜子为自己的乳房起了个名字叫"健康"，好的那一侧为"健"，患病的那一侧进入治疗期为"康"。她要带着它们走好余生的每一步。她暗暗下定决心，一定要配合医生好好进行后续的治疗。

都说化疗是最难熬的，刚开始第一次化疗时，楠熙就发生了概率很小的血栓。第五次化疗时，她的白细胞下降得很厉害，还伴有发烧咳嗽、肺部感染、心动过速、脱发……但是，不管遇到多么困难的事，她都有医生护士的陪伴与帮助。楠熙记着主任的话，保持好心情比什么都重要，既来之则安之。她对自己说，化疗就是在清除身体里的"坏蛋"，一切都会好起来的。后面几次化疗完了，休息了一周多，楠熙就回到了工作中。一方面工作可以转移注意力，另一方面她从内心还是不想把自己当作病人，适当的工作也是康复的一种很好的方法。

2019年7月医院乳腺外科组织的一次患者教育活动对楠熙的触动很大。活动中有康复2年、5年，甚至10年以上的姐妹分享康复经历，这些伊俪公益组织的志愿者们满满的都是正能量，充满了对生活的热爱，传递着人间真爱。她们的故事激励着楠熙。看到她们的状态，楠熙的心里充满了希望。她想："我也要像她们一样好好地活着！健康地活着！"她告诉自己要调整好心态，回归社会、回归正常的生活。

那次活动埋下的种子终于在2020年2月开花结果了，楠熙也加入了伊俪公益的志愿者队伍。从此，她有了一群超级友爱的姐妹。和这些"家人"在一起，她变得越来越阳光了。笼罩着她几个月的阴霾渐渐散去，她变得爱说爱笑了。助人者自助，在帮助别人的同时楠熙也收获了快乐。从姐妹身上吸取着正能量，充实着自己的内心，楠熙越变越勇敢。那些弥漫在她头顶的阴霾，渐渐散去了。

这之后，楠熙像只勤劳的小蜜蜂，哪里需要她就在哪里。患者教育会需要场地了——"我来落实"；活动需要设计场地了——"我来联系"；开会需要准备物料了——"我来准备"；公益组织需要办理申报手续了——"我去跑腿"……

伊俪访视社团、好声音社团、悦读社团、巧手社团……哪里都有楠熙微笑的身影，她成了志愿者活动的积极分子。"和姐妹们在一起，我

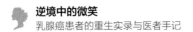
很安心。这不是同病相怜，而是惺惺相惜。看到大家努力生活的样子，我觉得自己的未来可期的。"楠熙朝我微笑着说。她的笑颜是如此美丽。

独木撑起的依靠

正当楠熙的生活慢慢步入正轨时，意外再次发生了。2021 年年末，她父亲在老家被查出肺癌并伴随骨转移。父亲患癌令楠熙痛心，往事犹如电影在她的脑海里反复播放着：小时候父亲骑车送她上下课的日子、她执意嫁给错的人时父亲无奈的眼神、离婚后回到家父亲接过她行李的样子，以及多年来年近古稀的父母为了照顾自己和外孙奔波于两地之间的辛苦……父亲说过的话、父亲每一次的嘘寒问暖……一切的一切她都无比想念。这一次，楠熙没有让自己沉浸在痛苦之中，主任的话时刻在耳畔回响，志愿者的经历也让她有了足够的底气去安慰和鼓励父亲。

"爸爸，小时候您是我的依靠，现在我是您的依靠。"

"我需要你们的时候，您和妈妈全力照顾我们，现在轮到我来照顾您了。"

"您看我，现在身体棒棒的，没有人认为我是个病人。您也一定会好起来的。爸爸，我们一起加油！我们都会没事的！"

……

这是父女间一段特殊的经历，楠熙在父亲面前沉着冷静，是父母坚实的依靠。

楠熙把做志愿者学到的本领都用在了父亲身上，俨然成了父亲身边的"小志愿者"。真是应了那句话：你对这个世界付出的善良，兜兜转转都会回到你的身边。

苦难让人成长，经历了乳腺癌的考验，楠熙变得冷静、沉稳多了。她没有像自己生病时那样慌乱，也明白了是她该扛起家庭重担的时候了，她就是家里的主心骨。现在，楠熙的父亲已经开始有条不紊地进行治疗，加之母亲细心的照料，父亲的精神和身体状况都在好转，笑容重新挂在楠熙家每一个成员的脸上。

楠熙的故事未完待续。她说："就算生活是一地鸡毛，我依然热爱生活，不管是苦、是甜，那都是生活的味道。"她只愿以后的日子能平平安安、健健康康陪儿子长大，陪父母变老。

你若安好，我便无恙，这便是世上最美的岁月静好！愿楠熙心想事成，永远笑容灿烂！

发现结节，乳腺检查做 B 超好还是做钼靶好？

很多人会以为钼靶比 B 超更高级、看得更清楚。其实这是一个认识误区。

乳腺 B 超和钼靶是两个不同类型的影像检查，各有优缺点。医生常常需要将两者结合起来，对乳腺病变做综合性的判断。

B 超是非常简便的一种检查方式，可以反复进行，而且没有疼痛，没有辐射。B 超对于肿块较为敏感，可以通过对肿块超声特征的观察，做出初步的良恶可能性的判定。但是 B 超对于微钙化的敏感性不高，因此对于以钙化为主要表现的非肿块性恶性病变诊断价值不高。

相反，钼靶最大的优点是能够比较清晰地显示钙化。同时，也可以发现肿块或者腺体结构紊乱等异常表现。不过，年轻女性乳腺相对致密，钼靶需要将整个乳房压扁透视，这样的话，致密腺体可能会掩盖病灶。因此，应用钼靶的最佳人群应该是 40 岁以上者。最后，钼靶有一定放射性，不适宜频繁检查。

总的来说，年轻女性主要以 B 超作为检查手段，40 岁以上的女性可以结合 B 超和钼靶两项检查手段。

我们仨，一起逆"瘤"而上

"我们这个家，很朴素；我们三个人，很单纯。我们与世无争，与人无争，只求相聚在一起、相守在一起，各自做力所能及的事。"

这是杨绛先生在《我们仨》中写的一段话。杨绛先生的文字告诉世人：我们无法掌握命运，只能管好自己的心；以平常心待无常事，才能活出最好的状态。

出生于 1971 年的雪莲，是一名普通女子。从出生到成家，她一直在杭州。雪莲曾以为人生的跌宕起伏与普通的自己无关，平淡如水才是自己的生活常态。但 2018 年，乳腺癌的造访，犹如平静的海洋突遇大风，让雪莲、先生及女儿这个三口之家经历了一场不小的颠簸。幸而，他们仨携手相伴熬过去了。如今，他们仨一如既往地过着简单且又幸福的日子。

无常时，笃定的依靠

这天是浙大一院乳腺外科"伊俪公益"患者教育会举行的日子。患者教育会是医患之间、患患之间交流互动的平台，很多身患乳腺癌的姐妹对患者教育会格外重视，每次参加患者教育会都要精心打扮一番，仿佛是去赴一场盛宴。雪莲也是如此，患者教育会对她来说很重要。参加患者教育会的服装和妆容，她都要认真准备。她早早就起了床，为自己化了一个精致的妆，打理了发型，挑选了一身漂亮的衣服。她跟爱人说："老公，你待会儿送我去会场哦。"爱人上下打量着她，回复道："啧啧，参加个患者教育会也弄得那么隆重。"嘴上说归说，爱人脸上却笑意难掩。在他心里，雪莲就是他的宝贝，看到她漂漂亮亮、充满活力的样子，他心里不知道有多开心、多幸福。

在发现乳腺癌之前，雪莲从事的是公交车司机的工作。她握着方向盘，风里雨里地将人们安全送到自己的目的地。公交车司机是一份普通的工作，雪莲在这个普通的岗位上一做就是 10 年。把好方向盘，管好刹车和油门，弹指间，普通的工作和普通的雪莲合二为一。再平常不过的每一天，周而复始着，于是雪莲也自然而然得到了安全驾驶 10 年的赞誉。

原本雪莲想自己就这样到退休，等女儿结婚生子了，就和爱人帮着带孩子。雪莲对生活的要求并不太高，平淡即是幸福，她一直是这么认为的。

直到 2018 年的秋天。那一天，雪莲在洗澡时偶然发现左侧乳头凹陷了，她想起几周前在同侧乳房摸到的肿块，当下感觉不太对劲。于是第二天就去医院做了检查。很快，藏匿在雪莲身体内的肿瘤被定性了，她成了一名乳腺癌患者。雪莲至今还记得拿到医院穿刺报告那天，当"浸润性导管癌"六个字映入眼帘时，她的脑袋一片空白。普通的雪莲无法接受自己会罹患这么不普通的病。确诊那一晚，雪莲经历了人生中的第一次失眠——辗转反侧直到天明。爱人忍住心中的难过，握着雪莲的手，鼓励她："雪莲，现在医学那么发达，一定可以治好的。别害怕，我陪着你。"这一句普通的安慰，是爱人为雪莲编织的求生绳索，它一头系着爱人，一头系着雪莲。雪莲忽然间就勇敢起来，她和爱人决定尽快开始治疗。

遇见乳腺癌是人生无常之事，幸运的是，雪莲有坚强有力的后盾。

在爱人和女儿的陪伴下，她遇上了一位认真负责的医生，结合一系列的检查结果，医生给出的治疗方案是：先通过化疗缩小病灶范围，再进行外科手术切除病灶，接着放疗并服用内分泌治疗药物以巩固治疗效果。于是，雪莲开始了作为乳腺癌患者的治疗之路。

这绝不是一条好走的路。经历过放化疗的人，对治疗带来的不良反应都心有余悸。雪莲也不例外，化疗时满嘴的溃疡，使她每一次吃饭喝水都像是在受刑。疼痛让雪莲泪流不止，爱人目睹着一切，心急如焚，他心疼雪莲。为了让雪莲尽可能多地摄入食物以补充营养，能有体力把化疗坚持做完，爱人只能强撑起笑脸，一边为雪莲熬各种补充营养的汤水，一边鼓励雪莲。当雪莲紧蹙眉头，痛苦地咽下汤水时，爱人马上会表扬雪莲勇敢，像是在哄一个孩子。父亲对母亲无微不至的照护，女儿看在眼里。那年假期，她陪着母亲进行化疗，每一次当药水顺着输液管流入雪莲的身体，女儿知道这些杀死癌细胞的药水也会让自己的母亲遭受折磨。她知道自己无法为母亲分担身体上的苦痛，所以她尽力给足母亲陪伴。当别的同学在假期中到处游玩时，她毫无怨言地把时间给了母亲，就像妈妈小时候照顾她一样，这一次她想陪着妈妈渡过难关。

雪莲在化疗过程中还遇到了指甲脱落、高烧、肺炎等艰难时刻，术后放疗时更是遭遇了皮开肉绽的痛苦。但幸而有爱人和女儿的支撑，雪莲熬过了一个又一个难关，她战胜了苦难。当初爱人给她编织的求生绳索，在这场意外中，将他们一家三口连接得更紧密了。他们仨更加确定谁都不能没有谁，一人有难全家支援。

有常时，长久的守护

雪莲、爱人和女儿，他们的家如杨绛先生所说的那样，是朴素的、单纯的。风平浪静的日子如此，疾风骤雨的日子也能如此。活着，就是一场充满未知的修行。面对突如其来的乳腺癌，他们三个能及时调整心态，平静地接纳意外，不被意外所左右，而是用一贯的平常心让意外融入日常。

在雪莲生病后，她负责自己的身体，积极治疗，养身健体；爱人负责家里的大小事务，洗菜做饭。雪莲的娘家有什么事情，他这个女婿就会立刻出马；女儿则继续好好学习，她放弃了赴日留学的机会，留在国内，只是为了更多地陪伴妈妈。一家三口"各司其职"，也和从前没有多大区别，即便多了一个癌，日子过得也很平顺。

这就是生活本来的样子。在我们的周遭，有些人会在岁月长流中，背弃和遗忘自己的初心。而有的人无论人生有常抑或无常，都始终如一。纵使一路走来坎坷曲折，他们始终简单从容。失意时不抱怨，再苦的日子也能品出甘甜；复杂中不浮躁，再多的干扰也能守住初心；无常间不屈服，再长的寒夜也能等到黎明。

每一个早上，爱人做完早餐，出门上班前，都会嘱咐雪莲按时吃饭；每一个傍晚，女儿下班回到家，都会亲热地喊一声"妈妈，我回来了！"。雪莲在这样的平常日子里，品味着幸福，安静地恢复着身体。

从 2018 年到 2022 年，雪莲一家从容不迫地进行着逆"瘤"而上的生活。

这一场与乳腺癌的相遇，也为雪莲的生活增添了别样的风景。她加入了浙大一院乳腺外科的伊俪志愿者群，积极参加访视群、摄影群、阅读群、好声音群、巧手群、绘画群、悦跑群的活动。在志愿者群里，她学到了很多新的知识，通过学到的知识和自己的经历，她为新病人解答诸如饮食、治疗反应等问题。

助人为乐中收获的正能量、和姐妹旅途中收获的美好、与家人相处中收获的幸福，这一切让雪莲心情舒畅，身体恢复得很快。

她感觉很美满，整个人由内而外散发着光。这光亮也照亮着爱人和女儿，照亮着他们的三口之家，照亮着他们仨携手共进的路途。

什么情况下，医生会建议年轻女性做钼靶？乳腺癌更容易找上哪些年轻女性？

门诊中，有人会问："我40岁都没到，医生为什么给我开了钼靶，是不是为了多收费？"

当然不是。有乳腺恶性肿瘤高危因素的妇女，必要时，医生一般会建议提前开始乳腺钼靶检查。

若临床检查发现乳房肿块、乳头溢液、超声提示强回声光点的女性，为进一步明确诊断，即使不到40岁，医生也会根据需要行钼靶检查。

另外，需要做真空辅助乳腺肿块旋切手术的女性，术前检查一般也会要求做钼靶检查，排除一下粗大钙化灶，避免肿块残留或者微创旋切器械的损坏。

那么，乳腺癌更容易找上哪些年轻女性？

饮食结构不合理

良好的饮食结构需要合适的糖脂比、优质蛋白以及充足的维生素和微量元素等。动物性脂肪摄入增多、过度的补品摄入、抽烟、喝酒等因素均可能增加乳腺癌的患病率。

作息时间不规律

乳腺癌是内分泌相关疾病。体内性激素如雌激素、孕激素的水平紊乱，可能与乳腺癌的发病有关联性。性激素在体内的分泌有明确的时间节律，晚睡、晚起等习惯或者夜班都可能影响性激素分泌的节律。

情绪心态不稳定

繁忙的工作生活、各方面的压力，以及心理健康的问题等会导致焦虑、抑郁甚至易怒情绪的产生，长时间负面情绪的影响是导致乳腺癌发病的不良诱因。

生育哺乳不及时

女性在适当的年龄完成生育哺乳，能降低患乳腺癌的风险。但现代女性高学历的越来越多，独立性也越来越强，往往30多岁才生育哺乳，大龄未婚的人群也越来越多，这也增加了女性患乳腺癌的风险。

用坚强让余生无憾

心缇出生在那个火红的年代，父母给她取的名字，也带有那个年代的印记。其实她知道，父母倒也没有想过她的人生要怎样的红红火火，只要平安、快乐、无忧、健康就行。而她的人生也确实如父母所愿，一直都是平静的，直到那个难忘的清明节。

突发：在煎熬中等来最坏的结果

2019年清明节的前一天晚上，心缇在洗澡时无意间摸到了左乳有一个硬块。出于谨慎，她立即联系了在大医院工作的老同学，让她帮忙抓紧安排 B 超检查。

老同学本就是超声专家，亲自为她做了 B 超检查。检查中，反复地游走，不断地停下，将心缇的心拎了起来，异样的感觉顿时如电流一般通向全身。

果然，老同学的声音开始略带焦急："情况不是太好，需要做个穿刺再看看。"

一向处事比较冷静的心缇，此时不免心跳加快，表情凝重起来。甚至有那么一小会儿，她整个人都处在发呆的状态，仿佛一刹那有个重物狠狠地砸到她了。心头的事，也都随着这一声"不是太好"瞬间泛起：自己刚刚换了新的岗位，正是需要全力大展身手的时候；父母年事已高，也需要她尽心尽力的照顾；女儿还在读大学，学业繁重，自顾不暇……如果自己在这个时刻倒下了，那该怎么办啊？

那一刻，她感到了什么叫命运多舛："老天啊，现在是我人生的关键时刻，你可别跟我开这样的玩笑啊！"心似翻浪的她一面想着可能的后果，一面暗自祈祷："赶紧做下一步检查。希望这一切只是虚惊一场。"

等待穿刺结果的那一周，心缇在极度的煎熬中度过。为了强迫自己不去多想，白天，她把自己狠狠地扔进了工作中，让忙碌来填埋自己。可夜晚的黑暗却是躲不了也逃不过的。人一躺到床上，睡意是怎么也培养不出来了。她的双眼一直清醒地张开着，仿佛在专注又小心翼翼地寻找着光明。到底会是什么结果呢？心，一直悬在半空中，上不去也下不来，承受着一阵一阵不可抑制的难受。什么叫度日如年？心缇在想，可能就是这种滋味吧。

一周后，电话来了，医院通知尽快去住院。一切幻想都成了泡影，怕什么来什么：恶性肿瘤。也许是已经无数次想到过这个结果了，当一切焦虑和担心都成为无法更改的事实时，心缇的心反而变得出乎意料的平静了。

直面：在冷静中做出正确的决定

那天，心缇请了假，一个人取回了化验报告。因为不敢回家，便又折回了单位。

心缇默默地看着同事们陆陆续续地下班，看着天色渐渐地变灰、变黑。窗外，已是万家灯火，每一盏灯火的背后，都有一个温暖而幸福的家，而她，却把自己坐成了一座雕像……

心缇就这样静静地坐在办公桌前，很久很久。终于，她做出了两个决定：第一，尽量隐瞒，减少对亲人生活的影响。心缇不想让还在校园里女儿为自己分心，希望她能安心地完成学业，也不想年迈的父母为她的病担心，希望他们过好眼下平静的生活。第二，尽快治疗，咬牙挺过这一关。心缇是家里的顶梁柱，除了她，没有人可以为她分担一切。因此，她要坚强地去面对，只有很快恢复健康，自己才能继续支撑起这个家。

那天晚上，心缇是怎么回家的，她都已经有点记不得了。但直到现在，她都很自豪，说自己当初面对劫难能做出如此勇敢的决定，本就是拥有力量的表现。

很快，浙大一院乳腺外科的刘主任成了心缇的主治医生，她耐心细致地给心缇分析了病情并安排了手术时间。

知女莫如母。也许是等待手术的忐忑明显地写在了脸上，也许是她投向母亲的目光总是游移不安的，细心的母亲还是察觉到了，一遍又一遍地将询问的目光停留在心缇的脸上。于是，在做了一番挣扎后，心缇还是将生病的事用轻描淡写的口吻告诉了妈妈。出乎心缇意料的是，母亲在安静地听完心缇的述说后，不但没有崩溃，反而用淡然却坚定的语气说："安心治病，剩下的事我来，你不用管了！"

望着 80 岁的老母亲，心缇差点掉泪了。那一刻，她终于明白了"为母则刚"的真正含义。

心头的郁结一下子散开了，她仿佛有了一种豁出去的感觉，干练的劲儿又回来了。她给表妹和表姐分别打了电话，请她们在自己住院期间帮着照顾爸爸妈妈；她向单位领导和下属告知病情，详细交代和交接了手头的工作；她联系钟点工，安排好了一切要做的家务……此刻的心缇有条不紊地准备着，平静得如同完成工作中领导交办的任务一般。

4 月 18 日，手术很成功。

4 月 20 日，出院，回家休养，陪伴父母。

5 月 17 日，开始第一次化疗。

10 月，化疗结束。

整整 5 个月，大多数的治疗都是心缇自己一个人前往医院的。"靠自己，少给别人添麻烦。"她告诉自己，一定要坚强，只有这样，病魔才会怕了你，才会把健康还给你！

心缇记得，术后很长一个时期，她的左手一直不能抬高。她咬着牙，一次又一次地练习着，抬高，再抬高。三个月后，当手臂功能恢复，又能开车的时候，她的心中充满了喜悦。那天，她开着车，沿着秀丽的西湖绕了一圈。秋风穿进车窗拂在心缇的脸上，她重新感知了生命的千般美好。

心缇记得，化疗中，她是一边刻骨铭心地"痛"着"苦"着，一边寻找着她内心的"快乐"。为了方便每次的注射，她主动要求医生在自己的锁骨下方埋了"输液港"。恶心、呕吐是最难挨的时刻，她在心里默默细数着杭州的美食。她说那个时期，她最喜欢看的是《杭州日报》

的美食专栏。每个阶段的化疗一结束，她就立即奔向鼓楼，奔向城头巷等，在老街深处寻找最好吃的"生煎包"。

心缇记得，第一次发现头发大把大把地掉下来的时候，爱美且本来就很美的她，心如刀绞一般地难受。但她没哭。她勇敢地去理发店剃了个光头，还拍了光头美照留作纪念。

从知道穿刺结果到后来的多次化疗，在死去活来的折腾和痛苦中，心缇愣是没有掉过一滴眼泪。因为，心缇知道，哭是不会解决任何问题的。面对疾病，面对困境，唯有坚强，才是渡过劫难的桥。

坚定：在历劫中变得勇敢强大

本以为一切都在向好，可是，命运又一次给心缇出了一道大大的难题。

就在心缇化疗结束，以为一切都可以苦尽甘来之时，年迈的母亲也被医生告知患癌了。仿佛一个晴天闷雷，体力都还没来得及恢复的心缇，立刻被打得犹如钉在泥土里的木柱，呆了。父亲原本就是尿毒症患者，要靠每周三次血透坚持着。心缇生病后，原本生活的重担一直压在母亲的身上。而母亲这一次的倒下，无疑是雪上加霜啊。

现实，又一次将心缇逼到了崩溃的边缘。

"生活以痛吻我，我却报之以歌。"可要真正做到是何其难啊？！没有了另一半的心缇清醒地知道，她其实没有时间休养，没有理由倒下，更没有资格退缩。她眼下只能靠自己的独立，靠自己的坚强，靠振作起精神来面对。

"那些不顺心的事儿啊，也许是上天安排给仙女下凡的劫数吧？渡劫之后是不是就能飞升？"这样想着，心缇的心情好一点了。

心缇给母亲联系了上海的医院去住院治疗,拜托上海的亲戚照顾她。自己一边上班,一边照顾着父亲。

2020年春节前,母亲出院回家了。一家人的生活又一次回归了平常。但没多久,新冠疫情暴发,钟点工、家政人员都被滞留在了家乡,再不能上门服务了。可父亲的血透不能停啊!医院周边又无法停车。于是,心缇和母亲两个病患凑成了一个完整的"护工",心缇做车夫,母亲陪父亲上楼。心缇中午再开车接父母回家。每周二、周四、周六三个半天,心缇坚持着,即使在疫情最严重的时候也从不敢间断。

2020年3月末,父亲尿路感染引发高烧住院,心缇彻夜在医院陪护。也许是老天也心疼心缇,让心缇找到了护工阿姨,这样心缇才从医院解放出来。虽然请了阿姨照看,但是心缇依旧坚持每日探望,即使疫情反复,有时只能悄悄地隔着窗户远远看上一眼。每一次的探望,都让心缇心安。

母亲身体状况一直不是很好,但是她很少在心缇面前表露。她坚强地操持着一家人的吃喝,细心地照料着父亲。母亲的坚强也影响着心缇,每次下班回家,抬头看到家里已经亮起的暖黄色的灯光,心缇的心头便有了暖意。

父母在,家就在

心缇常常在心里对自己说:"没有灯塔,你就自燃成星夜吧!"虽然,"自燃"的过程是痛苦的,可母亲的坚强告诉心缇,"璀璨星空"更令人心动。

长夜总会过去。心缇盼望着,摸索着,也勇敢地前进着。一次偶然的机会,心缇在参加浙大一院乳腺外科组织的患者教育会上,认识了一群特殊的姐妹。伊俪悦读社、伊俪巧手群、伊俪绘画社、"青丝飞扬"项目，一个个社团和项目的成立，凝聚着无数姐妹们的心血，心缇从她们身上看到了无私奉献、乐观向上、感恩互助的精神。在她们的邀请下，心缇也欣然加入了伊俪志愿者团队，成为伊俪大家庭里的骨干。每个月心缇会挤出时间参加一次线上访谈，给那些正在治疗的姐妹们解答一些治疗、康复的小问题，用自己的亲身经历鼓励她们，减轻她们身体和精神上的负担。

现在的心缇，虽然还是一样的繁忙，但却过得很充实，时常忘记自己也是一个病人。工作时，她每天早出晚归，工作时认真专注，倾尽全力，与同事们友爱相处，也感受着少数了解心缇病情的同事默默的关照；退休后，她全力照顾母亲，陪伴女儿。虽然父亲已经去世，但家人的相伴始终是最好的慰藉。空余时，她参加伊俪志愿者团队的各种活动，编织、插花，或者轮流在线帮助更多有相同遭遇的姐妹们。现在的她承担起了伊俪公益服务中心的外联负责人的重任，在这个温暖的组织里愉快地发挥着重要作用。当然，有空的时候，她也会和伊俪姐妹们聚聚会聊聊天。因为她到哪儿都会带着妈妈，她的妈妈也被当作了伊俪姐妹们共同的妈妈了。

吴梦知在《披荆斩棘的哥哥》里有这样一句："是谁，种下了火焰的种子，迸裂出生命应有的坚韧的层次。"心缇记住了。她说："生活还要继续，不管命运如何待我，我都要努力用勇敢和坚强，让余生无憾，让人生精彩！"

乳腺出现这 6 大症状要小心

1. 乳腺肿块。约有 80% 的乳腺癌患者是因为无意间摸到胸部有乳腺肿块才发现的。在日常生活中，若发现自己的乳腺有单个的肿块出现，并且质地坚硬、边缘不规则、按压没有痛感时，要当心是否为乳腺癌。

2.酒窝征。当乳腺肿瘤侵犯了乳房韧带组织，就会导致乳房表面皮肤凹陷，形成酒窝一样的形态。

3.橘皮样改变。乳房的皮下淋巴网十分发达，乳腺癌侵犯皮肤时，往往会侵入和堵塞皮下淋巴管，造成淋巴循环障碍。皮肤因淋巴液滞留会发生水肿而肿胀，高于正常皮肤。而乳房皮肤有密集的毛囊分布，毛囊处的皮肤与皮下组织连接较为紧密，不会随周围皮肤一同肿胀，毛囊处形成密集的点状下陷，酷似橘皮，因而称为"橘皮征"或"橘皮样变"。橘皮征一般是乳腺癌局部晚期的皮肤表现，通常提示肿瘤较大，已侵犯乳房皮下淋巴管。如果发现乳房有类似的变化，必须引起高度重视，及时就医。

4.乳头溢液。女性乳头有时候会出现一些白色油脂分泌物，不会影响健康。但如果乳头出现溢液，尤其呈现茶色、褐色，甚至血性时，就务必要引起高度重视了。乳头溢血的原因有很多，除了外伤，大部分是乳腺导管内的肿瘤性病变引起的。所以需要尽快就医，明确诊断并进行相应的治疗。

5.乳头乳晕异常。如果乳腺癌位于或接近乳头的深处，可以引起乳头内陷或者牵拉，还可能表现为乳头、乳晕皮肤瘙痒或皮疹，出现像湿疹样的皮肤改变等。不要小看这些症状，应尽快去专科明确诊断。

6.腋窝淋巴结肿大。腋窝淋巴结是乳腺癌最常见的转移部位，随着病情的发展，数个转移淋巴结甚至可以慢慢融合起来，形成较大的团块。随着肿瘤继续发展，甚至在锁骨上、颈部和对侧腋窝部位也能摸到转移的淋巴结。

遇见未知的自己

如果说，人真的会在某个特定的阶段遇见一个不一样的自己的话，那小敏的遇见是从 2012 年开始的。

左乳上方长了颗"小黄豆"

2012 年春节零时，新年钟声还在耳边回荡，命运就送了小敏一份特殊的新年"礼物"：躺在床上看春晚的她无意间摸到左乳上方有一颗硬硬的"小黄豆"。这颗不痛不痒的"小黄豆"，让她隐约感到了些许不安。于是小敏急匆匆地跑到医院，常规检查结果是她没什么大碍，等例假来后再做进一步的检查。

悬着的心总算是放下了，于是大年初二，小敏就跟家人一起出发去了漠河。在漠河的 8 天时间里她暂时忘却了"小黄豆"的存在，忘情地在冰天雪地里撒欢打滚。可度假回来之后，女人的第六感让她依然对"小黄豆"无法释怀。

于是，小敏再次到医院检查。真是怕什么来什么，B 超显示"小黄豆"的情况不是太好，医生建议她先做门诊切除然后再进行病理切片。

小敏惶恐地给在浙大一院工作的朋友打去电话。顺理成章，她便成了浙大一院乳腺外科的一位患者。记得当天医生先摸了摸她的乳房，然后仔细查看了 B 超报告，告诉她必须马上办住院、尽快手术时，小敏当时就默默流下眼泪。她无法接受自己已经是一位癌症患者的现实。

2012 年 2 月 1 日，小敏住进了医院的病房，做了钼靶等一系列检查。意外的是，钼靶检查结果显示正常，她心里升起了一丝侥幸：或许情况不像自己想象的那样糟糕吧！

如此想着，小敏的心里就放松了许多。手术前，医生曾跟她探讨过选择保乳还是根治的问题，她强装镇定地说："由医生您决定吧！能保乳最好，但如果情况不允许，那肯定是以保命为重！"

2 月 3 日下午 5 点左右，护士通知小敏准备进手术室，她把自己关进了洗手间，尽管有太多的不舍与难过，但她依然不断为自己打气，战胜病魔的勇气让自己必须坚强面对。手术室的路很短，一路上她都在止不住地颤抖，仿佛走了一个世纪。

手术结束。小敏昏昏沉沉地从麻药中醒来后，马上去摸左乳，意外地发现它竟然还在。她爱人神色轻松地安慰道："的确是恶性肿瘤，好在发现得早，是早期阶段。等病理切片出来后再看情况，医生说，后期或许只需要放射治疗就可以了！"

不幸中的万幸，她感恩命运对自己的眷顾。带着这份好心情，麻药醒后她也没有恶心呕吐，就连伤口疼痛都被她忽略了。

就这样，小敏轻松地结束了 7 天的住院生活，带着腋下引流瓶出院了。

接下来就是漫长的康复生活，但小敏的生活没有因此而变糟，她重拾了自信和美丽，也有了不小的改变。

庆幸自己的遇见和选择

对于肿瘤癌者来说，整个治疗过程中，精神上的打击更多于身体所遭受的痛苦。康复直至成为一个身体和心灵完整健康的自己，相信是许多如小敏一般得大病的人最强烈的愿望。

在医院，小敏遇见了好医生好医护。

她佩服这个团队精湛的医术，也感动于他们的医德。每次就诊，她都能从医生们身上看见独特的自信、坚定和淡然。小敏也看到有许多病人慕名而来，而那些大医生们的诊室前永远都候着许多人。医生们一个接一个地耐心问诊，从没见他们流露过一丝烦躁。更让小敏感动的是，医生们在繁忙问诊和手术之余，即使到了深夜还会不厌其烦地在微信群里为病友乃至病友的家属答疑解惑。小敏默默地翻看着，有时也禁不住会想，还能有多少时间留给自己和家人呢？

化疗期间，由于心里没底，小敏的内心非常抗拒，心情也极差。正当小敏的爱人束手无策之际，负责化疗的主治医生来"治心"了。长谈中，医生说："你是个幸福的女人，有一个爱你的丈夫，一进医院就跟我说只要对你的病有效，不管多贵的药都要用！"王医生见小敏正在认真地听，便接着说："小敏啊，你要珍惜你的家人，不辜负这份爱，积极地配合治疗啊！"小敏听进去了，心终于放了下来。整个治疗期间她都非常安心。

她看到了负责管理她的护士长和护理班组，每天脸上都挂着暖心的微笑，总是细心地询问，时刻关心她的感受。她觉得她选择这家医院是正确的。一个好的医疗组，不仅仅是一两位医生的人格魅力，这个团队中的每一位医护人员都是支撑的力量，足以让她放心地以"性命相托"。

在家里，小敏更是庆幸自己当初的选择。

患乳腺癌这个事实，给了小敏沉重的一击。可小敏在治疗和养病期间，却越来越深刻地感受到了她有一个内心强大、积极乐观的爱人。她看到了他对她病情的重视，也察觉到了他总是有意无意地在用行动在鼓励她:"你是一个正常人。"

出院之后身体抵抗力较弱,她本应该安分守己地待在家里休养。可是爱人却鼓励小敏戴着口罩、羽绒衣里藏着引流瓶走出家门。散步或看电影让小敏逐渐放松了自我,不再纠结于病情。

放疗结束后,爱人开始带小敏去爬山。刚开始每周一次,爱人边走边讲解运动的益处、应该怎么呼吸、怎么正确摆动四肢。行进过程中,他还时不时地和小敏探讨当下的困惑,引导她调整心态,发现山上不同的美。她欣喜地看到,她的爱人时而是教练,时而是心理医生,时而是人生导师,时而又是贴心的兄长。有爱人的引导下,小敏的心情越来越放松,心态越来越乐观,不知不觉就走出了阴霾。

跑过风景跑过你

之后的小敏完全变了,她经常和姐妹们在一起谈天说地、聊家常,也会很开心地聊聊她的医生、夸夸她的爱人。她告诉自己,一定要找一种方式来调理身体、提高自身免疫力,最终真正战胜病魔,让他们的爱延续下去。

2012年6月开始,在爱人的帮助下,她的爬山从每周一次增加为每周两次,每次10千米。同时她也要求自己增强强度,尝试着用跑步来加强自己的心肺功能……

在爱人的陪伴和帮助下,小敏从"菜鸟"迅速变成了实力选手。2017年11月5日,在爱人和儿子的陪伴下,她参加了2017杭州马拉松半程赛,跑出半程2小时1分9秒的好成绩。小敏信心大增,原来自己并没有想象的那么柔弱。同年12月,她再次参加了在下沙举行的2017杭州国际女子马拉松的半程赛,这次1小时48分4秒的成绩比跑杭马时进步了很多。在最后一千米的冲刺过程中，小敏感觉自己就像一个开足马力的小马达，心、肺、躯干、四肢配合着大脑意识奋力往前冲，超越了跑在前面的一个个选手，在2000多名选手中竟然能排名第78位。2018年11月4日，杭马的枪声再次响起，这次她用1小时59分17秒的成绩跑完了半程。跑着跑着，曾经娇弱、体质差的小女人，竟然跑成了一个结实强壮的女汉子！

如果说，生命是一场旅行，那么，路上一定会有坎坷，有悲伤，也一定会听见花开的声音，看见花绽的容颜。但现在的小敏觉得，她已经有了足够的勇气笑对着、经历着、感悟着、珍惜着、感恩着。

她的儿子18岁了。她静下心来写了一本记录儿子成长的书，书名叫《有你，真好！》。正式成书的那一刻，她也很想对这场病说一声："感谢你，肿瘤君！让我遇见了未知的自己。"

乳头内陷就一定是得了乳腺癌了吗？

有些女性朋友来门诊会咨询医生："我乳头有内陷，是不是得了乳腺癌了？需要治疗吗？"

其实，大多数有此疑问的女性朋友的乳头内陷问题是先天性的，从乳房青春期发育以后就呈现出来了。这只能说是一种乳头的发育不良，属于生理性的异常。这种情况完全可以不做任何治疗，当然你也可以根据内陷程度的不同以及哺乳或美观的需求做相应的牵拉纠正或者手术整形。

后天产生的、短期或者突发的乳头内陷，需要警惕。乳腺癌肿块发生在乳晕乳头区域时，会牵拉或者直接侵犯乳头，从而引发内陷。因此，一旦发现非生理性的凹陷要及时就医检查。

"独臂大侠"的传奇

"我今天包了 90 个饺子呢，肉末笋丁虾仁馅的，大家多吃点！"

此刻，延平的脸如同一朵盛开的花，笑盈盈地看着她的朋友们把自己用一只手花了四个小时包的饺子一扫而光，眼神里满满的都是自信。

小时候大家都做过一个游戏，叫作"不会讲话不会动"。大家假扮木头人，站在原地一动不动，谁动了，谁就输了。可延平却说自己是那个唯一动了还赢了"游戏"的"木头人"。

"木头人会动"的故事得从她 42 岁那年开始说起。

厄运接二连三

42 岁是一个女人最有魅力的年龄。和大多数女人一样，42 岁的延平有一个幸福美满的家庭，有一份自己热爱并愿意为之奋斗的事业。

然而，天有不测风云。2006 年，命运之神给了延平一记令她猝不及防的重创：重度脑出血。当救护车一路"呜哇呜哇"急匆匆地把她送到医院时，接诊的医生说她的存活率只有 2%。

紧急抢救后，延平一动不动地躺在病床上，身体在死亡的边缘游走了一个星期。亲人的声声呼唤、延平的求生欲望、医生的决不放弃，终于把她留在了人间。令人遗憾的是延平瘫痪了。只见她静静地躺在病床上，眼珠不停转动着想说话，却吐不出一个字；身体微微挣扎着想起来，却一刻也动弹不了。对延平来说，每一天都是这么的漫长，就像在深渊里怎么挣扎也爬不出来。

脑出血病人的康复是一个艰难和漫长的过程，需要亲人的贴身关爱，需要病人的坚强毅力。

延平的丈夫几乎成了全职护理，请了24小时的护工仍然不能让他放心，白天工作，下班后就来医院陪护。延平看着疲惫的丈夫劝他回家休息，他含着眼泪对延平说："你是我从死神手中抢回来的，我不能再把你弄丢了。"

延平的儿子当时还在读高二，少不更事。母亲一病，儿子仿佛一夜之间长大了，他拿着存了很久都舍不得用的300元零花钱，来到病房对妈妈说："妈妈我爱你，你要快点好起来，这点钱给妈妈看病用。"丈夫与儿子对她的爱深深地感动了延平。

她重新学习走路，咬紧牙关努力站起来，移动着双腿，一步、两步、三步……跌倒了，爬起来再走。就这样，延平付出了超乎常人的努力，终于能够在阿姨的搀扶下走出家门，从五楼下到一楼的院子。尽管每下一个台阶都要休息一会儿，尽管几十节台阶要走半小时，但她还是坚持了下来。这之后她每天双手推着轮椅一步一步地增加练习，从至少坚持走5000步，到有时候能走上10000步。

她重新学习说话，一字一句地发音，"咿咿呀呀"的发声就像回到了孩童，再含糊不清也要坚持说话。每天，她拿着报纸念一小时，她知道自己在念什么，而旁人根本听不清楚，从发声到能够口齿清楚再到十分流利地说话，她说她用了整整十年时间。

她重新学习家务，右手已完全失去了功能，就试着用左手去做一些简单的事，却常常适得其反把家里搞得乱七八糟……有一次丈夫出差了，伺候左右的阿姨也请假回家了，儿子帮她洗了澡。她说，那件事令她终生难忘。从那一刻起，她下定决心，一定要自立自强起来，决不能成为儿子的负担。

一点一点地进步，使延平兴奋地看到了生活的希望。

幸福的家庭都一样，不幸的家庭各有各的不幸。延平信心满满地走在康复的路上，然而厄运却接二连三地赶来。

2012 年，严重的子宫肌瘤使得延平不得不切除了子宫。

2014 年，胆结石的持续绞痛使得延平再次上手术台切除了胆囊。

本以为受了那么多罪，从此会苦尽甘来，可让延平难以接受的致命一击还在后面。2016 年，医生拿着检查报告对她说："从影像资料上看，可以初步确定是乳腺癌。"延平简直不敢相信自己的耳朵，以为是在做梦。她在内心疾呼："命运不公，苍天无眼！为什么病魔总是缠绕着我？为什么磨难都要落在我一个人身上？"

延平又一次躺在了手术台上，做了右乳全切手术，接着身体开始承受化疗、放疗、靶向治疗的巨大痛苦。

42 岁到 52 岁，是女性最值得珍爱的 10 年。延平却每两年上一次手术台，这是常人所无法想象的，也是延平不得不面对的人生经历。

我不能再把你弄丢了

如今，能用一只左手包近百只水饺的延平，每天能自如行走 5000 步，不但生活能自理，还能买菜、做饭、搞卫生、照顾全家，几乎能承担起一个健康人所能承担的所有家务事。今天呈现在大家面前的延平，看似简单又平常，但对她来说这几年过得真是太不容易了！

右侧偏瘫让延平扔掉了所有让她亭亭玉立的高跟鞋，换上了拐杖和轮椅；子宫切除让延平因偏瘫缺少运动而变得虚弱的身体变得更加憔悴不堪；胆囊切除让延平不得不调整饮食结构，原本要通过饮食调理身体的许多食物都得忌口；乳房切除让延平失去了女性美丽的特征，她嘴上不吭声，内心却蒙上了厚厚的阴影。

疾病的几重打击让原本开朗的延平变得很自卑。瘦弱的残疾之躯，或坐着轮椅或拄着拐杖，想与人交流却磕磕巴巴地说不出一句完整的话。爱美，是女人的天性，哪个女人不喜欢被赞美。40多岁的女人在人们眼中的形象总是秀丽迷人，洋溢着成熟美。可延平时刻觉得别人在议论自己、鄙视自己、嫌弃自己。于是，延平不愿出门，不想见人，沉默寡言，面容呆板。

延平的丈夫看着近乎抑郁状态的妻子，看在眼里，疼在心上，他再也不能让延平就这样一天一天地消沉下去。他搂着延平，在她耳边说："我们要相信老天爷是公平的，给了我们这么多的磨难，也一定会送来更多的甜蜜。只要我们坚强面对，生活一定会好起来！"

除了工作，看病，住院，配药，康复训练，丈夫把自己所有的时间与精力都花费在陪伴妻子上，陪着她说话聊天，扶着她走路锻炼，教她操持家务，一起想象着儿子的未来，一起期望着白头到老。

儿子悄悄地学会了料理自己的生活，承担起其他孩子都由妈妈替他们完成的家务。每天上学前，儿子还总会把小狗狗"旺旺"带到延平身边，对旺旺说："我去上学啦，好好地陪着我妈妈。"

亲人的爱让延平的心灵得到了极大的抚慰与治愈。延平暗暗地下决心："丈夫和儿子为我付出太多了，我不能负了他们。我要做一个健康的妈妈陪伴着儿子长大成人、成家立业；我要做一个贤惠的妻子陪伴着丈夫快乐生活、携手到老。"

慢慢地，延平变得平静、豁达、开朗，卸掉了背在身上的沉重包袱，改变了被禁锢在家里的颓废状态。面对右手、右脚丧失功能的现状，她调侃地给自己取了一个"独臂大侠"的网名。她和亲友们说："经过'九九八十一难'，'独臂大侠'又要重出江湖啦！"

"独臂大侠"成了"开心姐"

身体康复的关键是心灵的修复、精神的强大。延平勇敢地走出家门，坐在轮椅上向天空高呼："美好的世界请接收我这个乘风破浪的小姐姐吧！"

渐渐的，人们眼中的小姐姐变成了一个"开心姐"。

延平给自己的轮椅起名为"宝马车"。她开着"宝马车"走街串巷——拜访旧朋，结识新友，感受着亲情友情的温暖；开着"宝马车"拥抱大自然——感受着春的温暖、夏的热烈、秋的韵味、冬的深沉；开着"宝马车"来到博物馆，感受文化的璀璨、历史的沉淀、艺术的精华。图书馆、电影院、音乐会、文化沙龙都经常能看见"开心姐"的身影。尽管无法起舞，但"开心姐"总喜欢在热闹的广场舞中想象着自己的舞姿。

延平的生活就像被打翻了的调色盘，变得越来越绚丽多彩。她迷上了旅游，爱上了自拍，玩上了抖音。她会隔三岔五地跟着旅行团队一起出发——天南海北都留下了延平顽强的身影，山山水水间飘荡着延平欢快的笑声。

延平的每一天都过得那样地充实和快乐，还总想着把"独臂大侠"取得的新成果分享给亲朋好友。当种养的鲜花盛开时，她会邀请朋友一起来观赏；当新做了一道菜肴时，她会邀请朋友一起来品尝；当学会了一首歌曲时，她会邀请朋友一起来歌唱。

意想不到的决定

"生活虐我千百遍，我依然爱你如初恋。"

康复路上，延平从不孤单。每当延平开着"宝马车"上路的时候，总有人会上来问："您需要我帮助吗？"那个时候延平的心是温暖的。她能够重获新生，成为"独臂大侠"，成为"开心姐"，离不开自身的拼搏，离不开亲人的呵护，更离不开医护人员、社会各界、亲朋好友付出的爱。

人人都付出爱，我们的社会就会充满正能量，我们的生活会变得更加美好。每当延平为自己的幸福生活深感喜悦时，总会想应该如何用自己更多的爱来回馈社会。

于是，延平通过各种渠道了解适合自己参与的社会公益活动，她加入了"伊俪沙龙的志愿者团队"，分享自己的故事，鼓励病友积极乐观生活；她加入了"青丝飞扬社团"，把自己的假发捐赠给有需要的人；她参与了"线上视频访谈"活动，解答与疾病抗争中的各种问题。

在一次病友聚会中，延平得知一位好朋友签署了《眼角膜捐赠志愿书》后大受启发，内心激起了一阵又一阵的波澜。

晚上回家后，延平内心忐忑不安地跟丈夫和儿子商量说："我这一生得了这么多的病，是什么原因引起的？可以预防吗？怎样才能更好地痊愈？总有一天会有答案的。我想以后把自己的遗体捐赠出来，提供给医学界做研究，不知道你们是不是同意？"

儿子考虑了几天，终于同意了延平的想法。让她意想不到的是丈夫不但同意，而且表示要和她共同签订《遗体捐赠志愿书》。

亲朋好友纷纷夸奖这一对患难与共、境界高尚的夫妻。延平听了后平静地说："遗体捐献这个事，我真的没有感觉到有多了不起。因为我的人生经历与大多数人不同，每隔两年一次手术的痛苦让我觉得如果医疗技术发展得更快，就不会有那么多人得病。我得病以后这么多人关心我、帮助我，我就觉得应该尽自己所能回报社会，就这么简单。"

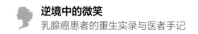

　　我们每个人都无法拉伸生命的长度，却可以拓展它的宽度。延平对自己今天的生活由衷地感到满足与欣慰。曾经的她抗争过，今天的她站了起来，我们衷心地祝愿延平在未来的路上走得更远、更幸福。

乳房肿块应该怎么去发现？乳腺癌又是如何确诊的？

　　乳房肿块的发现需要依靠乳房自检、专科体检和影像学检查。

　　乳腺最常见的医学影像学检查方法包括 B 超、超声造影、钼靶、核磁共振、PET/CT 等。你可以根据诊断的需要选择其中一项或者多项检查。

　　那么，乳腺癌又是如何确诊的呢？对于经过影像学检查和专科医生判断高度怀疑乳腺癌的患者，应进行穿刺活检以获取病理诊断。病理诊断是乳腺癌确诊的标准。

第三章
超越自己

很多时候，我们之所以在历经坎坷之后，长时间地在对还是错、懊恼以及后悔的旋涡里徘徊，无法自拔，并不是因为我们不想出来，而是我们一直在过多地思考着、纠结着，心，无法放下。放下，就是超越自己最好的救赎。

——筠晓

与失眠过招

晓霞，一个名字里蕴含着晨曦与霞光的女子。与她名字相映的，是她两段截然不同的工作经历。前半段，她是孩子们眼中可亲可敬的老师，也是孩子们成长路上那抹温柔的霞光。后半段，她是销售战场上的巾帼英雄，也是同事们心中值得信赖的团队领衔人。身处两个不同的职场，晓霞都付诸满腔的热情，都干得风生水起。

然而，生活这位伟大的编剧，总爱在安好的岁月里加点儿佐料，在平静的湖面上激起点涟漪。

迷茫

记得那一年，春节即将来临，晓霞照例去探望母亲。她喜欢像小时候一样，紧紧地挨着母亲坐着，用家乡方言把新近发生的事儿一桩桩地向母亲娓娓道来。当她轻描淡写地说到四个月前在自己乳房上发现了一颗小疙瘩时，母亲打断了她。

"快去看看！"母亲当时的语气里明显透着深深的担忧。

"节后抓紧时间住院做手术吧！"医生检查后的诊断更让她心慌。

就这样，猝不及防间她被挂上了"癌症患者"的标签。从医院回家的那一刻，她的脑袋一片空白，竟然都想不起刚才把车停在哪儿了。

化疗、放疗、靶向治疗，那年的冬天，好冷。那一年的春节，也索然无味。

妈妈无时无刻地惦记，婆婆事无巨细地叮嘱，丈夫无微不至地照顾，都让晓霞感觉到了从未有过的温暖。

可迷茫也接踵而至。原以为放下工作可以轻松应对的治疗，竟然挡不住一次小小的感冒。之后，她的睡眠出问题了。

她整日咳嗽，潮热难耐，虚汗淋漓。越是暗示自己快睡、快睡，越是睡不着。脑子里翻来覆去的都是："我到底哪里出问题了？"

她想到了那份热爱的工作。她记起了十年前，从管理岗转到销售岗那阵子，因为客户资源缺乏，常年扛在肩上的指标和事事都要尽最大努力的要求，常常让她感到疲惫。那一段时间她经常失眠，难道免疫力低下的"种子"就是那个时候悄悄种下的？

她想到了身体发出的信号。七八年前，有一次，一侧乳房下面几乎一夜之间冒出了几十颗凸起的小红疹，不痛不痒。她疑虑重重地去看皮肤科医生，而医生告诉她，那是免疫力低下造成的。

她想到了最近因为一笔重大业务遭受损失带来的烦恼。为了亡羊补牢，自己和团队经常一起加班加点拼命工作。常年的压力得不到很好的释放与休养，有一段时间，她明显地感觉到身体像用久了的弹簧，一直绷得紧紧的，快要绷断了。

她想到了自己的焦虑情绪。21天一次的靶向药注射，一次比一次难熬，自己以前一觉能睡到大天亮的，现在入睡都要3个多小时，有时甚至到了凌晨还无法入睡。都知道睡眠是最重要的康复"良药"，可越是担心睡眠会影响治疗，就越是睡不好。

她记得最难受的时候，是半夜两三点。她在床上翻来覆去，没有丝毫睡意。有几次她实在熬不住了，不自觉地走到母亲床前，像个受了莫大委屈的孩子，低声呼唤着"妈妈，妈妈！"。70多岁的母亲总是立刻起身，揽着她的肩，安慰着和她一起躺下，等她熟睡后，才悄悄掩上门回到自己床上。

长夜漫漫，自己究竟是哪出了问题？她想，是情绪心态的问题？是药物不良反应在作怪？是身体免疫力低下出现的状况？这日子真难熬啊！

尝试

"我不能总让年迈的母亲担忧劳累，必须想办法来改变这个状态。尽快走出失眠的困境！"在那些转辗难眠的黑夜中，晓霞一次又一次地下着决心。

她开始多方讨教。在医院的长廊上，她和一个个姐妹探讨着失眠问题，静静地听着她们的叙述，经验、教训，默默地在心里整理着、吸收着。在住院的病房里，在治疗的诊室内，她和有经验的医生讨论着如何管理睡眠，按医生的叮嘱，一一用心实践着。她打开喜马拉雅 App，收听关于乳腺癌的一系列讲座。她跑到书店，买了许多关于健康的书籍。《八周正念之旅》《人体自有大药》《因是子静坐》《救命饮食》《非药而愈》，她读了一本又一本。让她体会最深的是潘肖珏老师写的两本通俗易懂的书《我们该把自己交给谁》《人天合一，自然养生》。看到潘老师面对一次次的逆境，不乱方寸，积极求医，从容思考，笑对疾病，最终得以康复时，她感受到了莫大的鼓舞。她想，自己说不定也能这样。不！一定能。

她开始静心思过。看书、听讲座让她领悟到，身体有疾病的人，多半心态也有问题。要么是急性子，要么总是追求完美，要么对自己要求严苛，要么情绪容易受影响。自己的问题在哪儿呢？在朋友的帮助下，白天，她一天做两次冥想练习，让心静下来。晚上，她抄写古籍中一些有哲理的段落，保持心灵的宁静。散步的时候，她选择能够抚慰心灵、充满意境的音乐或者能让自己开心快乐的曲子。古筝版的《高山流水》、李志辉的《一花一世界》、久石让的轻音乐，这些她常听的单曲，一年内单首播放竟达到了 150 次以上。

她开始记录美好。一日三餐她都自己做，丝毫不马虎。她每天都会为买到一些含有优质蛋白的食物和新鲜的蔬菜而欢呼雀跃；她经常向身边的邻居、卖菜的大姐请教烧菜的秘诀，厨艺竟也日渐长进。她在手机上随时随地写着备忘录。她记得最多的是爱人的付出和爱意——她痛苦时爱人柔声细语的鼓励，她心烦时爱人牵着她的手缓缓散步的情景，她疲惫时爱人为她疏通经络响起的那清脆的敲背节奏。她记录着朋友们来访时的欢声笑语，还有从不间断的鲜花、苹果和猕猴桃。她记录着母亲无微不至的关怀、失眠时的夜夜陪伴。她记录着和爱人一起爬山、追剧，一起看宋、元、明、清几个朝代的帝王风采连续剧的情景，赵匡胤、成吉思汗、朱元璋、康熙、乾隆的历史她都已了然于心。她和爱人时不时地会拿电视剧里的台词相互打趣，说说笑笑，充满了生活的乐趣。她把家人的付出、朋友的关爱，以及所有对自己的呵护，化作点点滴滴的记录条，一五一十地保存了下来，并且永远地记在了心里。她还学习制作了一段小视频，配上甜甜的声音——"谢谢你，温暖了我的四季"送给她的家人。她说，每翻看一次这些记录，她的眼睛都会起雾，她的心里亦如春天般温暖。

她开始培养兴趣。音乐、美食、养花、手工、看书、冥想和好友聚会聊天……她的兴趣开始广泛起来，焦虑的状态慢慢不见了，心真的可以静下来了。她爱上了棉绳手工。那温馨的色彩、柔和的触感，有满满的治愈感，她完全沉浸其中，流连忘返。那些浸润着她的愉悦，编织出来的别具一格的小包包，文艺清新的挂毯，独特优雅的花朵，是那么美不胜收。而她，也在这小清新中陶醉了自己。

她开始规律生活。医生说，运动是提升免疫力最好的方法，她记住了。她每天都会按时出去散步，晒太阳。体力好的时候，她就跳起喜爱的舞蹈。为了不让自己的睡眠波动，她放下了所有执着的东西，抛出了所有股票，也清除了一切杂念。她晚上会练《38 节经络操》。她严格作息，不管是否睡得着，中午坚持午休。晚上八点半就早早上床，做入睡的准备。她甚至和爱人分开，一人一间卧室休息，准时熄灯。

慢慢地，她的睡眠改善了，从两点半醒，一点点地挪到了 5:30 自然醒。她通过努力，终于走出了失眠的困境。半年以后，她能够连续睡五六个小时了。一年过去了，她居然能一觉睡到大天亮。看到自己每一次的小进步，幸福感都会随着失眠的消失飘然而至。

如今的她，又开始了新的创业，事业也一帆风顺。工作之余，她又穿起了美美的旗袍。她那不胖不瘦的身材，充满了活力，不施粉黛的脸上也终日闪着自然喜悦的光泽。她对自己说，实在太不容易了，她好开心，好满足。她对自己的未来充满了信心！

穿刺活检是否会导致肿瘤扩散？
穿刺活检是否会刺激肿瘤良性变恶性？

把瘤子扎"破"了，癌细胞还不得"跑"出来？！这是很多患者不愿和不敢做穿刺活检的原因。

然而真实的情况是，目前没有任何可靠的研究证明穿刺活检会造成肿瘤的种植或复发转移。乳腺穿刺活检是一种安全可靠的诊断方法，不必担心因为它而造成癌症的扩散。而且目前的穿刺器械在设计过程中，针芯在穿刺取材后会缩回到套管装置内部，避免了针芯和周围组织以及皮肤的接触，安全性获得进一步提升。

对于确定乳房肿块性质来说，穿刺活检是国际推荐的乳腺癌首选活检方式。通过活检获得明确的乳腺癌诊断，并获取免疫组

化检查的结果，有利于科学制定乳腺癌的综合治疗策略以及精准
设计合适的手术方式。

穿刺活检是否会刺激肿瘤良性变恶性？这只是另一种想当然
地反对穿刺活检的理由而已。良性肿瘤和恶性肿瘤在分子机制、
生长方式、形态特点等方面都有明确的区别。恶性肿瘤的形成更
是具有非常复杂的驱动基因、细胞周期、肿瘤微环境、免疫机制
等。一次穿刺并不具有足以转变肿瘤性质的"魔法"。说直白点，
良性肿瘤穿刺完了还是良性肿瘤。

康复，从改变心态开始

初见筠晓，所有人都会立刻被她脸上的明媚所感染。不说话的她，
圆圆的脸庞，大大的眼睛，脸上挂着一丝素静优雅的笑，怎么看都是一
个大美人。

打开话匣子后，别人才知道，曾经有那么一段时间，她脸上常常
愁云密布，一个人泪流满面。她说，那时候感觉天快塌了，眼前尽是黑
暗，真的不知道人生的出路在哪了。

不算太迟的"反思"

筠晓说自己是那种自我感觉什么事情都能自己搞定的人。记得
2016 年 4 月单位例行体检，她的报告显示，有乳腺结节。那时的她，
虽然也及时去了医院再次做了 B 超，可当门诊医生告知她没什么大问

题时，她的心便立刻放下了。

按照常规，发现结节需要随访，就是 3 到 6 个月定期去复查一次。可当时医生并没有特别提醒，筠晓也就没把随访当回事。要不是 2017 年 5 月初自己无意间摸到了乳房上的肿块，她可能还会拖下去。

不过这次，她有点慌了，先后跑了两家医院，最终都被确诊——她得了乳腺浸润型导管癌，而且已经是 Ⅱ 期了。

和大多数的乳腺癌患者一样，筠晓开始了手术和化疗放疗等一系列的治疗。大半年的日子里，她在治疗周期里上上下下地折腾着、沉浮着。虽然她的饮食起居得到了朋友的细心周到的照料，可毕竟生命亮起了红灯，独自一个人的时候，她的内心里依旧是散不去的阴霾。

头发掉了，她戴上假发出门。白细胞下降了，她打升白针及食补……所有的不良反应，她也都挺了过来。她知道这一切离不开医护人员精湛的医术，离不开家人们源源不断的精神支持，离不开朋友们无微不至的照顾。

可表面坚强的她，在一个人独处的时候，总有一个疑团在心里搁着：到底什么才是自己得病的真实原因？正如很多人都会纠结的那样，她也问过自己："为什么是我？"

她在脑海里盘点着自己的日常生活轨迹。

饮食上，早餐随便对付，爱吃荤菜，晚餐要么外面饭店吃，要么买好多食物大餐一顿，夜宵几乎天天都有。

生活上，熬夜是常态，作息根本无规律。情感经历一波三折，遇事只能一个人面对，负面情绪无处释放。晚餐后，不爱运动，"葛优躺"是她的习惯动作。

性格上，她有点儿较真，无论大事小事，都要面面俱到，凡事都想追求完美。

难道这些就是自己得乳腺癌的诱因？她问自己。是，好像又不全是。

她说："那时候感觉天都塌了，怀疑自己、怀疑人生，甚至怀疑整个世界，不知道怎么才好，整个人状态特别不好。"

"裁"出来的新生活

很多时候，我们之所以在历经坎坷之后，长时间地在对还是错、懊恼以及后悔的旋涡里徘徊，无法自拔，并不是因为我们不想出来，而是一直在过多地思考着、纠结着，心，无法放下。放下，就是超越自己最好的救赎。

筼晓从得病到治疗，再到渐渐地康复，也经历了那么一个阶段。庆幸的是，她在亲人的关怀和朋友的帮助下，终于拨开乌云向着光亮处走了出来。治疗一结束，筼晓就回到单位办理了退休手续。那一年，她还不到 50 岁。她说，既然已经"撞了南墙"，就要懂得及时回头。她感谢这场病给予了她最严重的警告。她说，从现在开始，她要对自己好一点，为自己而活了。

每个人在生活中都有兴趣点，而这个兴趣点一旦被激活，生活便有了新的意义。促使筼晓尽快回归正常的却是一个她从小就喜欢的一个爱好。

"筼晓，帮我做一件马甲。"

"筼晓，帮我把衣服的拉链换一下吧。"

筼晓从小就喜欢裁裁剪剪，年轻的时候，曾经跟人学过做衣服，后来因工作、结婚、生子，她几乎遗忘了这项手艺。康复期间，在朋友们的鼓励下，筼晓重新拿起了她的裁剪刀。

筼晓的朋友们也有意无意隔三岔五的，会给她带来一些特殊的"订单"。

剪刀、针线、布料、缝纫机……筠晓的心里开始装不下更多的阴郁和空虚了。这些看似不起眼的东西，成了她爱不释手的工具和材料。

量尺寸、划线、裁剪，神清气定地坐在缝纫机前，娴熟地穿针，来回地缝纫，在"哒哒哒哒"的转轮带动机针的声音里，将一件件给家里的老人、身边的友人设计制作的衣服，给大朋友、小朋友们做的棉鞋、绣的荷包，如珍品一般地陈列出来。

当朋友穿上她亲手缝制的衣服美滋滋地站在穿衣镜前左看看、右看看时，她的内心里充满着快乐。缝纫机上上下下跳动的针头，不知不觉地成了她描画新生活的专用彩笔。她的手艺越来越被大家认可了，与此同时，她脸上的笑容也越来越多了。

筠晓说："我是个闲不住的人，有事做也就不会想那些烦心事了。"她说，自己真正的"康复训练"也是从重新拿起裁剪刀的那一刻开始的。

最好的疗愈良方

每个人都在争取一个完满的人生。然而，世界上没有绝对的完满。所以，生命里有一门功课叫作接受。筠晓开始坦然地接受病痛，接受身体的不完美，接受家庭的种种遭遇。

筠晓说，单亲的家庭总有许多麻烦事儿要自己扛。一家四口人，爸爸90岁，妈妈84岁，还有一个儿子27岁。老人病痛缠身，孩子烦恼不断，一旦出事，筠晓总是那个挺身而出的人。她不无自豪地说，好在这一切现在都挺过来了。

她现在觉得，在大难大劫面前，最好的疗愈良方是心态。这世界一切都在未知和变化之中，唯有自己的心态是可以掌控的。愁也一天，乐也一天，愁中寻乐，乐中消愁，是最好的人生解药。

她记得专家说过，对于肿瘤患者来说，运动也是很好的疗愈良方。对于体质比较虚弱的患者，最适合的运动类型是有氧运动，比如散步、快走、慢跑、骑自行车、太极拳、八段锦等。体质较好的，则可以选择跳绳、游泳、俯卧撑、平板撑、深蹲等。

康复期的筠晓选择了游泳。她彻底告别了过去那种起居不规律的生活方式，精心地安排着家事，安排着自己的膳食，再不无所谓地熬夜，或者晚饭胡吃海喝了。

她尤其喜欢在水中游泳时的感觉：身体悬浮在水里，身心得到了彻底的放松，一呼一吸之间有规律地上下起伏。那种自由放松的状态，令她身体的各部位都开始有序地律动，全身的骨骼、关节、肌肉、韧带和神经都无比的舒畅。

她说，坚持了一段时间后，她的身体素质明显提高了，呼吸功能和肺活量增强了，人体的微循环系统也得到了改善。最重要的是，她的免疫力增强了，夜晚也很少失眠了。

重新定义了生活的内涵和意义之后，筠晓有了自己喜欢的事情，有了自己独享的快乐，也多了一群可以心心相印的朋友。她成了浙大一院乳腺外科伊俪公益里比较活跃的小主持、访视群里爱心满满的志愿者。

她的生活再一次起航了。她说她现在的生活过得非常充实。隔天去父母家力所能及地帮着做一些家务，忙完家务之余，也会做一些对他人有帮助同时自己也觉得快乐的事。她还经常抽出时间来，看看书，听听音乐，做些美食，或者闲暇时和好友们聚聚，让自己的心情放松一下。

她说，人生后面的路或许还很长，也或许并不长。我们只有感受生活赋予我们的一切，快乐地过好每一天，把每一天都过得有质量、有价值、有意义，才算是真正对得起自己。

筠，竹子也。晓，拂晓，早晨。我们愿筠晓今后的日子如同在春天清晨生长的竹子一样，经历过漫长的黑暗，在沐风沥雨后一发冲天、节节向上。

乳腺癌是怎么引起的？早期有明确的信号吗？

常常有朋友会问，乳腺癌是怎么引起的？其实乳腺癌的发病原因是多方面的，目前已经发现与乳腺癌相关的遗传基因主要有十余种，如 BRCA1 基因、BRCA2 基因、PALB2 基因、CHEK2 基因等，这些基因突变的人群罹患乳腺癌的概率不同程度地高于普通人群。从流行病学的角度来看，乳腺癌还和家族史、不合理饮食、不良情绪、性激素水平紊乱等因素都有一定的相关性。

那么乳腺癌有没有明确的信号呢？比如乳房肿块、乳头溢血等就是乳腺癌的常见症状。一经发现，决不能迟疑拖延，一定要立刻去就医，为尽早治疗争取时间。

抗癌路上的"他山之石"

人们常把可以用来借鉴的经验或者教训，称作"他山之石"。可默默却说，她是那块可以在未来的生活中被雕琢成玉的坚硬的石头。尽管历经了风吹雨打，但她还是坚信自己的生活会越来越好。

她过上了憧憬的生活

默默出生在20世纪50年代。和打着那个年代烙印长大的孩子一样，她小时候是啃过糠饼的。长大后，她始终没有忘记读书学习，不断地从书本里汲取着生活的营养，让她在那个物资匮乏的年代里，精神始终保持着充盈。

20 世纪 70 年代末期恢复了高考，默默凭着自己日积月累的知识搭上了那一班"特快"列车，毕业后成了一名光荣的人民教师。30 多年来，她站在讲台上，用嗓音引领着孩子们的未来，用粉笔燃烧着自己一个又一个今天，直到花甲之年。

终于退休了，她可以自由自在地过上老有所学、老有所乐、老有所为的日子了。那是默默曾经无数次憧憬过的日子。真好！书法、剪纸、打球、太极拳、广场舞等，她一样样地学习着、快乐着，默默快要把寻常的日子过成诗了。

为了弥补年少时的空缺，目睹大自然的美好，她把脚印留在了山山水水间。她和朋友们先后去了多年期盼的西藏、贵州，领略不一样的民族风情。她把快乐铺洒在异国他乡，从美国的东部走到西部，一路欢笑、一路疯狂，吃喝玩乐，照相购物，发朋友圈与大家分享，真正意义上的开心无比。

默默觉得，这样的日子是苦尽甘来的回馈，是晚年生活的真实，也是她内心憧憬成真的写照。

晴天里的一声闷雷

在美国旅行期间，单位通知她参加一年一度的体检。倒完时差，她坦然地去了医院。默默清楚记得那天是个周五，当她做完所有体验项目呆呆地回到家后，脑子里挥之不去的是 B 超医生的话："乳房结节，级别为 4b，你必须去做进一步检查。"

默默拨通了家所在地的医院乳腺科主任医生的电话，约好第二天去医院。可检查结果犹如晴天里的一声闷雷，医生告诉她："乳腺手术必须做，病情状况有待进一步检查。"

一直扑在工作上从不叫累、从不落伍的她，这下懵了。刚刚开始的退休生活还未真正体验够，难道她的人生舞台就要被拉上黑黑的大幕了？

周日，她在妹妹的陪同下，背起行囊去了杭州，浙大一院乳腺外科的结论和当地医院如出一辙——乳腺癌。等待她的是双乳切除手术。

人生的晚霞刚刚绽放，生活的五彩还在眼前，她突然间就掉进了深渊。"我的乳房……"将要失去女性独有的美丽了，默默哭了，哭得很伤心。

入住病房，她心中的忧伤还在。默默看到病房里的姐妹们，有的没了乳房，腰上挂着手雷似的瓶子，血水从体内通过管子滴入瓶里。她抚摸着自己将要失去的乳房，心里想着即将等待她的放化疗，在夜深人静的时候又一次哭了。

可彼时的默默还不知道，她的劫难还不止这些。8 小时的手术倒是成功的，但离开医院之后，她的生活还是发生了质的变化。美丽的乳房没了，本来健康的人变成了癌症患者；生活无法自理了，照顾别人的人需要别人照顾了。

接下来的日子要放化疗，要去医院配药复查，双手不能提重物，要整整一年的治疗期。就在她人生最需要陪伴的时候，她的丈夫却提出了离婚，头也不回地转身离她而去了。她的身边只剩下妹妹和女儿。

这接踵而来的劫难让默默一时无法接受，精神压力特别大。白天恐慌害怕，夜里经常失眠，身体状况急转直下。

用意志战胜病魔

好在身边还有她的兄弟姐妹、她的宝贝女儿，还有医生和护士的关心。这让身心俱疲的默默多少有点安慰。通过和医生们的交流，默默渐渐懂得了乳腺癌是体外病，已经有 100 多年的治疗经验了。患乳腺癌是不幸中的大幸，它的治愈率在所有癌症的前列。她在了解和沟通中开始重拾信心。

与她同病房的患者有比她年长的，也有年轻的。共同的经历，让共患难的她们走在一起抱团取暖。借助医生、护士、志愿者、家属的力量，默默和病友们一起，淡化了精神负担与恐惧心理，树立起了相信医生、相信科学的信心。她的心情从不愉快转为欣然接受。她从无法接受生病的现实又回到了对美好生活的憧憬与向往。

她说，不同的治疗阶段有不同的目标，她一直是以意志战胜病魔的。确诊住院、做手术、切除乳房，她顾虑的是病症的结论、手术的成败；先化疗后放疗，她顾虑的是用药后的反应、如何康复护理。这一切过后，她顾虑的又是如何尽快自理，不成为他人的累赘。关关难过，关关都得过。

默默说，从手术到现在已经有 7 年了，在医生和护士的指导下，在亲人、朋友、学生的关心、帮助下，她借着他人的力量，也靠着自己的意志一步一步地撑过来了。

她说，一次次的治疗，一次次的折磨，就是一次次对生命和意志的考验和历练。以自我调整为中心，借助身边乳腺癌患者及家属讲述每一个治疗阶段的感受，还有志愿者们分享的励志故事，咬咬牙，挺住了也就挺住了。

经历过磨炼、坎坷、纠结、心痛、抗争，不算是百炼成钢，也算是闯关成功了。如今，默默已经愉快地回归到了社会，依旧快乐地生活着。

"过来人"有话说

默默说，作为过来人，作为"老大姐"，她有几点心得可以作为"他山之石"，愿意与大家分享。

一、放下一切，学会自我管理。作为"老牌"病人，默默说，生病的过程肯定是痛苦的，康复的过程也不会一帆风顺。伴随着治疗的进程反反复复，以及身体的修复状况时好时坏，情绪起起落落也是正常的。但病人一定要有向阳而生的意念，努力管理好自己的负面情绪，积极地配合治疗，争取早日康复。

二、驱除孤独，参加各类活动。作为浙大一院乳腺外科的病人，默默觉得自己是很幸运的。医院每季都会专门为乳腺癌患者举办各类活动，从主任、医生再到护士，他（她）们经常为大家作专题讲座。如果有需要，还可以在患者群里随时与医生，护士零距离交流。默默说，所有这一切都是为了引领患者们不可自暴自弃、自怜自艾。她就是通过多多参加活动，来获取满满的正能量的。

三、经常锻炼，做好固本强基。默默回忆起以往的生活，深切地体会到，身体病了，肯定是有原因的。所以她改掉了生活中的许多不良习惯，比如不注意休息，不注重营养均衡，喜争强，好生气，常常透支身体，等等。她说，她现在学会了根据身体情况多锻炼，多融入社会，多走出家门，多从书本及志愿者故事中寻找榜样，从精神上鼓励自己，在生活中娱乐自己，让自己的生活过得有滋有味。

四、手留余香，参与志愿公益。经历了病痛磨难的默默如今经常会去病房里与姐妹们一起聊聊自己的术前术后，告诉姐妹们既来之则安之，放下一切，以积极心态战胜一切。在老家遇到类似的病人，她也会与对方交友交心，乐呵呵地给予帮助，并成为她们的知心姐姐。她参加了浙一医院乳腺外科的伊俪公益组织，当起了爱心志愿者，还参加了老家的海鸥义工队。她说，赠人玫瑰，留有余香，以健康人的心态快乐地生活，本身就是一场修行。

人生的经历是一笔财富，尤其是经历过风雨的人生，更加珍贵。默默说，她遇到了不幸，却是一个幸运儿。她感恩生长生活在这样的年代，感恩热心负责医技高超的医生护士，感恩国家的医疗保障，感恩她遇见的每一位志愿者姐妹。她说，她会不负众望，继续坚强地活出自己人生的精彩！

小乳房是否会得乳腺癌？乳房的哪个部位最容易患乳腺癌？

经常有一些乳房较小，但仍然不幸得了乳腺癌的患者抱怨：自己乳房已经这么小了，怎么还会得乳腺癌。专业医生告诉你，乳腺癌发病率和乳房大小不成正比，小乳房和大乳房得乳腺癌的概率类似。当然，流行病学的数据告诉我们，对于绝经后的女性来说，肥胖人群罹患乳腺癌的概率高于体重正常的人群。

那么，乳房的哪个部位最容易患乳腺癌？

从医学上来说，乳腺癌是发生在乳腺组织的癌症，也就是可能在乳房的任何一个有腺体的部位发生，其中最为好发的部位是乳房的外上象限，该区域腺体包括了向腋窝延伸的腋尾部乳腺组织，所以乳腺组织总量多于其他象限。而副乳腺和乳腺一样，由于同样具有乳腺腺体组织，因此也可在此部位发生恶性肿瘤。

我想要的不是一个 5 年

"人生如梦，岁月无情。蓦然回首，才发现人活着只是一种心情。穷也好，富也好，得也好，失也好，一切都不如一个健康的身体。"

摊开稿纸，包包提笔写下的是这样一段话。那一年，她才 34 岁。

好消息与坏消息

2019 年，包包的心情就像坐了好几回过山车，忽高忽低，起起伏伏。

开年顺利，包包很开心找到了自己满意的工作。她感觉自己像极了自由翱翔在天空的鸟儿，放眼望去，哪儿都有可以栖息的森林。而她已经选中了最心仪的那棵树。

新单位报到前有几天空闲，她想着自己胸部残留的奶块，何不趁空去医院看一下？而 B 超医生却对她说："你这个不是奶块，有点问题。"

"什么问题？纤维瘤？良性囊肿？"她轻松地问。但医生却严肃地说："你这个乳腺结节已经被定了 4a，需要穿刺或手术。"

"哦！"她还是很轻松地答应着。

那天晚上，她对照检查报告单上的结论，上网查了查：边界不清，有血流信号。一切的指向都预示着她的乳房很有可能出问题了。她的心这才开始沉重起来。

她想到了她才 1 周岁的儿子，想到了单身的老爸就自己这么一个女儿，想到了自己努力考大学、努力工作、努力过好的生活，有些悲从中来："我才刚结婚生子，人生才刚刚开始啊？天啊，请别和我开这样的玩笑，行吗？"

抱着侥幸心理，第二天她去做了穿刺。医生让她别紧张，说也有可能是良性的。就这一句话，让包包开心了好几天。那几天，她觉得她是幸运的。那几天，她吃的每一餐饭都是最有味道的。

儿子周岁生日那天下午，当她沉浸在当妈妈的成就感中准备好好为儿子庆生时，医院来电话了。她被告知确诊了，是乳腺癌。

她泪眼婆娑地看着点燃了蜡烛的蛋糕，看着儿子那张一直在笑的充满童稚的小脸，忽然有了一种胸闷气短的感觉。那天她没哭没笑，思绪却乱极了。晚上她摸着熟睡中的儿子，一夜没闭眼，精神有些恍惚，她幻想着会不会医院弄错人打错电话了？

可事实是无情的。报告单上白纸黑字，清清楚楚。她在医院走廊的楼梯口给被她当作妈妈的姑姑打了一个电话，还没说清楚是怎么一回事，便悲恸不已，放声大哭。

电话的那一头，姑姑好不容易从她断断续续的叙述中知道了事情的原委。

人在此时，单纯的安慰其实没什么用。姑姑用亲身经历安慰她："别哭，别哭。我患的是淋巴癌，医生当时说治不好了，化疗时随时可能人就没了。可我已经活了 8 年了，不是也好好的吗？现在技术那么好，你首先要了解的是到哪里去治疗最好，去找那个医生最好。已经发生的事情没办法改变了，那就努力让事情往好的方向走吧！"

只不过是睡了一觉

包包最终决定去浙大一院开始漫漫的治疗之路。大医院其实是很磨人耐心的。包包心急如焚地想早点把病灶拿走，可奈何医院人太多，只能先办理预入院。

在医院填写个人资料时，医生对她说："现在乳腺癌 5 年生存率已高达 90% 以上了，你就安心治疗吧！"可虽然发现的有些晚了，但包包想要的不是一个 5 年，而是很多个 5 年。她希望自己能帮爸爸安度晚年，能看着儿子成家立业，能快乐地和爱人一起到老，能为对她付出了许多爱的亲人们做些什么。

一系列的检查结论表明，包包乳房的硬块一共有三个，都在九、十点方向。两个医生看了她的情况，都说手术中可能无法保乳，并向她提出了假体置入的建议。可那时候，她的内心不够强大，不想去想这些问题，也不乐意去面对，只想着把不好的东西赶紧切掉，手术后尽快回家。

所以，当第二天早上主任看了说她胸大，切除后可以保乳时，她虽然有些心动，却在家人的反对中最后放弃了这个想法。

医院里病人太多了，包包的手术是晚上最后一台。当她在手术台上意识开始清醒过来时，感觉有人在绑她的胸部，然后她看到的是主任的笑脸。

当主任说"醒了，醒了"时，一种从来没有过的强烈意识重新回来了。"活着真好，活着真好！"术前的恐惧远离了，她感觉到了自己的呼吸，听到了周围的医护柔声细语的说话声，却没有任何的疼痛感。"呵！好像只是睡了一觉。这回讨厌的病魔终于离我远去了！"她心想着。

被推回病房时，包包听到姑姑和嫂嫂正在问什么时候手术可以结束，那声音她突然感觉特别亲切，泪水又不自禁地流了下来。这泪不是因为疼痛，而是觉得自己对不起家人。因为妈妈的早亡，她所有的人生重要关头都是在亲戚的呵护和帮助下度过的。

深夜 12 点钟的回复

因为家住余杭，来回不方便，后续的治疗定了让包包回原籍，其实包包心里是不愿意的。可主任说，方案定了，治疗程序和标准都是一样的，还帮她联系了她家附近医院的医生。走的时候，包包心想，碰到这么好的医生真好。

第一次化疗，敏感的包包就吐得要死要活，那时的她心里想还好没在浙大一院化疗，要不然就躺在回家的路上了。可化疗的过程会出现什么情况，她还无法预知。博学广览的她觉得自己这方面的知识太贫乏了。

"咦！我要是把它记录下来，对以后和我一样的病人是否有参考价值呢？"于是《包包化疗日记》就此产生了。

"2019 年 8 月 14 日，第一次化疗。环磷酰胺 1.1g，表柔比星 160mg，陈主任定了量。可是老公不放心，咨询了傅主任。第二天陈主任来说，和傅主任电话商量确定 160mg。一下子，我就像吃了定心丸一样，心踏实了。

化疗进行到傍晚五点多，在挂红药水时，我还没吃饭，没啥感觉，等红药水挂完，挂护肝药时我吐了，憋都憋不住的那种。十点多护士来给我打地塞米松止吐，我怕吐多了脱水，就喝了点水，结果吐得更多。直到晚上 11 点多，我老公看得有点害怕了，咨询了傅主任，主任 12 点回复了，还发了止吐的链接文章。当时，我超级感动，信心也随之增强了。吐得厉害时，我就安慰自己，这是在杀死癌细胞。它们在战斗，我也要坚强一些，持续下去就可以全部消灭光。第一次化疗结束后半个月头发就开始掉了，一狠心理了个光头。"

2019 年 9 月 4 日，第二次化疗。

2019 年 9 月 26 日，第三次化疗。

......

病痛中的包包，把八次化疗的所有经历和感觉都详实地记录了下来，洋洋洒洒地写了整整一大篇。

她说反应最强烈的是第四个化疗，化疗结束一周了，她还是吃什么都吐，体重一下子下降了 4 千克。她有些害怕了。妈妈是得了胃癌没的，自己会不会也……她没敢再往下想。

好在后来慢慢好起来了，特别是后面四次化疗，她几乎没反应，每次化疗前她会服用地塞米松药，用药 3 天，每次 11 颗，也没有打升白针。虽然期间抵抗力差了很多，一次是皮肤过敏，一次得了红眼病，三次感冒，但她都硬撑着熬过来了。她说，回过头看看不过如此。

她为化疗的结束而感慨："人生最艰苦最悲惨的日子终于熬过去了。我的康复之路开始了。"

化疗日记里写下的感悟

《包包化疗日记》的最后，年轻的她以"过来人"自居，老道地写下了这样一些感悟：

关于自己的身体。身体有异常和不舒服，要早点去医院查看，不要自以为是，毕竟自己不是医生，专业的事情交给专业人士做。过去的无法改变，我们应该勇往直前，往后尽量多关爱自己。

关于自己的病情。没必要多想，因为无论你是属于那个阶段的，你都没办法改变了。只要医生没拒绝你，你就是有办法治疗的，就得积极配合，争取早日回家。要保持好的心态，坚持康复锻炼，那样无愧于心也不会后悔。好多人活了几十年都好好的，人家可以我们也可以。

关于用药。很多人都会问进口的好还是国产的好，因为每个人的吸收和排解能力不一样，相对来说不良反应小点的比较合适，但得根据自身的经济条件和身体承受能力去选择，毕竟这是一场持久战。

关于全切、保乳和重建。听医生的建议，然后问问自己的内心。因为任何事情都有两面性。全切的人会想，运动时多有不便，我要是保乳或者重建就好了。保乳的人会想，早知道全切了，省得提心吊胆的。重建的人遇到不适也会想，当初还不如不做。所以你要做的就是听医生的建议，相信医生的专业知识和实践经验。

关于长效升白针。有些人骨头痛会说医生就是为了提高收入才让人打针的。其实不然。医生接触病人多了，按照经验来定，有些人吃得好一点，白细胞就可以升上去了，有些人打了长效升白针中途还是低，还得去补短效的。总而言之，不舒服多和医生沟通，相信你的主治医生。

关于放疗效果。有人说半年内放疗效果最好，但是 8 个大化疗后一般时间都超了。所以化疗结束的姐妹们，要提早预约，提前预约做模具和定位，等待大概 7~10 个工作日就会来通知。建议放疗第一天去门诊时，要去咨询后续需要的防护药膏以及注意事项，还有需要跟进注意哪些指标。

人生，就是一泓平静的水。包包说，当她为自己的心放空了忧愁和烦恼时，才觉得自己就是一朵自在的云，身空心静，云淡风轻了。

她发自内心地感谢那些在她最痛苦的时候精心医治和护理她的医生和护士，感谢他们无论在治疗还是饮食上，都能不厌其烦地回答她的疑惑。

她衷心地祝愿他们健康平安，也愿自己早日远离病魔，在一个又一个 5 年的康复路上越走越远，直到否极泰来。

超重、肥胖的女性更容易患乳腺癌吗?

答案是:正确。

超重、肥胖不仅容易引起高血压、高血糖、高血脂、心脏病、脂肪肝等问题,而且还与多种癌症有关。

2018年5月美国癌症研究所(AICR)和世界癌症研究基金会更新了迄今为止关于生活方式和癌症预防的最全面和权威报告:超重和肥胖大大增加了至少12种癌症风险,其中包括"四大癌症"中的三种(乳腺癌、结肠直肠癌和前列腺癌)。

根据中国体重指数(BMI)参考标准:BMI等于或大于24为超重,等于或大于28为肥胖。大家请拿起手头计算器,根据公式"BMI = 体重(千克)/身高(米)的平方"进行计算,可以看看自己是不是该减肥了。

旅游,是她加固健康的支撑

总听人说,现在的医患关系紧张。医生一心只想多收钱,患者却希望又快又好又省钱地看好病。玫子人到中年,身体一直很健康,平日里连小毛小病都很少,对此自然没有真切的体会。可2018年那年,玫子病了,辗转于多家医院的她,对医患关系也有了感同身受。

她们都有颗敬业的心

2018年6月,天气闷热,吃晚饭的时候,玫子一低头,忽然看见自己衣服上有一些星星状散布的小红点儿。

"吃饭漏嘴了？"这是玫子的第一感觉，爱干净的她立刻换洗了衣服。几天后，当玫子又一次发现同样的红色小点点后，还以为那天的衣服没洗干净。

过了几天在上厕所的时候，可能是因为挤压的缘故，玫子的胸前有点湿漉漉的，仔细检查后，她才发现是右侧乳头有血性液体渗出来。玫子这时候头脑开始清醒了——原来前几天发现的并不是什么汤汁印迹，是她的乳房出问题了。

很少跑医院的玫子想当然地认为乳房问题应该属于妇科问题，她去了妇保医院。医生稍一诊断便很肯定地对玫子说："需要住院并立刻手术。"玫子虽然有些心理准备，但还是被医生的迅速判断吓懵了。

妇保床位紧张，住院要等一个月左右。既然板上钉钉，逃不过了，玫子也不想等那么久了。她上网查询了所有关于省内乳腺外科的介绍，直接锁定了浙大一院。

医院乳腺外科主任根据各项检查报告，反复斟酌后决定亲自给玫子做一个B超，整个过程做得非常仔细，医生慢慢搜索，反复比对，最终锁定了病灶。当主任亲自安排好玫子住院开刀的日程后，玫子那颗忐忑的心才暂时安放了下来。

记得一篇医学杂志曾报道过，说肿瘤病人大多不是死于疾病本身，而是被抱怨和恐惧压垮的。玫子也经历了从担心、害怕到坦然面对的过程。等待手术的日子里，玫子将女儿送去国外读书，然后一身轻松地回来迎接手术。

7月中旬第一次手术，主任亲自主刀，医护们跟玫子说说笑笑，打消了玫子的紧张感。手术很顺利，当台活检，淋巴扫描，都未见肿瘤，玫子暗自庆幸。可十天后的病理切片，却给了玫子沉重的一击——是恶性肿瘤。

第二次躺在手术台，玫子的心已经很平静了。主任说她还年轻，可以在右乳全切的同时进行假体重建。玫子在被全麻前和醒来后，看到的一直是医护们真诚的笑容，她们柔声细语、充满温情的语言，缓解了玫子对手术未知的迷惘和术后护理无知的焦急情绪，也让她忘记了害怕。

玫子说，从妇保对病情的迅速判断，到浙大一院乳腺外科团队的精准治疗，都让她觉得医患关系实质上是一个"利益共同体"，而"战胜病魔、早日康复"是双方的共同目标。只有医患双方协同配合、积极治疗，才能求得比较好的治疗效果。

她是我的榜样

良好的心态、愉快的心情有助于身体康复。2018年年底，玫子退休回到了家，正好安心康复。她像一块干燥的海绵一样，吮吸着所有可以滋养生活的水分。舞蹈、瑜伽、插花、毛笔书法、国画、手工制作、陶笛，她什么都学。

渐渐地，玫子在舞蹈和瑜伽的学习中，发现自己的身体有柔韧度了，手脚变得灵活了。她在插花中享受着艺术，在花草前绽放着笑容。她在画画的同时修身养性，心，安静了下来。她在学习陶笛的吹奏中，肺活量增加了。她每天把自己的生活安排的充实而有趣，疾病的阴影渐渐地淡了。

经过大半年的修身养性，静默在家的玫子开始按捺不住了。在和家人们达成共识后，2019年3月，玫子报名参团，独自一人开启了摩洛哥观光之旅。

摩洛哥首都拉巴特是一座充满异域风情的城市。玫子跟着导游游历了充满霸气的白城拉巴特、温暖的红城马拉喀什、肃穆的黑城梅克内斯、千姿百态的蓝城菲斯四大古城，去了大名鼎鼎的卡萨布兰卡，在三毛生活过的撒哈拉沙漠等待日出，在大西洋和地中海交汇碰撞处感慨万千。

第一次一个人出远门，同行的室友自然成了她最好的朋友。此后，玫子又和这位室友一起结伴去了河南，游历了少林寺、龙门石窟和以"挂壁公路"闻名于世的郭亮村、愚公移山之红旗渠、因包青天闻名的开封府以及位于巍巍太行山脉的云台山。

在郭亮村，玫子遇到了一位年长她一轮、跟玫子有着一样病史的姐姐，只是姐姐的病比玫子严重得多，治疗中吃的苦也更多。这位姐姐拖着因治疗而发胖的身体，全程中能步行就绝不坐游览车，行走在崎岖的山路上也从不叫苦叫累。玫子有点心疼她，可她却告诉玫子，正是因为生病了，才要更加坚强地活着。她还告诉玫子，平时要积极锻炼身体，空闲时间多出来走走看看，调节调节心情。她说，旅游对恢复体力和增强体魄都大有益处。

这位姐姐的乐活精神深深地感染了玫子，玫子在心里暗暗说，她就是我学习的榜样。

强身健脑，我要出去走走

自此，玫子奔赴美景的脚步再也停不下来了。

一次，她和发小一起游览了景色迷人戴冠石林的湖北恩施，天坑、地缝、绝壁、峰丛、岩柱群、溶洞、暗河，美丽的奇景让她目不暇接。可走着走着，玫子的呼吸越来越粗，直到气喘吁吁累晕在地。最后她是坐着轿子才到达山顶的。

这让玫子深深地体会到，要想看看这个精彩的世界，没有强健的身体肯定不行。回到家，她制订了系统的锻炼计划，每天吃完晚饭，休息半小时后开始两小时的跳操锻炼，每月去爬一个小山头。

身体是好起来了，新的问题又来了。她的大部分观光旅程是在随队的紧跟中囫囵吞枣地走过的。那次与老同事一起游历了陕西，她们探访了秦始皇兵马俑、中国四大皇家园林的华清池、红色圣地延安、壮观的壶口瀑布、天下奇险第一山——华山、馆藏丰富的陕西历史博物馆，以及规模最大的唐代四方楼阁式砖塔——大雁塔。它们的历史价值、研究价值、人文价值，玫子都很想知道，却又知之甚少。那次西安之旅回来后，玫子通读了好多史书，好好地恶补了一番。

此后，玫子每次出发前，都会认真阅读历史资料，尽量了解当地风俗，也就是人们常说的做好出行前的功课。她觉得那样出去走走看看，要比走马观花地到此一游更有味道。一有机会，她就想往外跑，远的就是出国——徜徉在尼罗河畔、金字塔边、瑞光大金塔下；近的就在杭州——闲逛在西湖旖旎的景色里，流连于周边秀美的山水中。

起初，玫子因为服药，手臂及髋骨关节处的润滑度都不够，行走并不轻松。有时候到了一些艰苦的地方，旅行社安排的住所没有电梯，几十千克重的行李箱，成了玫子最大的负担。对经历两次手术、手伸不直腿抬不高的玫子来说，每一次都是生命不可承受的重。也就是说，玫子的每一次出行，都是对她的一次考验，都是身体和心灵适应修复的过程。

玫子说，其实连续频繁的出游，对一个术后不久的人来说，需要面临的困难与阻力是可想而知的。她一方面要征得家人的同意，反复解释以安抚他们的担心，以达成共识；另一方面要克服来自自身和途中的困难。但对于玫子来说，旅游早已不只是山清水秀的醉人风光、行云流水的杂记日志，而是她延续兴趣加固健康的支撑。而她的身体和头脑也都在她的足下变得强壮和充实起来了。

因为热爱，所以执着；因为执着，所以有动力。兴趣生成了一股强有力的支撑，它像杠杆一样撬动着玫子的生活，并形成了一个新的健康支点。所以，玫子想告诉那些有着同样病程的姐妹们，生病并不可怕，只要调节好情绪，坦然面对，不问西东，向阳而生，就能像她一样，恢复体力，活力满满，继续用脚步去丈量山海江河的美好，用相机去记录世间百态。

时间是治愈最好的良药。转眼 7 年过去了。玫子时常还会想起那个闷热的夜晚、那个躁动的夏季、那场热浪里的手术——从开始的不安、忐忑、失落，到现在的坦然、从容、放飞。现在的玫子和好多有着同样经历的姐妹一样，就是一大片格桑花，给点阳光就齐刷刷地绽放着、绚烂着。

乳腺癌年轻化的误区有哪些？

误区 1："我的家族没有乳腺癌史，所以我没有患乳腺癌的风险。"或"我妈妈得了乳腺癌，我也会患乳腺癌。"

【真相】只有 5%~10% 的乳腺癌是遗传性的，此类具有明确遗传基因突变的乳腺癌称为遗传性乳腺癌。家族性乳腺癌是指在一个家族中有 2 个或 2 个以上具有血缘关系的成员患有乳腺癌，是呈现出一定家族聚集性的乳腺癌。

不是说你携带了乳腺癌相关的突变遗传基因或者家族内有多个乳腺癌患者，你就一定会患乳腺癌，而是你患乳腺癌的概率比正常人有所增加。反之，即便既没有遗传基因突变也没有家族史，也不能说明你就不会患乳腺癌。不良的生活饮食习惯、不良情绪、肥胖史等因素都可增加乳腺癌的风险。

总之无论有无家族史，定期筛查都至关重要。有家族史的女性则更应该密切关注。

误区 2："40 岁以上的女性才会得乳腺癌。我太年轻了，不用杞人忧天。"

【真相】这种疾病影响所有年龄段的女性。女性乳腺癌的发病率在 0~24 岁年龄段相对处于较低水平，从 25 岁起，其发病率呈现逐年上升趋势，45~55 岁乳腺癌发病达到第一高峰期，65 岁左右是第二高峰期。建议对于乳腺癌高危人群提前筛查（40 岁前）；40 岁以上的女性应该进行定期筛查。然而无论年纪大小，只要发觉有肿块，就需要去完善检查，及时就医。

误区 3："医生没有摸到我的乳房有肿块，我也不疼痛，我就是安全的。"

【真相】如果以"是否摸到包块、是否疼痛"作为就诊标准，会一定程度上耽误诊断和治疗。乳腺癌早期可以没有任何临床表现，肿块较小、较软、位于深部，或者乳房体积大、年轻致密型乳房等因素都可能影响触诊结果，此时往往摸不到肿块；等能够清晰摸到时，可能肿块体积已经较大。而乳腺癌的肿块往往是无痛性的，所以疼痛与否不能作为判断指标。

我要"唱"死癌细胞

滨江绿康阳光家园的活动大厅里，一场庆祝建党 100 周年的文艺演出暨第五届文化节开幕式正在进行。主持人刚报完幕，只见一位年过半百扮相得体的"老夫人"迈着戏剧人特有的步子走到了台前。一段前奏过后，"老夫人"开嗓，江浙人熟悉的越剧《碧玉簪》送凤冠片段一响起，那清晰圆润的越剧唱腔、那惟妙惟肖的戏剧动作，立刻博得了台下的阵阵掌声。

这个演员叫越韵。她说她和越剧结下了一辈子不解的缘，所以才给自己起了这样一个好听的网名。

意外一波接一波

越韵出生于1948年。她清楚地记得，9岁那年她患上了肾结核，当时因为医疗水平的落后，她的病只进行了缓解处理，没能根治。虽说后来的一段时间里也没怎么影响她的正常生活，但到了2001年，她还是因为左肾功能萎缩，全靠右肾代偿，只能将左肾切除。那一年，她53岁。

一次大手术后，她的生活又回归了正常。可到了2008年，她的健康又一次亮起了红灯。这一次她得的是膀胱癌。这可是人体一个十分重要的器官啊！当她再一次躺上手术台时，她根本没有想到，她又将失去她的膀胱、子宫卵巢及其附件。全切，意味着自己不能再用这些"原装"零件来维持生命必需的功能了。医生用她自己的回肠做了个人造膀胱装在她的体内，用来维持储尿、排尿功能。从此，她留下了尿失禁后遗症，每天白天需要使用成人纸尿片，而到了晚上，只有装上专用的医用集尿器，才能让她安心入睡。那一年，她60岁。

人都说，苦尽会有甘来，可越韵的运气似乎没那么好。2018年，就在她以为可以平顺地走向晚年的时候，她又一次被癌细胞盯上了。这一次，她被查出得了乳腺癌。在极尽痛苦的八次化疗后，2019年1月，她又一次躺上了手术台，行了双乳全切术。那一年，她70岁。

演唱从未停息过

越韵说，虽然经历过这么多的磨难和痛苦，但每次过后她都能很快地坚强起来，面对现实。每次术后不久，她都想方设法尽快摆脱心理阴影，保持自我乐观的心态。她笑着说，这都得益于她对越剧演唱的热爱。

越韵很早就对越剧演唱产生了浓厚的兴趣。虽然没有经过任何的专业培训，也没有专业演员的功底，但她自认为已经是个资深的越剧迷了。经年累月的听曲、模仿、自学，让她对越剧的各种流派都了如指掌，乐队不管演奏哪个曲目、哪个唱段，无论是老生、小生，还是老旦、花旦，她都能做到张嘴就来，而且声音清亮，一点不带杂音，口齿清楚，一板一眼绝对合拍。所以，那些乐手们也特别喜欢跟她合作。

她在越剧这方"天地"里，尽情地"玩乐"着、开心着，也无私地奉献着。她依靠自己的特长，竭尽所能地参与社会公益活动。慰问敬老院，参加建党百年的庆典活动，党支部组织的活动，社区群众文艺活动，哪里都能见到她的身影。

为了吸引那些有共同爱好的兄弟姐妹，她还在社区的支持下，建立起了小区越剧培训班，辅导喜欢越剧的邻居们，从零起步开始学习，一直坚持了很多年。她的那些邻居们朋友们，从一开始对越剧一无所知，到现在能唱十几首曲子，还能登台演出，这之中倾注了她很多心血，也带给了她很多的快乐。作为本社区越剧班的班长，每当他们的演唱获得居民们的一致好评时，她一定是他们中笑容最灿烂的那一个。

越韵说，她喜欢带着他们唱越剧，也愿意为更多喜爱越剧的姐妹无偿服务。即使是在化疗阶段，她也一直没有停止过。她说，在教唱越剧的过程中，她完全忘却了自己是个癌症病人。每当队友们关心她，要她注意休息时，她常常挂在嘴边的一句话就是："没事，我要唱死癌细胞！"

她的这句话也因此成了小区里人人知道的名句，以至于后来她路过某个地方，邻居们也会开玩笑地对着她喊："何老师，唱死癌细胞！"

人生要有原动力

当人们问她"为什么那么多的疾病都打不倒你"时，她总是笑着说，人生是要有原动力的。她说她的原动力来自多个方面。

她说她人生的原动力来自心态好。人的一生说长不长，说短也不短。但可以肯定的是，每个人都难免会遇灾遇难的。既来之则安之，积极面对现实很重要。愁也一天，乐也一天，杞人忧天，愁眉苦脸，于疾病康复无用，它会损害我们的免疫系统，降低我们的免疫力，所以不如保持一个好心态。

她说她人生的原动力来自好医生和好家人。她感谢傅主任和她的团队，感谢家人倾情的关怀。她说没有好的治疗方案和医治，没有家人的关心支持，全凭个人的好心态，也是没法保持长久的。温暖和照顾比什么良药都有用，也能使药物发挥最大的疗效。

她说她的原动力还来自一定的经济基础和适合的兴趣爱好。虽然国家出台了不少好政策，但自己也要有一定的经济实力，心里才会踏实不发慌。在此基础上，一定要做一些让自己高兴的事，比如种花养鸟、书法绘画、唱歌唱戏、打太极拳跳舞、打牌下棋，或者做一些简易的农事活动，这些都是保持良好心态的基础，切忌整天无所事事。

她说，她每天在临睡之前，都会默念这样四句话："敬畏自然，恪守天道，只种善行，不求回报。"

越韵战胜病魔的决心以及她乐观积极的心态感动了医生和护士，主任邀请她一起拍抖音，她面对镜头笑着对姐妹们说："每天要给自己增强正能量，这一点真的很重要。希望姐妹们都能健康快乐地过好每一天！"

乳腺原位癌、浸润癌、转移癌到底是什么意思？同样是乳腺癌，为什么治疗方案却不同？

经常有朋友问："为什么同样是乳腺癌，我的治疗方案怎么和她的不一样呢？"

如果说乳腺癌是一个大家族，那么这个家族成员的组成很复杂，成员的个性也不同。拿可手术乳腺癌来说，其包括导管内癌、浸润性乳腺癌等。其中导管内癌"性格"极好，一般手术治疗即可治愈。而浸润性癌家族的成员起码有5位，它们的复发风险、对药物治疗的反应各不相同，所以除了手术和放疗这些局部治疗以外，全身治疗方案各不相同。

老大叫lumina A型，大部分仅内分泌治疗就能取得较好疗效，极少部分需要行化疗加强疗效。

老二是lumina B型中的Her2阴性者，一般既需要化疗，也需要内分泌治疗。

老三是lumina B型中的Her2阳性者，需要化疗、靶向治疗、内分泌治疗三管齐下。

老四叫三阴性乳腺癌，由于对靶向治疗、内分泌治疗均不敏感，目前标准治疗方案是化疗，部分病人可结合免疫治疗。

老五叫Her2阳性型，对靶向治疗很敏感，所以治疗上需要化疗联合抗 Her2 靶向治疗。

乳腺癌是发生在乳腺的上皮性恶性肿瘤的统称，不同类型乳腺癌，对不同治疗的敏感性不一样，不同患者的全身状况不同，对治疗的耐受性也不一样，因此需要根据每个患者的具体情况制定个体化的治疗方案，才能获得最佳的疗效。

唯生命与爱不可辜负

人，只有到了生死边缘的时候，才会醒悟到生命的脆弱、健康的可贵，还有爱的无价。

木木说，她经历过失去，那是她亲爱的母亲。她感受过苦痛，那是失去健康的滋味。她也感受到了人间的真情，那是她的爱人、她的老父亲还有她的医生护士们对她的关爱。

是否来自母亲的遗传

木木的故事要从 2018 年的清明节开始。那一天，木木像往年一样去给长辈扫墓，一天下来感觉有些疲惫，就想着洗个热水澡早点休息。她脱衣服时，左手不经意触摸到右边乳房有一个硬块。

"咦！这是个啥？"她心头一团疑虑升起，又摸了好几遍，"不痛不痒啊。"惶恐和怀疑还是有那么一点点的，但木木觉得自己不会有事。因为每年体检她所有的数据一直是好好的，连结节都不曾有过。

"等过完节再说吧。"这样想着，木木就没有去医院，而是和家人一起按原定计划自驾游去了。

木木是一家金融机构的管理人员。三十余年了，她在职场上忘我拼搏，在不断提升团队业绩的同时，也实现了她的自我价值。但假期和亲人们待在一起，还是很难得的。所以那几日，忘我的木木沐着春风，感受着蓝天白云，流连在春暖花香中。

4月8日一大早，木木来到浙大一院做B超检查。她想着早点检查完早点去单位上班，应该不会太多地影响工作。B超医生检查得很仔细，反复移动探头，还问木木有没有什么感觉、之前是否有检查出结节等。木木都一直很镇静地回答着。她根本没有想到，她也将成为一个癌症病人了。

当医生明确地告诉她，必须去找专科医生确诊一下时，木木才发觉事态的严重性。她的脑子"轰"的一声："终于来了，该发生的一定躲不掉！"

木木知道自己是高危人群，这次一定是在劫难逃了。她的眼前浮现出了母亲和蔼的面庞。那是20世纪80年代初，木木还很年轻，她目睹了母亲所受的苦难，看着母亲的身体日复一日地衰败下去，直到因为乳腺癌的不治而过世。

这么多年以来，木木总是小心翼翼的，尽管身体并没有出现异常，但她还是坚持了定期检查。但不曾想，这硬块长在了如此隐蔽的地方——离乳头很近，多少次都漏检了。

"需要尽快手术治疗。"专家明确地告诉木木。尽管那时的医院里十分嘈杂，但木木眼前的一切好像都瞬间消失，内心里恐惧、无助、茫然在交替翻腾。她躲在一个角落里，任泪水肆无忌惮地横流，平日里工作中干练果敢的她，有那么一小会儿被现实的无情残酷给击垮了。

4月12日，她做了右乳全切手术。回到病房木木摸着平坦的绑着绷带的右胸想："我现在是一个不完整的人了。"她再一次想起了她亲爱的妈妈，想起了妈妈生前对她的爱和日常生活中的点点滴滴。回忆里，有对母亲浓浓的怀念，也有对乳腺癌深深的恐惧，她的泪水如决堤的洪水奔流而出。

"难道真是遗传吗？"生病前木木工作努力，待人和善，处事宽容。她热爱生活，热爱运动，长期游泳，户外登山，经常打羽毛球、乒乓球。可为什么霉运还是选择了她，让她和死神直接照面，且避无可避？

痛苦中老父亲是支撑

手术后，化疗将痛苦持续升级。木木的身体比较敏感，对化疗药物反应特别大，掉发、恶心、呕吐、无力她一样都没能减少。伤口感染又将这种痛苦推迟了一个疗程。雪上加霜的带状疱疹，是她免疫力直线下降的印证。那时的她觉得自己虚弱不堪的身体，眼看着就要垮掉了。

她日夜处于跌入深渊的煎熬中，一度想放弃治疗。她觉得，与其说和死神生生地拉锯，不如任其自然，让生命随波逐流。

她更加想念她的母亲了。当年母亲患此病去世的情景又一次浮现在眼前。同时，她也想起了自己80多岁的老父亲。化疗的痛苦不时侵扰着她的内心，木木没敢把自己得病的消息告诉父亲。她想起了父母的恩爱，想起了父母对自己的呵护，想起了母亲过世时，父亲抖动的双肩和那双茫然痛苦到了极点的眼睛。

木木内心里打了个激灵。"我如果不治了，有什么三长两短，让年迈的老父亲如何承受得住同样的再次打击？"她在犹豫中反问着自己。

"不行！为了老迈的父亲，为了还不成熟的孩子，为了不离不弃、忙前忙后的爱人，我也必须熬过这一关。"木木突然觉得自己的生命已不再只是她一个人的了。这个生命的躯体承载着家人对她的爱，承载着她对家人的爱，也承载着朋友同事们的期盼。

那些日子，她不断地给自己打气："会过去的，一切都会好起来的！我要以一种全新的面貌让老父亲看到我重生的那一天。"

一个人还没有彻底倒下之前，没有人会抽时间过问自己的内心是什么感受。也只有到了最后彼此分离的时刻，人们才知道失去的将会永远失去。而在没有真正失去之前，永远不要轻言放手。

就是在那些痛苦的日子里，木木的内心开始渐渐明朗起来。

重回轨道的生命

罗曼·罗兰曾经说过："世界上只有一种真正的英雄主义，那就是在认识生命的真相后依然热爱着生活。"

劫后余生的木木踏上了康复之路。她为自己规划着日常生活：每日晨练，散步、慢跑、八段锦、太极循序渐进；科学饮食，多食五谷杂粮、蔬菜、水果。慢慢地，她的身体在复原，她又一次重新上岗了。

但她的生活方式改变了。她不再为一些生活中的小事而焦心，不再为工作中的一点瑕疵而追求完美。随之而来的是她的生活变得更加有规律，工作更加得心应手。过去那个严厉、拘谨、爱纠结的木木，成了团队里充满亲和力的大姐姐。而她领衔的团队的凝聚力不断增强，各项指标完成得非常出色。那一年，她被单位评为年度市级优秀共产党员。

生活顺畅了，丰盈的精神世界便必不可少。一个偶然的机会，她接触到了绘画这个以前她想都没想过的艺术领域。没有老师，没有基础，木木就开始上网课，从点、线、面学起。为了提高绘画技能，她读世界名画鉴赏，参观美术画展，还把相机镜头下的美景画成画。凭着一股韧劲和坚持，没有一点基础的木木，所绘的画在单位技能大赛中获得了二等奖。

那年，木木的新家落成了。家里装饰所用的画，都是她自己一笔一画精心绘制的。她望着墙上的那些画，总是禁不住会想，她将怎样感谢这场疾病啊？疾病没能打垮她，反而让她发现了更好的自己。她很希望自己一直能用手中的画笔，记录下今后生活中的精彩点滴。

爱吾爱以及人之爱。生活依然那么美好，生命也必将更加绚丽。木木虽然经历了生与死，但她更加坚信命运是公平的，上天给她关上了一道门的同时，真的已经为她打开了一扇窗。如今的木木已然在康复路上越走越远。

治疗时，木木得到了医护人员的精心照料以及伊俪公益组织的关怀，重生后的木木也决心将这份爱传递下去。她先是积极参加伊俪爱心访视活动，将自己与病魔抗争的经历分享给后来患病的姐妹，鼓励姐妹们坚强起来战胜病魔；再是为"青丝飞扬"活动捐献了假发，为有需要的姐妹尽一份绵薄之力。特别是在伊俪公益组织正式成立后，她更是从幕后走到了台前，从一个积极参与者变成了"披挂上阵"的"穆桂英"。从此，伊俪公益服务中心的每项工作中，她都是那个最负责任的"法人"——成立各职能部门有她，制定各项制度有她，策划多彩活动有她，伊俪公益组织中的 12 个工作和兴趣小组里都有她。她成了伊俪公益组织里那个最活跃的"头"和最开心的"兵"。

她说在她的有生之年，唯生命与爱不可辜负。而这爱，就是重生后她可以贡献给亲人们的小爱与贡献给姐妹们的大爱。

得了乳腺原位癌是否算幸运？早期乳腺癌是否会转移？

得了癌症，当然不能称为"幸运"。但乳腺原位癌由于病变局限，生长方式相对温和，一般不出现转移，复发的概率极低。所以当诊断为乳腺原位癌时，没必要谈癌色变。

一般情况下，乳腺原位癌经过手术或者手术加放疗之后，治疗便结束了，部分患者可能需要加用内分泌治疗，几乎可以达到痊愈。当然，即便是乳腺原位癌，手术后仍需定期复查，发现异常及时就诊。

那么早期乳腺癌会转移吗？

早期乳腺癌也会发生转移，但是早期出现转移的概率是比较低的。在早期乳腺癌转移途径中淋巴结转移最常见。

早期乳腺癌出现转移，主要和肿瘤的病理类型较差、肿块较大、组织学分级比较高或者增殖指数高相关。

因此，要提高乳腺癌的生存期和预后，就要做到早发现、早诊断、早治疗，这才是防止早期乳腺癌转移的有效手段。

所有的遇见都是历练

初见子丹，就觉得她是个美人。即使脸上带有几分倦容，也掩饰不住她由内而外散发出的优雅。可子丹说，在他们家，她不算太好看，她的父亲给她的打分只有 70 分。

等了十年的爱

子丹出生在 20 世纪 50 年代的一个干部家庭，女儿的出生给子丹带来了全新的生活，柔弱的小生命让子丹的心柔软得忘记了所有的坎坷。

她的爱人，那个第一个撞入她生命的大男孩，在她的耳边呢喃："丹丹，虽然我们现在一无所有，但我会像鸟儿筑巢那样一根一根地把草衔回来。我要让你幸福，一切都会好起来的！"

子丹憧憬，子丹相信。她把自己全身心地投入新生活中，家庭、工作、女儿、学生，还有深爱着她的父母和爱人。一家人总是快快乐乐，和和气气。

但是随着丈夫职位的升迁，她发现丈夫的心开始游离了。特别是当最疼爱她的父亲病危时，丈夫也没出现在葬礼上，她的心空了，她的天塌了。所有的承诺都是假的，所有的憧憬都是空的，她的人生就是笑话，她的人生了无生趣。

她想离婚，她甚至想随父亲而去，可是，女儿幼小，母亲年老，她怎忍心让她们更痛苦。

"何处能诉说？谁人能帮我？"她只能在无人的深夜，默默地舔舐千疮百孔的心。

十几年的郁郁强撑，子丹的身体出了状况，她得了严重的抑郁症。直到初长成的女儿也认为妈妈再不能这样过下去了，她才下定决心走出围城。

三年后，她遇到了她现在的爱人——一个儒雅的医科大学老师。认识了他后，子丹的天空开始变得晴朗起来。她和他，一见如故，性情相投。他们一起散步，一起喝咖啡，一起聊人生，有说不完的话。

可身体的顽疾不是那么轻易可以克服的，她的抑郁症有时严重，有时缓解，住院两次，吃药无数，就是无法根治。这期间，爱人多次提出结婚，可子丹有些害怕，害怕自己的病会拖累他，害怕那一纸婚约会如前次一般轻薄。可就是在这样的状态下，那位爱人也是一直不离不弃地守着她。这一守，就是十年。

子丹说，人家步入中老年的爱情是现实的，而她的爱情却是浪漫的。十年中，他给她带来很多快乐。就连子丹的弟弟都说："姐！你可不能辜负了他的一片心啊！"

众说纷纭的治疗方案

2019年，子丹终于嫁给了这位大学老师。新婚的子丹快乐得像只燕子，说话多了，笑容多了。他们依旧一起散步，一起逛街，一起喝咖啡，一起开车出去旅游。子丹甚至会在抑郁症严重发作的时候，克制着消极的念头，决心好好为爱她的人活着。

3月，他们去了张家界，那些日子在今天的子丹回忆中，还带着快乐，带着温馨。可子丹当时不知道的是，阴霾正在聚集。

子丹发现，她的右乳十点钟方向，有一颗芝麻大小无色又不痛不痒的小点点。起初，她并没有太在意，可只过了三个月，那个小点增大成"黄豆"了。到了7月，"小黄豆"又迅速变成了"大蚕豆"，子丹的心志忐了。

真是怕什么来什么。检查结果为乳腺癌晚期，伴有转移。接下来她的心情可想而知，对于原本就有抑郁症的子丹来说，无疑是雪上加霜。

子丹的脑袋里翻江倒海，心也在惊涛骇浪中。"难道我要离开人世了？那倒也好，我也不必老想着用其他方式离开这个世界了，终于可以体面地离开了。"子丹这样想着。

本就在医科大学教书的爱人，此刻成了她的"镇海神针"。他第一个给出了治疗方案。他说："丹啊！现在的医学水平足以克服这种疾病，我们去最好的医院，请最好的医生，你一定不会有事的。"

他们直奔浙大一院。手术前找子丹谈话的是王医生。她告诉子丹，手术方案是右乳全切。

可一向爱美的子丹有自己的想法:"能不能在切除右乳的同时也切除左乳,或者切除一部分,这样两边就平衡了。"原来子丹怕原本很大的胸,因为右乳的切除而变得极不对称。

医生和患者正在小声地商量着,姚医生刚巧进来了,听了双方的意见,给出了第三种方案,即在切除病灶的同时,移动乳头做乳房再造,同时兼修左乳。

正在此时,主任也出现了,她听了大家的方案后,笑着对子丹说:"交给我了,我会尽力还你一对满意的乳房。"说完朝子丹笑了。子丹说,那是她见过的最舒心的笑,那笑容让她的整个心瞬间就定了下来。

我不是一个人在独行

一大早,子丹被推进了手术室。她又看到了那个笑容,还听到了柔声细语的交谈。麻醉医生动手了,子丹还想和主任多说几句话,刚张开嘴说了半句,脑袋一歪就沉沉睡去了。

没有意识,没有梦。被抑郁症搅得很久没有睡好觉的子丹说,那次手术是她睡得最香最沉的一觉了。她说,她到现在也记不起当时是谁在她耳边轻轻地呼唤:"子丹、子丹,醒醒!你的手术很成功,你的乳房保住了!"她只记得那声音既远又近,真的犹如天籁之音。

养伤口的日子里,她回到了老家。当过老师的人就是好。每天,她的学生们都会争着来看望她,搞卫生有人抢,做饭有人抢,连给花花草草浇水修枝也有人抢,总之子丹的任务就是静静地养着。

一天,太阳柔柔地照在江面上,她在学生的陪伴下信步走上江堤,缓缓散步。望着渐渐形成的霞光,她心中的幸福感油然而生:"哦!每天的太阳都是新的，我子丹也是新的。我一定要好好地活着。"

接下来的日子里，化疗，放疗，子丹说她还能承受。当然在一头美丽的浓发大把大把地脱落时，她还是有点惊慌失措。但一想到她的双乳保住了，那种难堪自卑的失落感不会再来时，她的心中还是充满了感激之情。

她把自己的感激之情落在笔尖，在微信里给主任发了这样一段文字："每次看到主任百忙之中给我的鼓励点赞，心里总是很温暖，很安心。小美女，我心中的女神！你让我知道我不是一个人在独行。"

我也要为姐妹们做点事

只有经历过风雨的人，才知道行走在泥泞中的滋味。子丹知道"伊俪志愿者群"后，心想，发生在我身上的种种迷惘，如今一定还在困扰着新的姐妹们。一年后，她毅然加入了伊俪志愿者群。

她是患者群里经常"冒出来"的大姐姐。她自己虽然因为身体原因和后来的疫情原因，无法参加伊俪姐妹的线下访视，但新来的患者们提出的问题，只要她看见了，她就会以过来人的感同身受和亲身经历回答一二。她说自己当时也是这样，有许多个为什么和怎么办要问。

她是"相约19点"栏目里最活跃的观众和听众。她说一个好的相声，一定有说的，也有捧的、逗的，而栏目主播辛辛苦苦准备了内容，就像是说相声的主角，旁边没有那个捧的、逗的，那就变成了单口相声。她每晚的出现，就是为了活跃一下气氛，让主播更有信心地为姐妹们主持节目。

她是伊俪悦读社团里那个专家老师。普通话是她当老师的基础和资本，普通话测试师的头衔，让她对字音的纠正有"绝对的权威"。有次伊俪悦读社团要在患者教育会上演出朗诵节目《相亲相爱的一家人》，她主动请缨，帮助姐妹们纠正字音，台前幕后地忙着。那时候，大家都看到了她的快乐。

她经常会在各种群里分享她的菜品，分享她的花园，分享她的植物花草，分享她认为的一切美好的事物。她说："快乐一分享，就会无限放大，那就不是一个人的快乐了。而痛苦，我会一个人消化。为了我爱的人和爱我的人，我一定会好好活着的。坚持，坚持，再坚持，直到曙光无限。"

子丹的故事告诉我们，所有的遇见都是对生命的历练，而我们，唯有坚强！

"姐妹们，加油！"子丹说。

什么是三阴性乳腺癌？

如果乳腺浸润性癌的病理报告显示，雌激素受体（ER）、孕激素受体（PR）和原癌基因 Her-2 都为阴性，这种乳腺癌就称为三阴性乳腺癌。

三阴性乳腺癌具有较强的增殖能力和侵袭性，容易出现复发和转移。全身治疗上对于内分泌治疗、抗 Her2 靶向治疗等均不敏感，主要依靠化疗。目前研究发现，三阴性乳腺癌具有一定的免疫原性和免疫应答，部分免疫检查点抑制剂的研发已取得成功。因此，在三阴性乳腺癌新辅助治疗以及晚期姑息治疗中，免疫治疗结合化疗已经成为新的治疗模式。

因爱而来的福报

梅林姐的家乡在浙江台州金清镇。小镇濒临东海，海岸线绵延几十千米。今天是大雪节气，阳光很暖，梅林姐沿着家乡的海岸线慢慢悠悠地走着。

梅林姐觉得自己的命运就如这大海一样，波澜起伏，所以每次一个人来看海，当海风轻抚过脸庞、当看到海水扑岸而来然后慢慢退去，梅林姐就会控制不住回想起过往：父亲因病离世，妹妹因乳腺癌去世，自己得乳腺癌，因癌而散的婚姻，小儿子成了双相情感障碍患者……

太多太难的遭遇，都让梅林姐刻骨铭心。因为太难，梅林姐差点失去活下去的勇气，每每想到那段不堪回首的岁月，她都会忍不住流下眼泪。落下的眼泪绝对不是同情自己，是梅林姐对自己的感谢。她感谢自己的坚强，感谢自己没有放弃，感谢自己千辛万苦熬过来了。因为自己的坚强，她才能感受一切慢慢好起来的幸福。

婚姻的突然变故

2014年，距离妹妹因乳腺癌去世已经过了12年。妹妹祭日那天，梅林姐去坟头祭拜了她，梅林姐在心里对妹妹的在天之灵说："阿妹，你走了12年了，这12年我们都过得还不错。老妈我会一直照顾好的。"

朴实的梅林姐，没有接受过太多的教育，她说不出太多华丽的辞藻，唯有最真实的心声。12年前妹妹因为乳腺癌全身扩散离开了人世，再早几年父亲也因病离世，家里只有母亲和梅林姐两个人了。家人的陆续离开，白发人送黑发人，没能压垮母亲，也没有压垮她。母亲和梅林姐都是坚强的，母女俩对于未来的期许非常简单："健康平安地度过余生。"梅林姐想以后就是这样了。

然而，梅林姐想错了！

命运对梅林姐的考验并未止步于此，抑或命运会给坚强的人出更多的难题。2014 年 7 月末，梅林姐偶然摸到自己胸部有一个小疙瘩。因为妹妹的经历，这个小疙瘩的存在令梅林姐下意识地紧张起来。虽然心里忐忑不安，梅林姐还是在第一时间去医院做了检查，检查结果证实：梅林姐自己也成了乳腺癌患者。

"自从知道自己得了乳腺癌，最怕的就是母亲受不了。"梅林姐回忆说。她深知母亲需要她，自己的小家也需要她，于是在确诊后不久，梅林姐就在浙大一院乳腺外科进行了手术。

梅林姐本以为手术后，按部就班进行治疗，只要自己勇敢不放弃，一切就能慢慢过去。可那一次，梅林姐又想错了。

"我们离婚吧！"这是梅林姐的爱人在她手术后第 7 天提出的。

梅林姐和爱人在 1992 年结婚，两人是由媒婆介绍相识结合的，这样的结合方式在 20 世纪 90 年代初的农村非常普遍。"男大当婚，女大当嫁"，那年梅林姐 24 岁。淳朴的她简单地认为，一个女人到了适婚年龄，遇到了差不多的他，就成家吧。所以当年她没多想就和爱人走入了婚姻的围城。哪知婚后爱人游手好闲，不赚钱不养家，文化水平不高的梅林姐靠着给工厂加工帽子围巾维持着家庭开支。

这一段双方了解不够，感情基础不深的婚姻，从一开始就错误百出，即便两个儿子的出生也没能有任何改善。但即使如此，梅林姐始终没有想过要离婚。在她看来"嫁鸡随鸡、嫁狗随狗"，纵然丈夫有再多不是，但她既然选择了他，此生也就是他了。

梅林姐认为自己的婚姻，没多少爱情，更多的是亲情。然而 22 年后，因为乳腺癌，梅林姐以亲情名义维系的婚姻，也难以继续维系了。原来，梅林姐从来没能在爱人心里成为谁，不是爱人也不是亲人，只是大难临头想要舍弃的人。

"我没有想过自己的婚姻会是这样结束的。"梅林姐每次提起自己的婚姻总是叹息。她想不通，那段只有她付出的婚姻里，她从不计较、还一直愿意当作亲人一生守护的男人；那个即使不作为，她也没想过要舍弃的男人，却能够如此决绝地舍弃她，还没有一丝一毫的犹豫，没有任何担当地把当时还在读书的两个儿子（一个在读大学，一个在读初中）留给刚做完手术的她，离开得那么迅速、那么决绝。

2014 年 8 月 20 日，梅林姐离婚了。因癌而散的婚姻，给女人留下的伤害太重太深。很多年以后，当前夫已经成为她记忆里的一个小点，梅林姐才开始释怀。她说："与其强留一个渣男在身边让彼此都不自由，不如让他走掉，我反而更自在。"是的，一个不值得托付终身的人，他的主动离开也是不幸中的大幸。

生活的触底反弹

离婚以后的梅林姐，日子十分艰难，首先是经济上的压力。乳腺癌的治疗需要钱，尚在读初中的小儿子需要钱，每天的吃喝拉撒日常开销需要钱。而家中的所有积蓄，已在手术时被全部耗尽了。母亲已然年迈，再困难，梅林姐也是不忍心向她开口要钱的。怎么办？

经济上的压力尚未解决，小儿子这边又出了状况。由于家庭的变故，小儿子出现了奇怪的举止，表现出截然不同的两种性格。在老师的建议下，梅林姐拖着手术后尚未恢复的身体，带儿子去医院做了检查。这一查，梅林姐的心瞬间真正跌入了谷底。双向情感障碍^①这个病，梅林姐从未听说过，只知道医生说很难治。

面对这样的境况，任何一个女人，哪怕是身体健康的女人，心理也要承受不住了，何况是梅林姐，一个刚做完手术、刚被丈夫舍弃的女人。梅林姐的心这回真的是崩塌了，仿佛自己的人生没有了出路，命运把所有的门和窗都关上了。

"难道真是天要绝人吗？"梅林姐抬头问苍天。当时，梅林姐的母亲也是年近 80 的人了，她看着自己唯一的女儿如此的痛苦，却也无能为力。镇上认识她的人，也都暗暗为她捏把汗。

"她可以熬过去吗？"

"她怎么熬得过去！"

术后虚弱无比的梅林姐，看着患病的小儿子，想着年迈的母亲，捧着已经破碎的心，沉入了痛苦的深渊。她真想静静地闭上眼睛，结束自己所有的不幸。

在回天无力之时，在杭州读书的大儿子带着对母亲的爱，毅然回到了金清镇。他要反哺那个生他养他的母亲，他要帮助他那淳朴善良又多灾多难的母亲渡过难关。

懂事的大儿子，从小到大目睹母亲的不幸，明白母亲的不易，所以当他到杭州读大学后，没有向家里要过一分钱，所有的学费、生活费，都是靠他自己打工赚来的。家里的遭遇，让母亲的心支离破碎。他知道，在那样的情况下，世界上只有他是母亲唯一的支柱和希望。他发誓要用自己的力量，帮母亲振作起来，好好开展后续治疗，同时也要帮

---

① 双向情感障碍又名双相障碍，是一种既有躁狂症发作，又有抑郁症发作（典型特征）的常见精神障碍，首次发病可见于任何年龄。——编者注

弟弟进行治疗。他对母亲说："有我在，家就不能散！"他成了这个家唯一一个有能力扛起一切的男人。

在大儿子的帮助下，梅林姐收拾起破碎的心，把痛苦的碎片黏合起来，积淀成了坚强的意志。也就是从那个时期开始，镇上的人们发现从前的那个她慢慢回来了。

为了不给大儿子造成太大的负担，梅林姐向银行申请了贷款，用于自己和小儿子的治疗及生活开支。她在母亲的陪伴下，一边熬过了痛苦的放化疗，一边陪伴着小儿子进行了系统的治疗。

直到今天，梅林姐每个月还要到杭州来复查、取药，小儿子的治疗也还在继续，但没有再出现新的意外。仿佛是达到谷底的命运，开始触底反弹，一切都在慢慢好起来了。

生命的别样天地

咬牙走过荆棘的梅林姐，遍体鳞伤，现在她自己回头看看也很不可思议。"我是怎么熬过来的？"梅林姐常常自问。

因为自己的特殊经历，梅林姐觉得这一路的坎坷，是可以帮到别人的经验。于是，她开始敞开心扉，开始了散播大爱的人生。

从 2014 年至今，她用最简单、直接的方式给予了镇上很多患病的人力所能及的帮助。比如有人生病了，梅林姐知道后会给他们建议，并陪同他们到杭州大医院进行检查和治疗。7 年来，在梅林姐的帮助下，镇上有很多病患获得了及时救治，由她陪伴到杭州大医院得到正规治疗的患者有数十位之多。梅林姐的名字在镇上越传越响，大家渐渐忘记了那个曾经落魄且被人怜悯的梅林姐，取而代之的是如今这个充满正能量且常常帮助别人的梅林姐。

2019 年，梅林姐的邻居在检查中发现肺癌。邻居的丈夫早就病逝，家里两个女儿也已离家多年在外打拼，且都有了自己的小家，身边没有人可以照顾她。看着同病相怜的邻居，梅林姐毅然承担起照顾她的责任。梅林姐一边宽慰邻居，用自己的亲身经历减轻邻居的心理压力，一边陪着邻居到杭州就医，为邻居安排住院手术。不仅如此，在邻居住院开刀期间她还主动陪护，在医院一待就是 5 天。做过手术的人都知道术后的虚弱，需要人帮助吃喝拉撒，梅林姐就这样如亲人一般，护理着邻居。当时，同病房的室友以为梅林姐和邻居是姐妹，在得知她们两个只是邻里关系后，都被她的这份大爱所感动。而梅林姐则用质朴和无私的笑容，完美地诠释了"远亲不如近邻"的古训。

梅林姐说："这些年帮助了别人，自己也很快乐！"曾经那个命运多舛的女人，拼尽全力为自己的命运打开了一扇窗。于是阳光照了进来，梅林姐给自己取的微信名就叫"阳光女人"。没有人知道这阳光的来之不易，没有人比梅林姐更能体会什么是"置之死地而后生"。

从善积德，梅林姐用爱心换来了福报——自己身体没有大碍，大儿子在杭州事业顺利，小儿子的情况也改善了很多，老母亲依然健在。

这些也是梅林姐最最想要的，她希望自己可以"好人一生平安"。

愿她余生一切顺利。

乳腺癌最容易发生转移的部位在哪里？

不同类型、不同分期的乳腺癌发生转移的可能性各不相同。那么最容易发生转移的是哪些部位呢？

最容易发生区域转移的部位是腋窝淋巴结、内乳淋巴结以及锁骨上淋巴结。

> 　　最容易发生远处转移的部位是骨、肺、肝脏、脑。总的来说，乳腺癌发生远处转移的概率为 30% 左右。
>
> 　　随着诊疗技术的进步，乳腺癌生存率不断提高。即便发生远处转移，积极治疗，仍有可能获得较长的生存期。

忘不掉的重生日

　　人，不可能有两个生日，可晓妤说，她有。1986 年，妈妈给了她一个生日，从此，她有了一个温馨的小家。2019 年，一场大病给了她一个重生日，从此，她有了一个温暖的大家。正是这小家和大家给了她战胜病痛的勇气和信心。她说，她要用这份爱回馈社会。

一个梦

　　2019 年 9 月的某个晚上，晓妤做了一个奇怪的梦。梦里，自己光着头躺在床上，似乎生了一场大病。这个梦把她吓醒了，但她当时只是把它当作了一个噩梦而已。

　　国庆节时，晓妤一家四口第一次外出旅行，度过了一段开心且值得纪念的时光。然而，命运的转折却悄然来临。旅行回来后不久，晓妤在穿衣服时偶然摸到腋下有颗痘痘，还会移动，不好的预感顿时袭来。

　　瞒着家人，她独自去挂了乳腺外科专家号。当医生告知她必须马上办理住院时，她懵了。自己可是平时连感冒都很少的人啊，一颗小痘痘怎么会要住院呢？也许是医生太夸张了吧？满是疑问的她，以要出差为由，逃离了医院，身后只留下医生的那句："一定要尽快回来住院，耽误不得！"

回到家，她把这一切都告诉了爱人。面对检查单和住院办理单，她的爱人也懵了。爱人自己的母亲曾是乳腺癌患者，难道，眼前的娇妻也出同样问题了？

经过多方打听，他们辗转到了浙大一院，找到了乳腺外科主任，并很快做了再次检查，安排了穿刺。

等待结果的日子里，晓妤做了各种心理建设。她想起了之前做过的那个梦，她压根儿没想过这噩梦竟要变成现实。

可真到了那一日，她怔怔地看着报告单上的结论——乳腺癌，脑子瞬间一片空白。如行尸走肉般走在路上，她想了很多。想到自己如此年轻就遭遇癌症，想到了还有那么多事情未完成，想到了马上要去广交会参展，想到了正要开发的新产品，想到了上有高堂父母、下有年幼儿女。她该怎么办？

一束光

在医院的白色走廊里，晓妤静静地靠在窗边，望着窗外的世界，心中满是感慨。癌症，那个她曾经以为跟她年轻的生命毫无关联的病，竟然让她经历了无边的痛苦。

如今回想起那段黑暗的日子，晓妤还会忍不住地凝神发呆。每一次的化疗，每一次的放疗，那都是她年轻的生命不能承受之重啊。

她心疼她的父母。父母视她如生命，她的病情让他们备受打击，却也让她更深刻地感受到了父母无声的付出。在精心的护理中，父母还有她自己都渐渐接受了现实，懂得了顺其自然的道理。

她心疼她的爱人。要知道，在她爱人的生命中，最重要的两个女人都得了同一种病，那是何等的打击啊？她看着自己的爱人承担起了原本他们两个人携手干的工作，忙进忙出地照料着羸弱的她和年幼的一双儿女，更加深切地体会到了他对她深深的爱。

她心疼她的孩子。可爱的孩子们，本该是在妈妈怀抱里撒娇的年龄，如今却因为妈妈的病，因为爸爸的忙碌，过早地承担起了照顾自己的任务和陪伴妈妈的责任。

她也就是在那个有点儿迷茫、害怕、内疚的时期，机缘巧合之下接触到一群有温度的伊俪志愿者姐妹。她看到了她们的开朗，看到了她们的付出，也感受到了帮助别人的快乐。从此，她觉得有一束光照亮了她的前程。她要像她们一样，学会放下，学会释怀，学会去爱自己、爱家人、爱生活。

一份爱

康复后的晓妤，尤其是加入了志愿者队伍后的晓妤，觉得自己的生命有了新的寄托。那一段痛苦的煎熬在她的脑海里渐渐淡去，有一个愿望却越来越强烈：她也想用自己的经历去帮助那些还在与病魔抗争的姐妹，她要做志愿者队伍里那个年轻的优秀的新生代。

她仿佛看到了重生的自己正在蜕变，生命的力量在一点点复苏。日子一天天过去，晓妤的生活变得充实而又有意义。

她的小爱在"泛滥"。

她开始反哺父母的恩情，把家在贫困地区的弟弟的岳父岳母安排在自己的厂子里工作，让他们有收入、有住处。她又做回了家里的那个大姐大，为父母排忧解难，为弟弟妹妹做出榜样。她不再让他的爱人单打独拼，研发销售一肩挑，产品打开了销路，订单源源不断。她不再是孩子眼中那个动不动就爱发火的妈妈，而是知道耐心教导、有空就陪着儿女玩的好妈妈。

她的大爱在"升华"。

伊俪公益开展的诸多活动里，几乎都有她的身影。大型患者教育活动中伊俪姐妹们编织的粉红丝带圈的原材料是晓好帮助采购的；伊俪巧手的展示中的许多精美的作品是晓好设计的；活动中人手一份的珍珠手环也是晓好制作并无偿赠送的。3年疫情，她更是拖着病体坚持着，她觉得她这个总经理如果渡不过这一关，全厂100位职工的生计就会受到影响。

如今的晓好，因为重生，事业再度起航。因为重生，生活变得多彩。她说，她可以忘记那一场病痛，忘记那一种折磨，忘记那一段迷茫，但想忘也忘不了的是她的重生日。往后余生，她会更加珍惜当下的每一天，用心去爱。她要让小爱和大爱交织的力量，推着自己勇敢地继续前行。她要让自己也变成一束温暖的光，成为闪亮的存在。

乳腺癌的治疗方法有哪些?

这些年随着医疗技术的不断精进，乳腺癌的治疗理念也有了很大的进步。过去只有单一的手术治疗，追求最大程度的手术，只要病人可以承受，手术做得越大，治疗效果就被认为越好。而现在，随着对乳腺癌研究的深入，治疗理念已从最大可耐受手术治疗，发展到今天的以手术治疗为基础的综合治疗，包括手术、化学治疗、放射治疗、内分泌治疗、靶向治疗、免疫治疗等。同时在手术方式的选择上，保乳、保腋窝的理念也在强有力的全身治疗理念的保驾护航下，获得了进一步的确认和推广。

爱是需要传递的

法国著名诗人彭沙尔说过："爱别人，也被别人爱，这就是一切，这就是宇宙的法则。为了爱，我们才存在，有爱慰藉的人，无惧于任何事物、任何人。"

多次走进养老院

杭州某颐养院里，英子和她的伙伴们正忙着。她们有的在为爷爷们量血压，有的在陪奶奶们玩跳棋，有的拉着老人们的手谈天说地聊家常，有的则默默地为老人们抚肩敲背做按摩。一张张年轻的脸和皱纹如菊花般绽放的老人们的脸叠加融合在一起，画面格外地温馨。整个下午，她们忙得不亦乐乎，爷爷奶奶们更是喜笑颜开。

杭州有好多颐养院，环境清幽，条件优渥，那里的老人们不愁吃，不愁穿，病了有医生，累了有护工，缺少的是心的沟通、爱的传递。

英子说，她一直有一颗做公益的心，44岁那年她加入了志愿者队伍。只要有空，她就会和她的伙伴们来到这里。

她已经记不清来过多少次了。可英子说她每次走进颐养院都会有一些感叹。在老年人队伍越来越庞大的同时，年轻人生活和工作的节奏也越来越快了。许多人的父母，人住进了养老院，表面看生活无忧，可内心里多多少少是有点寂寞的。英子深情地说："很开心能有这样的机会来陪陪老人们，也是为社会尽点儿自己的绵薄之力。"

英子非常享受做公益时的状态，她觉得做公益就像是春天把温暖传递给了大地，雨露滋润万物，奏响了欣欣向荣的生命序曲。而她们的公益活动，就像是在给老枝嫁接新芽，为老人们的生命增添鲜活与希望。她说，在帮助别人的同时，自己也觉得非常的快乐。

望着英子闪着幸福光芒的面庞，有谁知道，她在细碎的光阴里，也曾经失去过岁月的清欢，有过一段刻骨铭心的苦痛呢？

被癌症按下的"暂停键"

那是一次无意间的触碰，手指划过乳房时她明显地感觉到那里有一个硬块。可在家附近的医院检查后并没有给出一丝丝的危险信号，英子也就没把这事儿放在心上。

可这个硬块却客观地存在着，并时不时地提醒着英子，让她的心飘忽不定。为了让自己更放心，时隔一个半月后，她预约了另一家医院，做了钼靶检查。这次，医生说，她必须马上住院手术。

一种紧迫感油然而生，突如其来的一声"马上"，让她有种不祥的预感。英子忐忑了，家人更是不放心了，大家商量后一致决定，去浙大一院。

果不其然，她病了，而且是大病。

经术前多方位检查和专家诊断，她需要双乳全切。那一刻，她没来得及回过神来，整个人都是懵的。她没有哭，脑子闪过的只是"我身上要少两块肉了！"。

2019 年 10 月 29 日，是她这一生最难忘的日子。这一天她失去了女人最珍爱的乳房。

全麻三个小时后身上的两个"地雷"终于被排除了，她不到一周就出院回家了。术后，她期待病理报告的结果能好些，但半个月后她听到的结论依旧如晴天霹雳，后续化疗、放疗、内分泌治疗……治疗乳腺癌的"十八般武艺"她都必须经受一遍。

"要做这么多的治疗？我的病难道那么重？"那一刻，她仿佛真的感觉到天塌了。本还想瞒着爸妈、公婆的，现在，再也瞒不住了。身体的残缺是可以接受的，而心灵的创伤需要时日来抚平。她的眼泪终于扑簌簌地断了线似的流了下来。

后来，当她做完了一系列的治疗后，回想那段化疗放疗的日子，她的心情倒是平静的。

她说，相比他人的遭遇，她觉得自己是幸运的。她庆幸自己遇到了浙大一院的乳腺专家团队，他们用精准的诊断和精湛的医技挽救了她的生命；她感激自己的爱人从手术开始到术后，再到化疗、放疗……从头到尾不离不弃地陪伴和无怨无悔地付出。她想感谢自己的朋友们隔三岔五的探望和温柔的抚慰。这一切，都让她感受到了人世间的无比温暖。

她说，她之所以能坚持着、支撑着、盼望着、憧憬着，正是因为有了医生们、亲人们、朋友们为自己撑起的那一片天空。所有这些，都给了她莫大的支持和战胜疾病的动力。

她笑着说，在那一段治疗和初步康复的日子里，她知道朋友们的公益活动从没有停止过，而她只是按下了"暂停键"。

生命不息，公益不止

有一位老师在讲课时说："疾病的康复不是一定要恢复到以前的状态，因为很多时候我们很难回到过去。康复，是要拥抱我们因为疾病而变得更加深邃和丰富的生命。"

她从这句话中感悟到了重生赋予她今后生活的意义。康复后的她，第一件事就是让自己的生活节奏慢了下来。

　　她会定期跟好友见面，一起嗑瓜子、逛街，聊孩子们的世界，或聊好看的电视剧，聊旅行中的见闻。她喜欢跟朋友在一起的惬意，珍惜每一次相聚时光。

　　她会定期陪家人吃饭，与亲戚聚餐，以前能用电话代替的关心，就不去见面了。现在她更注重的是陪伴，尤其喜欢陪陪爸爸妈妈，哪怕是一碗粥、一碟小菜，都能吃出踏实的味道、幸福的味道。

　　生活是如此的安逸，可一段时间后，她还是觉得少了什么。

　　当伙伴们告诉她，又要组织去颐养院探望活动时，她突然醒悟了过来。生活里不能光有爱的享受，还要有爱的传递。

　　于是，初步恢复体力的她，又一次活跃在了志愿者队伍里。有时是带上点生活用品和水果去探望，有时只是去养老院陪老人们聊聊天，有时是和小伙伴们一起去结对扶贫。尤其是当她得知，加入伊俪志愿者团队，可以通过参加线上线下的访视活动，让更多的姐妹走出阴影、勇敢地树立起战胜病魔的信心时，她参加活动就更加积极了。她的脸上又开始多了暖心自然的微笑。她的世界里，美好又全都回来了。

　　如今的英子已经完全回归到了从前的生活轨道，快快乐乐地上班，开开心心地聚会，幸福地生活着，无悔地付出着，也继续用公益的形式传递着无私的爱。

　　风雨会有时，情暖在人间；雨后惊鸿现，浴火涅槃生。英子说："只要你愿意多付出一点，在平凡的世界里奉献自己的爱心，那么这个世界就会因为你的行动而多一份温馨与精彩！"

　　她相信经常参加公益活动，真的会给自己的生活甚至生命赋予新的意义——经风历雨后，依旧向阳而生。

什么情况下要用新辅助治疗？

新辅助治疗是指在手术之前进行的治疗。乳腺癌的新辅助治疗中，内分泌治疗仍有争议，常用的包括新辅助化疗、新辅助靶向治疗和新辅助免疫治疗。

目前新辅助治疗主要用于乳腺原发病灶较大，或者已知有腋窝淋巴结转移的患者。尤其是三阴性和 Her2 表达阳性的患者，当肿块大于 2cm 时，就可以考虑新辅助治疗。

新辅助治疗可以缩小病灶，使患者获得手术的机会，或者获得保乳及保腋窝的可能性；新辅助治疗也可以获得患者对于药物的敏感性信息，便于及时调整药物。对于经过足疗程新辅助治疗、仍然有残留病灶的患者，可考虑在术后给予强化辅助治疗。

第四章
重展风采

　　每个人都是"1"。面对疾病，这些"1"孤独地站成摇摇晃晃的样子，而伊俪公益组织让每个"1"都相互有了依靠，都找到了能够信任的支撑点，形成了稳定的帐篷骨架结构，共同撑起了一片康复的美好天空。

　　未来，愿所有的"1"都找到支撑点。

——吕娜

并不孤独的长跑者

45 岁的释然，圆脸，大眼，身材不高，却很匀称。她自己说她的性格开朗直爽，唯一的"缺点"就是处女座。

被繁忙拖延的病

处女座事事自求完美，释然觉得自己也一样。

释然有个稳定的工作，却是一个忙起来无法懈怠的工作。在金融业上班的她，为了完成每月预定的指标，加班加点是常事，甚至经常搭上双休。那一年，正值青春期的儿子要中考。内外的压力汇集，她的脾气越来越大，一点小事就会点燃心中的火，生活不再从容。

其实释然的儿子成绩还是稳定的，只是体质稍稍差一点。为了能让儿子在中考中体育拿满分，追求完美的释然想到了一个好主意。暑假里，每天早晨她都会把儿子叫起，母子俩一起去跑步。跑着跑着，儿子的体质增强了，她自己也觉得人变轻松了。

正当一切开始走上良性循环的时候，新的问题出现了。2016 年 7 月，刚刚忙完儿子中考的她，发现自己的乳房上多了颗绿豆一样大的小粒粒，时有时无。可释然没觉得有什么不妥，照样忙着她认为最重要的事。

转眼到了 10 月，她发现小粒粒长成硬币大小了，这下才有点慌神了，第二天就请假去了当地的人民医院。她找的是位老专家，做了各项检查，说没事，三个月复查一次。她的心又放下了，继续开开心心地上班，照样还是快节奏的生活和工作。

"双十一"时，释然陪同事去浙大一院做体验，自己顺便也做了个检查。当时接诊的吕主任一摸就说不好，做个钼靶一查，查出了大事儿。就这样，像时针一样忙碌的释然，一下子变成了将要停摆的钟了。

癌症，以前常常听别人说，可那都是在讲别人的故事，释然觉得自己还那么年轻，远着呢。现在真真切切，自己也得了，不得不让她六神无主。

别让眼泪掉下来

"这不是真的，不是！"等到检查单上赫然写着"乳腺癌"时，释然的内心依旧在无力地挣扎。

可事实就是这样。

"为什么我会生这个病呢？"她一直不断地问自己。可答案有很多，又不全是。父母正在老去，难道白发人要送黑发人？儿子还未成人，难道母亲要缺席他的成长？自己也还有事业和家庭，难道都要放下了？那几天，所有以前想都不会去想，根本不是问题的问题，都如乌云般地压向她。她仿佛过完了整个人生。

瞬间，家人朋友都知道了。所有关爱关心的目光，所有宽心安慰的话语，都聚集在了一起洒向她，那温暖使她心里稍稍好受了些。

她想到了朗读者节目里有一位嘉宾说过的话："不管过去现在还是未来，我都昂起头，让眼泪不掉下来。"

是的，眼泪救不了自己，但现代医学的进步、省城医生的医术，还有自己的坚强，或许可以！

她开始积极地配合治疗。虽然过程是那样地痛苦、艰辛，但为了自己，为了家人，为了今后美好的日子，她觉得咬咬牙忍忍都能过去。她又变回了那个处女座的她，期待着术后完美的康复结果。

她的心态也在慢慢调整。彷徨恐惧在一点点褪去，她甚至开始尽量把自己当成一个豁达健康的人，对周围的病友说："开开心心是过一天，愁眉苦脸也是一天，我们心情不好，会影响家人跟着我们一起难受的。所以，不如我们开开心心地过，这样大家心态都好，还有利于我们的康复呢！"

她的治疗在 2017 年的 7 月终于完成，历时八个月。

重新拾起的最爱

终于回归了。释然放慢了脚步，开始了"劫后"重生的精彩。她再不碰"黑暗"料理，注重多吃健康食品；她让自己静下来，看书，喝茶，听音乐。天气好时，她也会约起三五好友出去走走，下雨天也坚持在家里跳绳，并且自学学会了游泳。

这样的日子过了没几天，她的心又开始驿动了。为了儿子，她曾是一个忠实的陪练，长期的陪伴也让她爱上了跑步。如今，为了提高免疫力，她可不可以把它重新拾起呢？

于是，她与闺蜜约好打卡，只要天气好每天跑 5 千米。渐渐地，她跑得越来越轻松了，当然她也在长跑练习中"越陷越深"了。先是试着参加各种半马，最后一发不可收，只要知道哪里有赛事，即便是全马她也跃跃欲试。

单位同事都以为释然参加赛事有钱拿，当她们听说所有开销需要自己承担时，有点看不懂了，难道在家里休息不好吗？好多朋友与亲戚也不理解，跑马拉松累死累活的，而且还是生过大病的人。当然，她知道这是爱她的人在担心她。

如今，她已经参加大大小小在全国各地举行的半马全马十多场了。

有时跑着跑着，她也确实觉得很累。可当看见赛道上一位位跑者从自己身边擦肩而过，或奔跑，或小跑，或走着，或蹒跚，每个人的眼神都是如此地坚定，朝着目标前行的意念都是如此地明确时；当听到志愿者和观众热情的呐喊声此起彼伏时，她又有了力量。

释然说，爱上一件事，就会坚持下去的。她现在的生活是多么地有滋有味。特别是大家看到都说她气色好、状态好、人很阳光时，她都会笑着说："我每天5千米、隔天10千米不是白跑的。女人就应该像花儿一样，无论遇到何种境地，不管遭遭环境如何，都依然要潇洒地绽放自己的美丽，活出自己的精彩。"

长跑是一项孤独的运动，可释然并不孤独，因为她有闺蜜和队友的陪伴。战胜癌症也是一场长跑，释然说，尽心的医生、可亲的家人，还有一同战斗的伊俪姐妹，都是她的战友。如今的她比任何时候都清楚学会放下给快乐释放更大空间的道理。她也知道，只有拥有一颗强大的内心，才能真正坦然地面对自己的人生，从而达到身体和心灵都快步走向康复的目标。

她相信，当她满头白发时，她的美好一定还在！

乳腺癌的手术、放疗、化疗、内分泌治疗、靶向治疗的顺序安排

乳腺癌目前的治疗是以手术为基础的综合性治疗。其中手术、放疗是局部治疗，化疗、内分泌治疗、靶向治疗、免疫治疗是全身性治疗。

对于较为早期的乳腺癌，一般从手术开始整个治疗历程。手术后根据最终的病理结果确定综合治疗的方案。治疗的顺序依次是化疗、靶向治疗（可与化疗同时开始或者序贯应用）、放疗、内

分泌治疗。

对于符合新辅助治疗指征的患者，根据不同的分型，一般在术前完成新辅助化疗。其中，Her2 阳性患者可同时接受新辅助靶向治疗，三阴性患者可同时接受新辅助免疫治疗。完成新辅助化疗后可进行手术治疗。术后则在继续靶向治疗或者免疫治疗的基础上，同时依序安排放疗、内分泌治疗。

被推开的一扇窗

有的人，身材娇小，却总能扛起工作的重任。有的人，温婉美丽，却一直过着"白加黑""五加二"的生活。这好像就是婼妍前半生的写照。

婼妍是一个美丽精致的女人、一个事业型的"女汉子"。优雅可人、雷厉风行，这两种很难互搭的性格在她身上都有完美体现。

女强人的诀别：因病退居二线

婼妍参加工作已经 30 年了。这些年来，风里雨里的磨炼，使她从一名天真无邪的小姑娘，成长成了一名沉稳干练的女干部。在生病前，她觉得工作就是她的责任，就是她的使命，也是她生命中除父母、爱人、孩子以外，最重要的组成部分。

一个人忙碌久了会变成一种惯性，有时无关金钱，无关名利。她清楚地记得，2002 年，她因工作劳累过度生病住院 83 天，可在病床上她的工作也没停止过。出院后她马上回到了工作岗位上，可最终还是因劳累旧病复发。

记得当时她向领导去请假。领导半开玩笑半认真地对她说："你可以半天挂盐水半天工作啊！"从此，她知道自己没有时间生病，必须规律生活，强健自身，努力做好她分管的那一块工作。因为，领导的信任就是对她的鞭策。她唯一能做的只有快马加鞭自奋蹄。

可有时候，在工作和生活日夜的轮转里，也会有意外和风浪在等着她。2017 年 7 月，婍妍发现胸部有个肿块。当时因为工作太忙了，她也没顾得上多想，就一直拖着。

2018 年 3 月下旬，这个身体里多出来的"疙瘩"开始不安分了，越来越多地以痛感来提醒她，这种痛一直蔓延到了腋下。

挂号，就诊，穿刺，婍妍几乎是跑着做完了这一切。因为，她还是不想多耽误工作。

第三天，还在工作岗位上忙的婍妍接到了医院的电话，让她次日空腹去医院。当被告知患的是恶性肿瘤时，她不敢相信。她怔怔地问："恶性的？是不是意味着是乳腺癌？"

仿佛高速奔驰中的汽车被踩了急刹车，一切都来得太突然了。医生说，马上办入院，先做术前检查，四天后手术。婍妍没时间去抱怨命运的不公，手术前她还有很多事要做。

她跟医生请了假，回去后依旧马不停蹄。她把整一年的工作都作了梳理，落实好相关责任人员，与其他分管领导做了交接。星期六，她还参加了单位组织的工会活动。

星期天，她开着她心爱的"小白虎"去了远郊。站在一片油菜花海前，一个声音在问："放下了吗？"另一个声音在说："放得下吗？"她在想，她那一摊子的工作该怎么办？这一天，正好是 4 月 1 日。医生的话还在婍妍耳边回响："你的病情比较严重，目前和后期的治疗手段比较多，治疗时间会比较长。"她多么希望这是一个愚人节的玩笑啊！她没告诉双方父母和家人，也没有告诉远在美国的女儿。她不想让他们为自己担心，只想一个人静一静。

"婼妍啊，你该怎么办？"她在心里问自己。

虽然她一直把工作看得很重，虽然她自己也很不舍，但婼妍知道她该告别了。只是她怎么也没想到，有一天，对于自己热爱的工作，对于自己为之拼搏奋斗了半生的事业，会以这样一种方式做决绝地告别——婼妍自己向组织部门提出了让位并退居二线的申请。

留住美丽：用讴歌生命的态度拍下的写真

当婼妍从手术中醒来的时候，她知道自己"怎么了"，也明白接下来自己将经历什么。没有眼泪，没有沮丧，她对自己说，就当自己得了一场重感冒，只要"咬紧牙关，保持微笑"，一定会熬过去的。

伤口恢复是需要时日的，可她的时间得好好计划计划了。她知道手术之后，化疗、放疗、靶向治疗正排着队等她。化放疗后，自己一头浓密美丽的头发一定是保不住了，备受病痛折磨的身体会起什么变化？躺在病床上的她觉得自己该做些什么。

哪个女人不爱美？婼妍常说："美丽是女人终生的事业。"她对自己说："我必须留下那份美丽。"

手术后的第 25 天，婼妍身上日夜挂着的两个引流瓶终于拔掉了。按照她的计划，第二天便约了事先预定好的摄影师，去摄影基地拍摄了一组写真照。从上午开始，直到日落西山，化妆，打扮，一个又一个的场景，一套接一套的服装，一会儿是时尚达人的晚礼服，一会儿是旧礼包裹的民国风，一会儿是干练端庄的职业女性，一会儿又是帅气炫酷的机车服装。

整整 7 个小时。她一个刚做完手术不久的癌症病人，忍着隐隐作痛的伤口，用尽所有的力气，就是想要留住那一刻的美丽。她知道在文静的外表下，她一直有一颗强烈的热爱生活热爱美的心。

这一组照片是她留给自己的纪念，也是她用讴歌生命的态度去拍摄的。以后的日子里，她常常会拿出来"孤芳自赏"一番，然后露出无声的发自内心的笑。也正是这一组照片，让这个爱美丽的婼妍，对生活的美以及对生命的美，有了一种新的感悟。原来美只是一种态度，而内心的淡定和从容，远比外在的美更重要。她告诉自己，前面的路不管有多么艰难，她都要用微笑去面对，那才是人生最美的风景。

慢下来：发现生活的别样美好

接下来的日子跟想象的一样，每天都有各种状况发生，各种不适的反应让人应接不暇。每当实在承受不了的时候，婼妍总会对自己说："明天一定会好一点的。"

为了转移自己的注意力，在化疗、放疗那段日子里，婼妍坚持练瑜伽。身体允许的条件下，她会去看展览、看电影、看薰衣草……以此来与病痛抗争，痛并勇敢着。

婼妍相信"能量守恒定律"，有得必有失，有失也必然会有得。既然老天在这个时候安排了这样一场病，一定有它的道理，那就接招吧。与其一味地去体会苦难，还不如多想想从苦难中能得到什么。

正如大家都说的那样：上天在关上门的那一刻，一定会为你打开一扇窗的。婼妍的门是病魔关上的，而那扇窗以及窗外的美丽却是她自己用心才发现的。

以前，每次民主生活会上，她都会说自己学习不够深入。养病期间她却像个孩子似的，对什么都好奇，什么都想学。她在同事和朋友来探望她时，经常会开这样的玩笑："我要重新开始学习了。以前我可以靠颜值生活，以后我只能靠才华生活了。"

婑妍给自己制定了个小目标，每个月至少看一本书，在她的已读书列中，心理学、历史学、营养学、禅学、茶道、艺术的故事、摄影、小说，各个门类几乎齐全了。阅读中她也会为了拓宽自己的视野，对照着去一些相应的博物馆参观，让自己更深地了解历史、了解文化。

她跟着爱人一起守护着自家的小花园，一起种花养草，看云卷云舒，让家充满着鲜艳的色彩和明媚的阳光。不常下厨房的她，从头学习了烘焙，做出来的食物又好看又诱人，不仅爱人夸她，她的朋友们也隔三岔五地想来撮一顿。她说，那种一世二人三餐四季的生活，她很满足。

锻炼自然是每天的必修课——瑜伽、慢跑、毅行和登山，她一直在坚持。喜欢旅行的她也会经常出门，东走走西拍拍给她带来了无尽的快乐，摄影技术也因此有了很大的提高。她的生活又变得有滋有味了。

当然，进步最大的还是绘画。从未学过画画的婑妍，素描、彩铅、水粉、水彩、油画轮着学了一遍，现在都能画得有模有样了。她笑着调侃自己说："现在才知道，我原来是被工作耽误了天赋和才华的画家啊！"

这一场病让婑妍激活了所有的兴趣爱好，也发现了自己的无限可能，从而自由自在地流连在"窗外"美好的风景里。

热心公益：拓展生命的宽度

在病友群里待久了，经常能听到这样一句话："以后怎么开心怎么来！"婧妍说她不敢苟同。不能因为自己病了，就变得自私。她说，要感恩所有的遇见，感恩生命中的每一个人，更要做一些对生活对社会有意义的事儿，并从中获取快乐。

做公益一直是婧妍的心愿。她虽然是学法律的，却有一颗柔软的心。有一年发了年终奖，她参加"希望工程"和 2 个困难家庭的孩子结了对。自此开始，她已经和 6 个孩子结过对，其中有 1 个研究生毕业、3 个大学毕业。2021 年，是婧妍跟爱人结婚 30 周年的"珍珠婚"。历尽磨难后的婚姻纪念日更值得珍惜，原本爱人说要给她买一条珍珠项链作为纪念的，可婧妍想了想，觉得还是把这个钱拿来结对资助一名小学生更有意义。爱人也欣然同意了。她和她爱人都觉得，资助一个孩子就是给一个家庭一份希望，也是给他们婚姻旅程中最好的礼物。

无私的爱是有魔力的，会互相感染。这种魔力在婧妍加入了伊俪公益当了志愿者，成为伊俪访视社团的掌门人后，被更加淋漓尽致地表现了出来。

她被医护人员的大爱无疆感动着，也被志愿者姐妹们的温暖互助感动着。同时，她也用自己的亲身经历和坚强感动着别人。一只只虚弱的手在被她轻轻地拉起后获得了力量，一双双迷惑的眼睛在她温柔抚慰的声音里变得坚定起来。

她安排志愿者线下访视，线上值班，安排康复者开讲，解答病友们关于治疗、饮食、康复、兴趣爱好等方面的各种问题。她和其他伊俪姐妹们一起，认真地当起了医生的小助手。伊俪沙龙有什么活动，她总是参与策划，做好落实。哪个社团需要帮助，她总会给出自己的意见建议。哪个姐妹有困难，她都会第一时间伸出援手。只要姐妹们有心事，都愿意找婧妍来说说。渐渐地，她成了不管老少大家都叫的"婧妍姐姐"了。

人们说，上天在关上门的时候一定会打开一扇窗的。婧妍后半程的人生找到了新的方向，而她前半生的工作经验和能力，又在新的公益事业里尽情地发挥了出来。她愿意成为窗外那朵美丽又坚韧的木槿花。

乳腺癌术后一般需要住院几天？

乳腺癌要手术了，一般病人和家属都会问："手术需要住院几天呢？"不同医院可能有不同的诊断流程、手术准备流程及出入院流程。

以浙大一院为例，一般乳腺癌穿刺确诊及术前检查全部在门诊完成，术前一天才住院。常规情况下，术后第二天就可以出院了。对于接受保乳手术的患者来说，也可以采取日间手术，24小时内出院。为什么这么快呢？因为乳腺癌手术是无菌的体表手术，不需要大量补液，也不需要常规抗炎，居家康复和住院康复疗效接近，居家还会明显降低住院感染概率。总体来说，住院时间短，省时、省钱、康复快。

康复路上最好的礼物

"铃铃铃"随着一阵清脆的上课铃声，一张张红扑扑的小脸齐刷刷地抬了起来，清澄的眼眸集中看向了讲台上那个面带微笑和蔼可亲的老师——馨予。

新的学期，新的班级，新的学生，还有这个让她奋斗了 30 年的讲台，多么熟悉的场景啊！此刻的馨予有些激动，一股浓浓的爱在她心中升腾。

"老师好！"

"同学们好！"

她激动地望向讲台下那一张张如向阳花般的笑脸，那些被尘封起来的记忆，如电影一般在脑海里重映。

5 年前，一场大病，让馨予几乎要失去了这热爱的一切。

割舍不下的还是那群孩子

馨予永远也忘不了 2019 年 5 月 25 日的那一次体检。一位声音甜美的 B 超医生，把她前几年的情况和这次体检结果作了反复比对后，用柔柔的声音对她说："你右侧的乳腺结节比去年增大了很多，边界也不清楚，最好做个全面检查。"

馨予愣了几秒，可随后脑海里立刻跳出来的是她的那群低头写作业的学生，一句话不由自主地冲出喉咙："6 月中旬就要中考了，我能教完再去做全面检查吗？"

女医生扭头看向她，面色开始凝重起来，然后稍稍提高了一点音量："你不要命的话，可以！"

仿佛正在冲锋陷阵的战士，毫无心理准备地听到了"立刻停止前进"的命令。馨予不知所措地站在那里，看着女医生严肃地直视自己的眼神，这才感觉到了事态的严重性。

那天，迷茫中的馨予脑袋嗡嗡地，一会儿是孩子，一会儿是体检报告，内心是一团迷雾，自己也不知道是怎么回的家。

第二天，她迅速地在浙大一院重新做了 B 超、钼靶、穿刺，怀着忐忑不安的心却又强装没事一般地回到了教室。

等待报告的日子是漫长的，可即将中考的孩子们却像是热锅上的蚂蚁，根本离不开她这个"头蚁"般的数学老师。

6 月 9 日上午，馨予在初中毕业班最关键的时候收到了穿刺结果："浸润性乳腺癌"。她默默地接听，呆呆地放下电话，然后再一次径直走进教室继续上课。她甚至有那么一会儿，眼睛模糊地望着争分夺秒正在冲刺的学生们。然后，她在心里对自己说："专注，专注！你不可以去胡思乱想。"

接下来的日子，她上午在医院做手术前的各种检查，下午赶回学校给学生上课、答疑。就这样一直坚持到学生去中考的前一天。

那一天，她安心了。她觉得可以放心地去住院了。

你的笑容是我最想看到的

毕业季的孩子是欢欣快乐的，毕业季的师生是难舍难分的。手术后的第 12 天，为了不给孩子们留下遗憾，她瞒着家人，悄悄地把身上两个引流袋藏在紫色的手提包里，并细心地用一条蓝色的丝带细致地把皮管缠绕起来遮掩好，努力挺直身体去参加孩子们的毕业典礼。

当她隐着伤痛一脸慈爱地出现在教室门口时，孩子们一下子欢呼了起来："老师回来了，老师回来了！"孩子们一下子围了上来，七嘴八舌，仿佛她和他们已经分别了很久了，一张张青春年少的脸上洋溢着欣喜之情。

当她把毕业证书亲手颁发给朝夕相处了 3 年、不是亲人胜似亲人的孩子们时，她看到了他们脸上的红晕和甜蜜。她在拖着长长的引流管和孩子们合影时想："这笑容不就是你最想看到的吗？"那笑容里有努力后的进步、有经历过的满足，也有对她这个班主任老师深深的爱。她觉得3年里所有的付出都是值得的。

7月初，向日葵绽放了，馨予就如同努力伸长脖子还是照不到阳光的那一株。她开始了漫长的化疗。从第四次开始，化疗并发的手足综合征就一直伴随着她——开始是起小水疱，渐渐地皮肤溃烂了，手指发黑，关节僵硬，身上也是多处过敏。连续四个月，她吃饭只能用勺子。医生说，这手足综合征是药物的正常反应，在中西医结合治疗下，化疗结束便可逐渐缓解。

在她治疗的艰难阶段，也是她的学生们最放松的日子。有时，他们会如同一群"叽叽喳喳"笑个不停的鸟儿，"飞"到她的家里，"停"在她的身旁。他们给她带来了各种颜色的"心形"纸片，上面密密麻麻地写满了他们的感激和祝愿。其中有一个男同学，用细腻的笔触洋洋洒洒地写了满满的一张纸。从字里行间，馨予看见了自己这些年的辛苦和努力，也看到了艰辛之后满满的收获。

学生们对馨予的关心，让她感动，也让她快乐。她说，有一次，学生们甚至在她的家里开起了茶话会。学生们说，只想看见老师笑，好让她心情愉快地去战胜病魔。

五年后回忆起这段开心的往事，她还记忆犹新。她说，学生们的笑容是她的阳光，医生的笑容也是她的阳光。她能体会当时学生们看见他们的老师笑时的心情。就像当年她自己在病灶切除、乳房重建两次手术后看见了她的医生对着她笑是一样的。

那时她觉得自己有救了，心也跟着安定了。

漂亮手串，拐角遇见的美好

化疗终于结束了，她可以不用经常跑医院了。可馨予的人生出现了拐点。学校为了让她安心康复，决定卸去她班主任和主课老师的重任，照顾她不用坐班上课了。这对于三十年来一直忙惯了的她来说，好像突然之间前进失去了方向。

化疗的各种后遗症还在困扰着她。她常想："我何时能像个正常人那样，没有苦痛地活着呢？我还能不能重上讲台呢？"她有些灰心。

一次偶然的机会，馨予很幸运地结识了一位叫吕娜的志愿者，也就是后来伊俪公益组织的主要骨干。她们互相加了微信。吕娜分享的各种自己编织的漂亮手串一下子迷住了她。吕娜对她说："做手工是锻炼手指最好的治愈运动啦。"馨予如获至宝。她想，这下她僵硬的手指有救了。

从此，她开启了一条学习金刚结、玉米结、曼陀罗结、四股辫、八股辫的编织之路，并且沉迷其中。家里旧的玉佩手串毛衣链被她拆掉，重新组装后旧貌立刻换了新颜。不知不觉中，美好的手工治愈了她的僵硬手指，而原来充满阴霾的心，不知何时也渐渐明朗起来了。

又一次偶然的机会，她结识了非物质文化遗产手工大师。于是馨予又开始乐此不疲地学习同心结、双钱结、吉祥结等。她觉得中国结那独特的寓意，给人一种团结的力量、亲密温馨的美感。心灵手巧的馨予学习了不久，灵巧的耳钉、雅致的旗袍压襟和吉祥如意的团锦，便在她的手下充满灵气地呈现了。当她把这些小物件送给新的主人时，她们那种欢天喜地的样子，让馨予的内心欢欣又充盈。

再后来，棉线编织也成了馨予的最爱。当一卷普普通通的棉线，经过她的巧手，编织出真假难辨的花篮、亭亭玉立的荷花、花团锦簇的绣球花、洁白如玉的水仙和各种精致的小包时，她的心里美极了。手工成了馨予的最大享受。

时间在静静地流淌，她的身体也在慢慢地康复。她觉得生活里的遇见，有一种别样的美好。

一起编织，巧手姐妹的礼物

2020年，馨予的生活从"独乐乐"走向了"众乐乐"。她说，那一年，她最幸运的事是遇见了一群乘风破浪的小姐妹，加入了伊俪志愿者的队伍，和她们一起快乐地做公益。

她积极参加了访视活动，用自己的亲身经历劝慰和帮助正在治疗中的小姐妹。她组建了伊俪巧手社团，领着一群同样爱好手工的姐妹编织一款属于乳腺癌群体的康复祝愿信物——"粉红丝带手环"。这款手环由吕娜设计，社团里的姐妹自己购买材料，分工合作，有的编主绳，有的编平结线圈，有的绕小金线圈，然后挑个时间大家聚在一起集体组装，再配上精美的吉祥物，做成一条精美的既可以作为手链佩戴，又可以当作手机挂绳使用的爱心手环。

五年里，不管是在暖暖的春日、炎炎的夏日，还是在绚烂的秋日、严寒的冬日，馨予和她的姐妹们都留下了一起编织的身影。在馨予的带领下，伊俪巧手社团的姐妹们把温暖的问候、真诚的关爱和美好的祝福，都精心地编织进了一个又一个承载着美好祝愿的粉红丝带圈中。当伊俪志愿者们通过访视新病友，把象征着吉祥和平安的手环戴到刚刚做完手术、正在放化疗的姐妹手上时，身在其中的馨予是快乐的。因为她从她们的眼里看到了战胜病魔的信心。

此后，每一场伊俪公益活动和浙大一院乳腺外科的患者教育会上，都有巧手社团呈现的大批精美的手工极其精细的作品。看见它们的每一个医生和姐妹都会啧啧称奇，谁也想不到它们的作者曾经遭受过危及生命的苦难。

馨予说："只要我们不放弃，积极治疗，不气馁，坚持康复，一定会遇到喜欢的人，找到喜欢的事，开启你想要的生活。"她自己就是其中的一个。

如今重回讲台的馨予，又当起了"孩子王"。当然在重掌数学主课的同时，她还担起了另外一门课。你一定也猜到了：手工课。她说，手工成了她康复路上一份最好的礼物，她要把这份美好也送给她的孩子们。

乳腺癌术后，引流管要多久才能拔除？

乳腺癌手术后，往往需要在术区放置引流管。患者在术后引流过程中，需避免因大幅度活动而造成引流管脱出，以保证引流的通畅。

至于引流管放置多久可以拔除，则要视手术的方式以及患者的情况而定。目前，24 小时引流量以及引流物的性状是判断是否可拔除引流管的重要依据。因此，患者及家属在术后初期，要密切关注引流量，及时挤压引流管，避免引流管堵塞。同时，要认真记录引流量，及时汇报医生，为医生提供翔实的护理记录。何时拔出引流管应根据医生的判断和建议，避免过早拔出引流管而造成皮下积液。

患者在拔除了引流管后，需观察是否有积液形成。如果出现少量皮下积液，可进行穿刺抽液；如果积液量较多，可以重新放置引流管。

人生没有精彩也要有色彩

萍姐姐，1955 年生人，是伊俪公益志愿者中较为年长的一位。但萍姐姐有一颗年轻的心，她说自己还不到 70 岁，还能做一些力所能及的事，能帮到别人，她心里快乐着哪！

一个老志愿者

萍姐姐是 2004 年注册成为志愿者的。在志愿者队伍里，萍姐姐先是学会了理发，再后来就成了免费理发小分队的一员了。

萍姐姐说："理发，看似简单，其实学习的过程也并不轻松。每个人审美不同，对理出来的发型要求也不同。所以，理发不仅要学技术，也要学心理学，学会观察与思考。"萍姐姐是那种学习比较认真，做一样一定要像一样的人，所以师傅教得认真，她也学得用心，进步非常快。当师傅夸赞萍姐姐悟性高、可以独立操作时，萍姐姐心里别提有多高兴了。

萍姐姐所在的志愿者组织每周都会安排一些活动。而萍姐姐每次接到的任务都是免费上门服务。上门服务的对象，主要是行动不便的病人、年龄很大的老人，还有因为骨折住院回家休养的、动了大手术的病人，长期卧床的老人等。

她所在的街道一共有 5 个社区，一般是轮番上门服务的。平时，只要社区有需求，他们基本都是有求必应的，大家会很开心地去社区为居民们免费理发。所以，他们深受一些老"顾客"的欢迎。

这些年，萍姐姐已经记不清服务过多少人了，但她清楚地记得服务对象中，年龄最大是 103 岁高寿老人、年龄最小的是四五岁的脑瘫儿。为了方便他们，萍姐姐所在的服务队还主动与这些居民结成了对子，一到日子不用他们请求，就主动上门服务。有些服务队已经坚持好些年了。

她能过关我也能

其实萍姐姐也是一个癌症病人，在黑暗中走过一段很长的路。

萍姐姐有个习惯，就是每天早上五点半都会听"西湖之声"和"健康之友"。2009 年的一天，萍姐姐醒得很早，听到广播里有一些比较感兴趣的内容，就拿起笔准备把它记下来。可趴在床上笔记时，突然感觉胸部有压痛感。她用右手轻轻地摸了一下左边的乳房，似乎有一个长方形像食指一半那么大的硬东西。

大概过了一周，萍姐姐去医院挂了个外科号。因为当时她认为这只是表皮上长了个东西。可刚上二楼，就看见荧屏上跳出来今天乳腺科有专家门诊，她立即下楼去换了个号。

当医生说"有床位你就住下来，需要手术"时，萍姐姐并没有特别慌乱，脑子也简单，根本没有往不好的方面去想。萍姐姐当时的想法就是左边乳房有一个东西，是在皮肤表面，只是动个小手术而已。

可不久后的诊断却出乎她的意料——癌症，左乳需要全切。

化疗的过程萍姐姐说就如同一句俗话——关关难过关关过。现在回想起来，因为对这个病一无所知，所以当时也没有思想准备。只是当开始有恶心的感觉，而且后来反应一次比一次难受时，萍姐姐才真正接受了自己患癌症的事实。

每当最难受的时候，萍姐姐都会想起 40 多年前认识的一位姐姐，她也得过乳腺癌。可是直到现在，这位姐姐已经 70 多岁了，萍姐姐每次回老家时都能见到她，她一直还活得好好的。萍姐姐在心里安慰自己："她就是我的榜样。她在那么艰苦的时期得了这病都能撑住，我肯定也会没事的。"

可心的"姐姐"，幸福的"妹妹"

3 年半以后，萍姐姐去医院做例行术后大检查，看见浙大一院乳腺外科的电梯口竖着一块牌子——招聘志愿者。她没有片刻犹豫，就去报了名。她也想去病房做志愿者。萍姐姐认为自己康复得很不错，去病房讲讲自己的经历和故事，和新病友交流，给新病友勇气，帮助她们尽早走出阴影，指导她们少走弯路，这是一个姐姐应该做的。萍姐姐也就是在病房做志愿者时，遇到了其他一些爱心姐妹，她们互加了好友，在电话和微信交流中，互相学习也不断提高着自身。交流在继续，友谊在不断升温，萍姐姐成了这些爱心小妹妹们都喜欢的大姐姐。

与此同时，萍姐姐在家所在地的志愿者队伍中继续发挥着特长。

她清楚地记得，有一回，她接到了一位 94 岁的老人家的电话，说第二天要去学校参加中国共产党成立 100 周年庆典活动，希望萍姐姐去给他理个发，让他更加有精气神一些。

萍姐姐为这位老人上门理发已经有 3 年了。而这次理发是最为特别一次。

萍姐姐一边理发一边听老人家讲他当年打仗的故事。老人很和蔼，声音洪亮地讲述着当年行军路上的事儿。他说那时候舟山还没有解放，部队驻象山港。有一次他要带部队回宁波，他的队伍是由 40 多个伤病员组成的战斗队，他们的任务是送粮食，还带了 40 多头猪。那天海上遇到了大风，大浪打过来，船的桅杆被打得和海面一样平了。浪打过去又打过来，人都吐得一塌糊涂，中途还遇到了土匪……

老人平静地说着他的故事，萍姐姐的心却被深深感动着："原来英雄就在我的身边啊！胜利来得真是太不容易了，没有这些前辈们以生命和鲜血的付出，哪会有今天的好日子啊？！我们还有什么困难不能克服？还有什么理由不珍惜每一个今天？"

萍姐姐问老人家党龄有几年了？他说 70 年。哇！比萍姐姐的年纪还大。原来她经常上门服务的对象是位大英雄。能为特殊的老军人上门服务，萍姐姐觉得很光荣。那个时候，萍姐姐感觉自己就是一个幸福的小妹妹。

萍姐姐说自己很平凡，一生中没有什么精彩动人的事。参加社会公益组织，当一名志愿者，也算是给社会增添的那么一点点色彩吧！其实，康复后，萍姐姐早就把自己划入了健康人群，积极参与着社会活动，做自己力所能及的事。做好事多了，烦恼事就少了，身体也更健康了。萍姐姐参加的这些社会公益活动虽然都是一些小事，但她觉得，帮助了他人，也就是快乐了自己，何乐而不为呢？！

乳腺癌患者出院了就是治愈了吗？

从目前的观念来看，乳腺癌已经被国际上视为一种慢性病，其治疗和康复是个漫长的过程，患者顺利完成手术出院，只表示病情得到第一阶段的缓解和控制，并不等于已经治愈。后续还需要多种辅助治疗，比如放疗、化疗、靶向治疗、内分泌治疗等。有些患者治疗期限甚至可以长达十年。全部治疗结束后还需要保持半年左右一次的复查，确保治愈。

在整个治疗和康复的过程中，除了患者本人主动疗愈，亲人家属的呵护和照顾，心理上的引导，对康复也十分重要。

重生的花朵在公益里绽放

生于 1988 年的乐依有着娇小的身材，鹅蛋脸，圆圆的大眼睛，身上透露着一股江南女子特有的端庄温婉。

她的身上有许多标签——超人妈妈、职场女性、父母的宝贝、爱人的娇妻……但是，你一定不会想到，眼前这个乐观开朗的她，还是一个正在顽强抗癌的女"战士"。

青春被意外撞了腰

2019 年 10 月，承载着家人满满的祝福，乐依产下了第二个宝宝——一个清秀可爱的男孩。大女儿、小儿子，十月怀胎日夜期待的幸福变成了现实，乐依瞬间觉得自己同时拥有了天上闪亮的星星和人间最美的花朵。一女一子，合并成了一个圆满的"好"字，这是上天赐予她的最珍贵的礼物。全家人也都因此沉浸在欢乐甜蜜的气氛之中。

哺乳的过程本是温馨和满足的。乐依一面享受着哺育的快乐，一面感恩着自己母亲当初的付出，内心惊叹着新生命的力量和成长的奇迹。

然而，天有不测风云，一次偶然的触摸让乐依吃了一惊。右侧乳房有一个又大又硬的肿块，那是什么？哺乳期的限制，不友好的肿块，就像在最快乐的时光里被人当头一喝："喂！有一颗定时炸弹埋在你身体里呢！"从此，她只要一想到这个"疙瘩"，担忧的情绪立即弥漫全身。

2021 年年初，结束哺乳的乐依来到省人民医院，B 超显示肿块不小了。怀着忐忑与不安的心情，她在医生的建议下做了一个日间门诊手术，取出了肿块，所幸病理切片结果显示良性，为泌乳所致的增生。一块石头终于落地，对未来的无限憧憬再一次浮上心头。

可谁曾想，命运之神已经"下笔"，青春路上的"劫难"正等着撞她的腰。2022 年 10 月，在一次单位的日常体检中，乳腺 B 超医生告诉乐依，原手术部位有一个结节，有少量血流信号，建议她别忘了定期随访。

一向仔细的乐依，放不下心来，赶紧预约了原手术医生，深入做了钼靶和增强核磁共振检查。做完检查的她长长地吁了一口气，回家路上还默默地宽慰自己：一定跟上次一样，是个良性肿块。

可核磁共振的结果却如同五雷轰顶——分类 5 类，乳腺癌的可能性很大，这让乐依彻底地坠入了黑暗的深渊。她颤抖地拨通了父亲的电话，当听筒里传来浑厚亲切的声音时，她无可抑制地放声大哭了起来："爸爸，我会不会真的得了乳腺癌？爸爸，如果真是，那以后可怎么办呀？"

父亲是她的支柱。他一边宽慰着自己的宝贝女儿，一边建议乐依："这次手术一定要找杭州最好的医生，做最彻底的治疗。"几经辗转，乐依找到了浙江一院乳腺外科主任。

乐依清楚地记得，那天，主任看了乐依的既往病历，进行了手检，然后认真地问她有没有做好最坏的打算？"建议你先做个病理穿刺。"当时主任作了一个非常形象地比喻："手术治疗犹如上战场杀敌，是盲目莽撞地上战场，还是摸清敌情、备足粮草再上战场呢？"乐依坚定地点了点头。

10 月 28 日，病理报告显示浸润性乳腺癌。看着那刺眼的结论，心中所有的希望都被击得粉碎，乐依整个人瘫倒在沙发上，脑子一片空白。天塌下来了！35岁，最美好的青春年华啊？！一直顺风顺水地成长，别说生死，自己连很小的挫折都没有经历过啊？！真可谓致命一击。她泪眼婆娑地看着自己一对天真无邪的宝贝，一个8岁，一个4岁，她还能抚育他们长大成人吗？她望向头发花白的父母，作为独生女，她还能陪伴他们安度晚年，尽儿女之孝吗？无助、恐惧、惊慌、失措，各种情绪都向乐依深深袭来……

穿越迷雾的爱之光

接下来的日子要怎么办？生命的小船将驶向何方？乐依在一片疑团中终于迎来了手术。因为疫情，医院只允许一名陪护。乐依的爱人放心不下，决定不离不弃地陪伴。他天生是个乐天派，无论是说话还是做事，总能在不经意间让乐依感到放松和温暖。

乐依的手术是当天第二台手术，被推进手术室时墙上的时钟显示"10:39"，乐依喜欢这个9："长长久久，一定会平安度过的！"

手术中医生通知家属未转移、未扩散，但无法保乳。乐依的爱人对医生说："一切以病人的健康为先。"随即他给家中的父母告知了手术情况。

乐依的父亲挂断电话后，号啕大哭，他既希望接到这个电话，又害怕接到。乐依一直是他的掌上明珠，女儿患病后，他一面要佯装坚强，做孩子和家人最强力的后盾；一面他也在想要是女儿不在了，这一双儿女该如何抚养长大呀！在这一刻，老人再也憋不住心中的情感，泪流满面。

乐依感觉自己就像做了一个长长的梦，醒来时已躺在了病房里，眼前是爱人那只紧紧握着她的手和笑容满面的脸庞，只有胸前隐隐作痛的伤口提醒着她,这是刚刚从鬼门关走了一遭呢。

晚上8点多,主任做完手术来病房看她,温柔且坚定地对她说:"乐依,今天手术很成功,你还能活很久很久!"当时,乐依泣不成声,感激之情溢于言表,暗下决心,一定要好好配合治疗,不辜负医生、家人和朋友的付出。

术后十五天复诊时,主任拍了拍乐依的后背说:"乐依,咱虽然做了手术,但依然要挺直腰背,漂漂亮亮地生活。"这句话也成了乐依铭记于心的精神寄托,抬起胸膛,时时刻刻保持最佳的精神状态去迎接新挑战。

4次化疗、30次放疗、10年内分泌治疗、每28天一次肚皮扎针……乐依都能苦中作乐,关关难过关关过,扛过化疗的苦,尝过放疗严重皮炎的剧痛,她没流过一滴泪,没喊过一声苦,一路打怪升级,一路度劫重生。

确诊癌症后,乐依经历了从崩溃到茫然到接受最后归于平静的心路历程。幸运的是,她拥有足够的爱,支持着她勇毅前行。她的身后有坚强的后盾,有认真负责的医生护士,有爱她的父母,有体贴的老公,有善良的公婆,还有一直为她打气的一双可爱的儿女。他们就像一束光芒,一路照耀着她走出阴霾,向阳而生。

不完美的花朵也能绽放

术后重生的乐依,心态和习惯也开始有了微妙的改变。曾经的她,过马路时绿灯还剩三四秒,肯定会火急火燎地冲过去;现在的她,会停下脚步让自己慢下来,先欣赏一下周围的风景,再静心等待下一个绿灯。她开始珍惜当下的每分每秒。

如果说 35 岁之前，乐依的人生是完美的，有爱她的父母、名校毕业、稳定的工作、志同道合的伴侣、可爱聪明的孩子……那么命运确实在她最幸福的高光时刻，给了她致命的一击，但人生怎能不经历坎坷与挫折呢？不完美也是一种美呀！不完美的花朵也有自己的春天呀！

涅槃重生后的乐依学会了凡事把自己摆在第一的位置来认真思考了。因为经过此难，她已经深深地懂得了，只有先保护好自己，活出自己的精彩，才能爱她所爱的人，伴所有爱她的人，才能更长久地陪伴父母爱人和儿女。

现在的乐依阳光、开朗、自信、美丽！她昂头重返了职场，她进入了伊俪公益这个暖心的组织，她认识了一群特殊的姐妹。作为志愿者里的新生代，伊俪悦读、伊群巧手、伊俪绘画、伊俪访视等社团里都有活跃的她，伊俪公益服务中心综合部的工作她更是抢着干。她说："与志同道合的姐妹们相互打气、并肩前行，养人、养心，能把日子过成诗。"

在一次采访中，乐依说："成为志愿者最大的收获就是，我已经不是那个原来阴霾天空下的我了。回到家，就做一朵花，开心时自得其乐，沮丧时悄悄合上。出了门，我就是一棵树，黑暗中默默扎根，阳光下努力拔尖。"她说，她要用一个温暖的微笑、一份简单的关心、一句鼓励的话语，给那些仍在困境和泥潭中的姐妹们，带去无尽的力量和希望。

"宝剑锋从磨砺出，梅花香自苦寒来。"乐依想告诉所有正在经历病痛折磨的人们，永远不要放弃希望和梦想。无论遭遇多大的困难，我们只要心中有爱，阳光便能照进心里，就会有力量去战斗。绝处逢生，如今的乐依迎接着全新的生命旅程，在不完美的人生中找到属于自己的精彩和幸福！

乳腺癌手术一定要切除乳房吗？

得了乳腺恶性肿瘤的女性，"保命"还是"保乳"成了一个比较纠结的难题。常常会有人会问："乳腺癌手术一定要切除乳房吗？我能不能不切呢？""我害怕复发，不想保留了，能给我全切吗？"

医生的回答是："看情况！"

毕竟乳房对于女人来说，不仅是一个哺乳器官，还是女性美的象征。

随着医学的发展，经过对全球大量乳腺癌保乳病例的长期跟踪后发现，在完善后续规范化综合治疗的情况下，接受保乳治疗的患者的无复发生存率及总生存率并不比全切的患者差。所以，具备保乳条件的患者完全可以放心地去选择保乳手术。

当然，若存在不能接受放疗、正处妊娠期、病变范围广泛、肿瘤巨大、无法确保阴性切缘、保乳后乳房形态改变太大等情况的，则不推荐保乳手术。

马奶奶的多面人生

大眼，卷发，一袭红衣，脸上始终洋溢着笑，这位新入群的姐妹，一看就是一个心有阳光的女人。

许多人并不知道她的真名，可在这座被誉为"人间天堂"的美丽城市里，如果一说起"马奶奶"，却有不少人都认识她："她可是一个远近闻名的响当当的人物啊！"

正如她自己所说的："我 50 岁时就被人叫作马奶奶，我的真名还不如马奶奶名气大呢！"

小有名气的马奶奶

退休前的马奶奶，在她长期从事的这一行中，可谓是干得风生水起。

区民政局副局长，市政协委员，市政协应用型智库民族宗教组专家，市青年联合会委员、常委、副主席，这些都是她努力工作并为之付出一切的头衔。

全国劳动模范（全国先进工作者）、全国商业劳动模范、中国改革开放 30 年社会人物、全国贯彻实施居民委员会组织法先进个人、浙江省民政系统先进工作者、浙江省巾帼建功标兵、杭州市首届十大杰出青年，这些都是她用夜以继日的奉献换来的荣耀。

与之相对应的，是多少个不眠的夜晚、多少个奔忙的早晨。一直以来，她从事社区工作，痴迷于社区研究，醉心于社区事务，是一位知行合一的社区工作专家，也是一个把"社工"二字融入自己生命的人。

1949 年 10 月 23 日，杭州诞生了新中国第一个居委会——上羊市街居委会，开启了中国城市社区居民自治组织建设的新篇章。"新中国第一个居委会"的成立与运作，也许是马奶奶父辈们的事；而上羊市街居委会作为"新中国第一个居委会"的认定，马奶奶则是可以记首功的。为认定这是新中国第一个居委会，干工作一向风风火火的她带领同事们开展了历时 1500 多个日夜的寻访。好在，所有的付出都有了回报——在翔实的数据和史实面前，上羊市街居委会最终被民政部确认为新中国第一个居委会。

"民政工作，上管最可爱的人，下管最可怜的人，左管红白喜事，右管行政执法，中间还带个基层政权。"时任民政局副局长的她说，"可作为政协委员，我最注重的是多倾听民意，这样耳目灵了，眼睛就不会一味朝上"。在连任了五届市政协委员的时期，她总共提出了近百件涉及民生的提案，其中有 30 多件提案被采纳。当年，是她递交的一个提案，使得杭州的市民卡成了公交卡、医疗卡、公园月票、公积金卡、消费卡等多卡合一的"方便实用卡"。

她还提交了"关于规范行政事业单位要求社区证明盖章行为"的提案，被杭州市政协列入了五个重点提案之一。如今经各方努力，杭州市终于将原先要社区盖章的 94 个项目锐减到 32 项，大大地减轻了社区的负担，也方便了市民。她的提案也因此荣获了杭州市政府颁发的"金点子奖"。

游走四方的马奶奶

2016 年 1 月，马奶奶退休了，她为自己描画着美好的第二春：走浙江、游中国、看世界。她要迈开曾被繁忙的工作锁住的双脚，将大好河山秀美景色饱映眼底，要尝遍各国各地的各种美食。

说走就走。她将足迹留在了欧洲、美洲、亚洲的诸多国家，将沿途的美丽风景、特色美食和人文趣事，收进了她的文字记录里。随着她的系列美篇的出品，她的朋友圈一度成了粉丝们争相进出的繁忙之地，赞声一片、评论无数。

有人曾问马奶奶："旅游本来就是很累的事，为什么你还要即时留下那么多文字和照片？"马奶奶是这样回答的："这几十篇游记是路途的实时记录，是自己当时心情的写照，也是给年老后走不动的自己今后坐着摇椅晒太阳时，可以慢慢回忆生活的味道。"

走四方的马奶奶还有一个愿望，就是人退心不退，不能停下做社区工作的脚步。2016 年 5 月她接受街道领导的邀请，担任所住小区的业委会换届选举的工作组组长。花了 8 个月，用了洪荒之力，她终于把一个 7 年来由于各种争议成立不了的业委会建立起来了。

此事给了她启发，于是她从群众观念、工作方法等方面结合亲身经历，写了一篇文章，提出解决争议的十个招数。

不曾想，原来忙于行政事务的官员，退休后却成了专注解决社区问题的研究者和实践者。2018 年在街道的支持下，她成立了马奶奶社会工作室，通过实施"多彩公益圈"项目，围绕"基层党组织精准嵌入基层治理""五社如何在社区有效互联互动""数智化应用成为撬动社会全员参与的杠杆""区域慈善资源如何有效整合利用"等问题，开始了长达 5 年的边研究、边探索、边实践。

如今，"多彩公益圈"项目已经取得了很大的成效，《面向共同富裕的社区公益慈善发展新路径：多彩公益圈的探索》被推荐申报全国社会治理创新案例；《共同富裕背景下老旧小区如何共建共治共享，杭州"多彩公益圈"出奇招》已经入选浙江大学优秀研究生教学案例，被推荐参评浙江省和全国优秀研究生教学案例。

首届民政部全国城乡社区建设专家委员会委员，全国社会组织教育培训师资库成员，复旦大学当代中国研究中心兼职研究员，浙江大学社会治理研究院实务导师、兼职研究员，浙江工商大学重要窗口研究院实务导师、兼职研究员，马奶奶的头衔越来越多了，游走四方的内容也越来越多了。她带着自己的研究成果活跃在全国各地和大学的讲台上，成为最受欢迎的实践型教授，甚至在去黑龙江和四川旅游途中，都被当地领导半路拉去讲课，分享她的见解和研究成果。

于是，光环再一次笼罩着她。她荣获了"浙江省百姓学习之星"和

"全国百姓学习之星"的荣誉称号。

突遇癌症的马奶奶

2021 年 11 月 11 日，对于马奶奶来说，似乎是一个黑色的双十一。患早期肺癌手术后已经 3 年的她，照例去医院做定期复查。

可是杭州市红会医院胸外科主任却告诉她："你好像乳腺有点问题。"是不是乳腺结节这颗埋了十年的雷终于要爆炸了？如果说 3 年前查出早期肺癌的马奶奶是淡定的，那如今的马奶奶却有些不淡定了。她立刻四处打电话，兜兜转转终于联系上了浙大一院乳腺外科的主任。

穿刺报告显示，这一次她患上了浸润性乳腺癌并伴有淋巴转移。治疗方案为：新辅助化疗做 8 次、手术切除病灶、做 25 次放疗、内分泌治疗十年。

等待穿刺结果出来的那 9 天，仿佛是她人生中最漫长、最黑暗、最迷茫的 9 天。她整个人就像掉进了人间炼狱，眼前一片漆黑。她不停地流泪，不停地挣扎，一度有些崩溃，不想见任何人，也不想和人说话。

半夜醒了，她不停地问自己："老天爷为什么不放过我，要让我再经历一次痛苦？如果我就此倒下了，那爱我的爱人和家人将面临何等的痛苦？退休后给自己规划的游天下、品美食、做公益的快乐生活就此结束了吗？"一辈子坚强、快乐、不服输的马奶奶难道要就此趴下了？ 9天后她做了一个决定：正视现实，坦然面对。停下游天下的脚步，暂停热爱的研究和公益，离开热爱的讲台，全力去迎接人生中的又一次挑战。

从 2021 年 11 月 20 日迎来第一场战斗，到 2022 年的 3 月 25 日终于跑完了这场痛苦不堪的化疗马拉松，她如释重负。为此她又一次拿起笔，记录下了这段痛苦而又顽强的经历，也写下了发自内心的感悟："每一天，都在与各种各样的化疗反应作战；每一天，都在担心还要经受什么样的痛苦；每一天，都是在崩溃与坚持的困扰中挣扎。我很庆幸在这126天中，有爱人无微不至的陪伴和家人们的倾心照顾，有医生团队精心的治疗和志愿者们的帮助；有朋友和同事们时时的问候和鼓励。特别是每当我看到爱人举着拳头给我加油、眼镜片后的小眼睛中流露出的那种爱怜和期待的目光时，我还有什么理由不坚强呢！"

2022年4月13日，她迎来了第二场战斗：手术。伤痛过后的她，又一次拿起笔写道："真的很感谢老天爷，让我遇到了专业、负责、非常棒的医生团队。手术后换药，看到这么长但整齐的刀疤不禁有些伤感。但它解除了我这种多癌体质人的心病也不失为一种明智的选择。虽然手术后还有很多未知的挑战等着自己，但我相信医生、相信自己，一定能战胜病魔。"

善于总结的她，不但记录下了发病到治疗的整个过程，也总结出了一本挺过乳腺癌治疗难关的康复宝典。她说，她也要用这些经历和经验去帮助她人。

初心不改的马奶奶

"改革开放40年了，基层治理的模式也发生了很大的变化，但我想为居民服务的心是不会变的。"病后康复期的马奶奶如是说。虽然得了乳腺癌伴淋巴转移是不幸的，且治疗过程又是那么漫长和痛苦，但在这个过程中马奶奶说她也发现了很多美好的东西。

她得知，浙大一院乳腺外科有一个由主任牵头创办并坚持了十年的非常典型的医务社工组织伊俪沙龙，有一群热心的乳腺癌康复者在医生的带领下活跃其中，她们通过线上线下经常性的探视和各种各样有益身心健康的活动，让乳腺癌患者重塑信心。她们组建了多个医患微信沟通群，每个群里都有医生和志愿者在，对患者提出的各种问题进行及时解答。这让她的内心有些感动。于是，在好友的推荐下，她也义无反顾地加入伊俪康复志愿者队伍。

加入这个温暖的集体时间不长，多年民政工作经验的她敏锐地发现，伊俪沙龙实际上搭建的是专业医生、康复志愿者、病患三者之间服务和沟通的平台，通过个案和小组案帮助了更多的患者治愈并且康复，这种助人且自助的做法就是一个典型的医务社工案例。于是她联系了浙江省社会工作协会，并客串了一把红娘，推荐伊俪沙龙参加全国最美医务社工组织和个人评选。不想此举竟然成功了。浙大一院乳腺外科和伊俪沙龙的具体负责人双双获得了中国红十字会颁发的"全国最美医务社会工作者典型案例"和"全国最美个人义务社工"的荣誉证书。

与此同时，马奶奶做社会公益的脚步也没有停息。大病初愈后的她，一次又一次出现在多彩公益圈、共富社区打造、社区问题探讨现场。同时，为解决所住小区的物业管理问题，她向业委会建言写了两篇文章。在她的帮助下，伊俪沙龙也正式注册成了民非志愿者组织，即后来的伊俪公益服务中心。而她，爱旅游、品美食、做公益，一个都没落下。

如今的马奶奶仍然坚信对生命的坚持、对生活的热爱、对未来的憧憬是人生的三大支柱。她说，人生不可能一帆风顺，当遇上了坎坷和风雨时，一定要保持住自己的精气神。

因为，阳光总在风雨后，请相信生活里定会有彩虹。

哪些人群适宜保乳手术？乳房重建选自体还是假体好？

随着乳腺外科技术的发展，在保证疗效的前提下，术后加上放疗，手术其实是有越做越小的趋势。保乳手术在发达国家已经高达 70% 甚至更高比例，在中国也呈现越来越高的趋势，目前国内较大的乳腺中心保乳手术率大约为 30%~50%。通过切除乳腺原发肿瘤以及周围部分腺体组织，获得无瘤切缘，再应用常规或者整形技术整复乳房形态，达到既根治肿瘤又保留乳房美观形态的目的。那么什么样的人适合保乳手术呢？

第一，临床Ⅰ期、Ⅱ期的早期乳腺癌，且术后能够保留适宜的乳房体积和良好乳房外形的患者。

第二，临床Ⅲ期的乳腺癌患者，经新辅助化疗降期后达到保乳标准的患者也可以考虑保乳手术。

保乳手术切除范围小，能够保留大部分乳房，减少创伤。术后患者生活质量得到了提高，最重要的是，能给予患者心理上极大的自信。

乳腺癌患者在选择乳房切除后的重建手术时，会面临假体重建和自体重建之间抉择。

假体重建，顾名思义就是利用人造材料如乳房假体、网片等来重塑乳房；而自体重建则是指利用自身的组织，如背阔肌皮瓣、腹部皮瓣、臀大肌皮瓣等部位作为乳房重建的材料。

假体重建和自体重建各有优缺点，选择假体还是自体组织，并没有标准答案，需要结合患者的意愿、乳房的形态、肿瘤的范围、是否有糖尿病及吸烟史、术后是否要放疗等等因素进行综合考量。对于可保留乳头乳晕和乳房皮肤，皮下脂肪有一定的厚度，又不愿意身体其他部位接受手术的患者来说，假体重建是相对合适的选择。而对于病情需要切除乳头乳晕和乳房部分皮肤，或者乳房皮下组织薄弱，或者不愿意分次手术者，利用自体组织进行重建可能更为适宜。

两次与亲人"决裂" 都是因为爱

有这样一位美丽的女子，她很早就是杭州市政协委员。她在很长一段时间内担任杭州市上城区女企业家协会会长。她是杭州市先进个体工商户。她的头顶至今还有许多光环在熠熠发光。她就是伊俪公益组织的赞助人惜夕。用她自己的话说："我出来创业的那个时候，很多人都不理解。可是，人总是要有些追求的。"

与父亲"决裂"

惜夕从小生活在杭州，在大家羡慕的公安大院里长大。在那个百废待兴的年代，有个在公安部门担任一定职务的爸爸，在小伙伴中间是很荣耀的事。

高中毕业，惜夕进了电子元件厂。紧接着，在最好的年华里，她遇见了那个最好的他。她恋爱了，结婚。婚后的生活朝九晚五，波澜不惊。可是日子长了，她总觉得哪儿不对劲。她说："那个时候，自己也说不上来那是种什么感觉，总觉得一进厂子，重复着枯燥的工作，情绪就有点儿低落，还一直心有不甘。现在回过头来想想，那时其实就是觉得自己是在混日子。"

这个时候，丈夫决定要去经商干个体户，她也同意了。他想让自己的家庭过上更好的日子。于是，夫妻俩决定试一试。

一石激起千层浪，这个决定在那个年代是不被家人接受的。全家人一致反对，老父亲坚决不同意，甚至以断绝父女关系作为"要挟"。

犹豫中，从小性格外向、十分要强的惜夕想到了自己每天在厂子里那种低落的情绪。经过几个辗转不眠的夜之后，最终她还是毅然下定了决心，这在当时叫作"下海"。

创业初期的艰辛只有他们自己知道。夫妻俩从摆地摊开始，直到从事服装、酒店餐饮、住宿行业，成为杭州市注册商标的第一人。后来，她担任了很多社会职务，一路风生水起，事业越做越大。以至于多年以后，老父亲不无感慨地说："那个时候我应该支持你的，却因为观念问题，当了绊脚石。"

与儿子"决裂"

2017年年底，正当惜夕事业如日中天的时候，她发现了自己身体的异样。在一次洗澡时，她突然发现胸部莫名地多了一块硬硬的东西。惜夕从小到大身体素质都不错，当时也没太在意，就大大咧咧地一个人前往医院检查。检查结果出乎她的意料，是乳腺恶性肿瘤，这对于各项事业稳步发展的惜夕和她的家庭来说无疑是一颗重磅炸弹。幸好，她后来辗转遇到了浙大一院乳腺外科主任及团队，并在2018年新年之初做了手术。手术非常成功，术后，她很快恢复了体力。

术后第9天，作为区女企业家协会会长、女企业家俱乐部会长的惜夕，带着引流管去参加的年会，全场都报以热烈的掌声，祝贺她的重生，而彼时，医生们也对她关心有加，术后各种注意事项都叮嘱得很到位。

对于性格刚毅乐观的惜夕来说，有变化的是身体状况，而依然不变的是对工作的执着和爱美、爱生活的心性。

术后的几年里，惜夕在巩固原有基础之余，更多地开始将心力倾注于公益事业上。她先后参与了"万企帮万村"、东西部对口帮扶，每年组织女企业家协会会员赴湖北恩施、贵州三穗开展结对帮扶活动，关心关爱贫困居民，想方设法助力当地贫困居民脱贫致富，先后组织开展了"江穗联情·姐妹连心""汇聚仁爱·情满恩施"等活动，捐赠爱心妈妈书包、文具及公益课外书价值 20 余万元，结对帮扶两癌妇女、贫困儿童 31 人，与两地创业女性开展扶贫协作交流沙龙活动，与三穗、恩施两地创业女性就经营理念、管理经验、市场营销等方面的问题进行了深入的交流。她成了区巾帼就业创业团队中一位出色的导师，为无业女性和下岗工人提供就业岗位、创业辅导，累计帮助妇女就业 600 多人，帮助妇女创业达 40 余人。此外，她还持续结对帮扶儿童康复中心、老人公寓、弯湾托管中心、浙大一院公益组织等爱心机构，累计捐赠公益金达 91 万余元。

她从公益活动中获得了很多，也明白了许多道理。可是天有不测风云，以她自己的话说："我们夫妻俩感情笃深，一起辞职、一起创业、一起发家，连生病也是一前一后。"在她术后的第三年，她的丈夫也得了结肠癌，而且比她的状况更严重。于是，所有事业的担子都压在了她一个人的身上。

自己事业有成的儿子很心疼父母，多次要求母亲放下，退下来好好休息，多陪陪自己的父亲。几次"谈崩"之后，他甚至效仿自己的外公，对妈妈说，如果还是不肯休息就要和她断绝母子关系。

惜夕又一次犹豫了。可是，对多年跟随她创业的老员工的情感，让她下不了离开的决心。

她为了保证酒店供应的饭菜质量，经常会亲自尝一尝菜品。她说："我自己生过大病，绝不能让我的顾客去吃劣质的饭菜。我要以自己的标准去检查各道关口，保证让服务对象满意。"也正因为她的认真负责，从开始完全亏本的小生意，一步步发展，越做越大，得到了管理部门的一致认可和表扬。

她的好多员工，从一开始创业就一直跟随着她，最苦、最累、最艰难的时期都选择了和她一起面对、不言放弃。她说："如果自己现在离开了，那些跟随了她30多年的老员工怎么办？"她于心不忍。

如今，她依旧和她的儿子"僵持"着。她说"我也知道退下来不会像现在这样辛苦，每天弹弹钢琴，爬爬山，含饴弄孙，人会很轻松、很快乐，儿子也不会再生我气。但现在责任还在，我还得坚持着。"

如果说，第一次与父亲的"断绝关系"是为了小爱，那么，这一次她与儿子的"断绝关系"则是因为大爱。

最后，她笑着说："既来之，则安之。我们无法选择疾病，那么我们可以选择面对疾病的态度。越坚强、越乐观、越积极面对，希望就越大！"

化疗后为什么会掉头发？

肿瘤细胞具有快速增殖生长的特性，所以化疗药物大多特异性地攻击快速生长的细胞，以期只杀死癌细胞，尽量减少对生长缓慢的正常细胞的伤害。可是，人体某些正常细胞同样具有快速分化、更新换代间期短暂等特点，比如口腔黏膜细胞、消化道黏膜细胞、毛囊细胞、表皮细胞等。化疗药物会攻击这些细胞而产生相应的不良反应。

乳腺癌患者化疗后掉头发就是因为化疗药物对头皮毛囊细胞的破坏，因此这是一种常见的不良反应。根据所选用的化疗药物不同，其头发掉落的程度也不尽相同。有些药物可能导致头发全部掉光，但有些药物则只是轻微掉头发，使头发变得比较稀疏而已。

在发生掉头发的情况后，要保持良好的心态，不要让自己过度担心，可以提早准备好合适的假发、头巾或者帽子等改善形象。这种由化疗引起的脱发现象是可以恢复的。在停止化疗后 1 到 3 个月，随着毛囊细胞的新生和修复，头发就逐渐生长起来了。

高高举起的金牌

玄武湖上，张小菲拿到了人生第四枚金牌。

那是 2021 年 5 月 23 日上午，中国南京赛艇大师赛女子八人艇决赛拉开了帷幕。

"预备，出发！"

随着发令员一声令下，六条赛艇如离弦之箭，划破了玄武湖平静的水面。航拍机在低空盘旋，啦啦队的加油声此起彼伏。

离终点还有 200 米，3 号艇与 4 号艇齐头并进、遥遥领先。3 号艇里是清一色的大学生，年轻的手臂拉桨有力。4 号艇里是平均年龄 40 岁的队员们，拉桨整齐划一。解说员高昂的语调划破蓝天："女八决赛已经到了冲刺的关头，4 号艇开始加桨频了。目前离终点还有 50 米，还有最后三桨，3——2——1！太棒了，祝贺 4 号艇，来自杭州的卫冕冠军!"

"耶,耶!"4号艇的运动员们振臂欢呼。其中的张小菲冲着岸边的儿子拼命地挥舞手臂。母子俩同场竞技,儿子前一天夺下了青少年组一银一铜,而她刚刚摘下的这块卫冕金牌,是3年来她夺得的第4枚金牌,心里的小得意瞬间爆发成大兴奋。

队友和张小菲激动地相拥:"小菲姐,你太牛了,今天这么高的桨频你都坚持下来了,服你!服你!"张小菲仰头,想笑,却眼前一热,汗水顺着睫毛滑落,模糊了双眼。她的思绪禁不住飞回到10多年前。

丈夫温暖的轻轻一握

杭州,38路公交车,前门位置,一个穿着精致的女人号啕大哭,不是哽咽,不是抽泣,是那种昏天黑地的哭泣,仿佛这世界就只有她一个人。哭声太响亮,以致乘客都听不清车载广播里的报站声。

她一只手紧紧地攥着冰冷的扶手杆,指尖都快掐进手掌心里了,另一只手握着牛皮纸袋——那里面装着刚刚拿到的"判决书",耳边不断地回响着几分钟前跟医生的对话:"乳腺癌三期,伴转移性癌。"

"这个严重吗?"

"这个属于比较凶险的,当然严重。"

医院9楼,病理科那条死一般寂静的长廊,让人感觉仿佛永远走不到头。高跟鞋踩出的"咔咔"声一直敲在心上,她努力走得优雅一点儿,一呼一吸间,不断地给自己打气:"走得好看点儿,医生还在看着呢。你从没输过,你不该被打倒!"

然而,当丈夫在餐厅卡座上坐下,用询问的眼光望向自己时,张小菲所有的精神盔甲一下子"哗啦啦"全部卸了。虽然她是笑着开的口:

"不太好！不过没关系，我已经和医生说好了，尽快手术，马上要过年了，拖过年也不太好。"说完低头喝汤，两滴透亮的眼泪落进了汤碗，溅起了两朵油腻腻的小水花。

那一刻，丈夫杨先生没说什么话，只是伸过了手轻轻按在小菲的手背上。手心里传递出来的那份温暖，让小菲今天想起来依然如此真切。

这份温暖一直伴着张小菲走过那些艰难的日子。

张小菲以最快的速度接受了手术。因为有淋巴结转移，化疗和放疗是逃不过的难关。第一次化疗后，她开始脱发，每次梳头都大把大把地掉。多年来张小菲都是烫的长波浪，现在镜子中的自己头发正越来越稀疏，张小菲不由得打了个寒颤。她冲进理发店，对理发师说："给我理个光头！"从此，她戴上了一个干练的短发套。

漫长的化疗放疗，日子一下子就到了夏天，假发戴着又闷又热。每次回家第一件事就是把假发一摘，长舒一口气："哦，凉快！"又一天，一家人要出门去吃饭，张小菲一边戴假发一边嘟囔："哎呀，热死了！"丈夫说："那你不要戴好了，你光头也挺好看的！"他说得很认真的样子，张小菲相信了："是吗？那我不戴了哦！"

这是张小菲第一次光着脑袋出来吃饭，回头率高是肯定的。老公似乎完全没有介意，既没有安慰她，也没有怼回去别人的目光。在他眼里，光头老婆就是世上最好看的女人。老公如此淡定，张小菲自然就没什么不自在的了。

一家人谈笑自如，其乐融融。终于邻桌有人忍不住，探过身来问："你是演员吗？"张小菲哈哈大笑："是啊，我是！""哦，我说呢！"邻桌那人回过身，带着破了案的得意说："看吧，我猜对了吧？今儿个我们遇到名人了！"

张小菲心里甭提有多高兴了，那天她突然领悟了一个道理：自信会影响别人对你的认知。但是，她知道她的自信来自家人对她无条件的宠爱。

隔着一桌热腾腾的菜，她给了杨先生一个爱的眼神，一句话在心底盘旋："不生病还不知道这个男人是我捡着的宝呢！"

从此，张小菲放下了对生死的恐惧，开始在这条特殊的道路上寻找美。忙惯了的她学会了慢生活：闻香品茶、读书插花。从来不知道自己有画画天赋，小试几把居然惊艳了朋友圈。她最享受的是与大自然的链接：找一个野山头，搬把椅子听小鸟啾啾，听风从耳边吹过。在九溪十八涧的溪水旁，一椅一书一下午。西溪湿地的茅草亭是练瑜伽的好地方。

她把更多的时间投入孩子的教育中，每年组织小记者活动，上街采访练胆子，进浙大与留学生对话，在荔枝上创建小逗点电台，孩子们自己写稿自己播。

老公杨先生经常笑话她："你不上班比上班还忙。"但是杨先生心里十分明白：张小菲愿意把自己心里的那份温暖传递给更多的人，因为经历过寒冬的人更懂得温暖的可贵。

成为儿子的师妹

公交车上大哭之后，张小菲再没有在人前为自己流过一次泪。但是，每当深夜看着熟睡中的儿子，无边的想象便肆意泛滥："他才6岁，没有了妈妈他该怎么长大？"这个时候，她的眼泪就止不住地流下来。

儿子是个小天使，还记得张小菲刚开始化疗的日子里，每天从幼儿园回家，儿子就开启了照顾妈妈的模式。"May I come in?（我可以进来吗？）"一张开心的小脸从门外探了进来，手上是一盘摆放得很精美的水果拼盘。这是儿子记忆里的母亲牌水果盘。张小菲是个生活精致的人，平时总喜欢给孩子们摆弄好看的食物。"啊，张口，好吃吗？""好吃，真好吃！"一口一口喂着妈妈吃完水果，儿子抽出纸巾，仔细地擦着妈妈的嘴角。收起盘子走出门。刚关上又忽然推开，一张笑脸探了进来："你好好睡觉哦。"一串轻轻的脚步声，一会儿又是一阵"咯咯"的笑声，儿子告诉外公："妈妈很开心！"张小菲感动得想哭，儿子给她擦嘴角的样子，她知道自己会记住一辈子。

3 年前，一个偶然的机会，儿子遇到了赛艇这项运动。一周三次训练，张小菲像所有的全职妈妈一样开始了接送工作。每次送儿子到俱乐部，她要在一旁等 2 个多小时。俱乐部的女队员们都很热情，总是邀请她和她们一起练。张小菲一直喜欢运动，也喜欢水。没出一个月，她就加入了赛艇会，成了儿子的师妹。

这在亲戚群里掀起了波澜，大家都很担心：张小菲做过腋下淋巴结清扫。术后医生关照她左胳膊不要提超过 2.5 千克的重物。深知小菲的杨先生说了一句："就随她吧，她觉得开心最重要。"

虽然术后恢复得不错，但张小菲还是有点担心，每次训练都会减量，真的是"三天打鱼，两天晒网"。但是，儿子对赛艇热爱得不得了，训练既投入又刻苦。儿子赛艇成绩的突飞猛进，对一向不肯落人后的张小菲造成了深深的刺激。她开始给自己慢慢加量，训练不请假了。一周三练，用 10 千克的杠铃片进行训练。咦，胳膊也没有发生水肿！最长一次比赛是 26 千米的赛艇马拉松，持续划行了 2 个多小时。久而久之，她的体能有了明显的变化。体型也越来越好看，整个人都精神了，怎么看都不像已经 50 岁的女人。

10 多年后的今天，回忆起这些年的经历，张小菲说道："刚生病那会儿我很害怕，害怕我的孩子们该怎么长大，害怕他们无法独自面对这个世界。经过这些年，我发现我的乐观耳濡目染地影响了我的孩子们。"
张小菲的儿子的作业中有这样一道题目：请你说一说你家的家风，以及
这个家风对你的影响。她的儿子是这样写的：

在我6岁时，我妈妈得了癌症，她大哭了一场，然后她很快接受了
现状。她很坦然地接受了手术、化疗和放疗。之后的日子里，她把时间
都投入了公益事业中。她是我们班家委会的会长，也是杭州网的义工。
我爸爸说妈妈比做总经理的时候还要忙。很不幸的是，3年后，她又得
了一次癌症。但这一次，她更是一点都不把这当回事。手术后，她很
快就恢复正常的生活。5年前，她跟着我一起加入了赛艇俱乐部。到目
前为止，她已经夺得4块金牌、2块银牌。这些年来，她发掘了很多天
赋，比如厨艺、画画、园艺等。她喜欢把时间花在美好的事情上，她让
我们家的生活变得很美好。她是一个充满创意的人，做事有能力，充满
活力，见到她的人都无法相信她是一个身患两种癌症的病人。她把自己
的生活过得非常有意义。这些年，妈妈没有给过我和姐姐太多大道理的
说教，但她在生活中的智慧和乐观教会了我们很多。她让我明白，生活
就像是一枚硬币，总是有两面，有正面也有反面。当坏的境遇发生时，
不要惊慌，我们要具备的是将硬币翻到正面的能力。危机有时候也是契
机，它给了我们做出改变的可能。妈妈用她自己的行为培养了我们在消
极的处境中找到正能量的能力。这将对我的一生意义重大。

女儿的胶片圣诞树

5年前，张小菲的女儿要上大学了。小姑娘从初二开始就希望成

为一名服装设计师，大学她申请了美国帕森斯（PARSONS）设计学院，而且坚定地只申请这一所学校，还拒绝请留学中介帮助，这让张小菲有点儿担心。入学申请需要提交3个作品集，当女儿的一件作品呈现在张小菲面前时，她被深深地打动了，心中蓄积了多年的不安也终于释然。

这是一棵1.6米高的圣诞树装置，圆锥形的铁架，黑白的CT胶片被剪成竖条状，一层层如裙幔般围绕成树的形状。这是张小菲这些年癌症复查时的CT胶片。树的中间装了暖色调的灯。当灯被点亮时，暖色的灯光从CT胶片中透出来，投射到四周形成了美丽的不规则图案，黑色调的灰暗感被暖光一扫而去。这样的一棵从黑暗中长出来的圣诞树，给出了生命温暖的光，而圣诞树又寓意着希望和美好。这是一件从内而外迸发出生命力的艺术品，似乎所有的解构就是为了更好地重塑。

3个月后，小姑娘收到了设计学院的录取通知书和奖学金。

看到女儿拿到录取通知的那一刻，张小菲笑了："奇迹就是这样产生的"。

张小菲说："也许癌症让我生命的长度产生了不确定性，但它加大了我生命的维度和深度。所有发生在我们身上的事件都是精心包装过的礼物，虽然有时候这份礼物的外表很丑陋。但是当你接受它，一层层打开，礼物就在其中，闪耀着美丽的光彩！"

生病这件事对张小菲算不算礼物呢？肯定不算！但生病这件事给了张小菲以及她的家人们一份不一样的礼物，那就是经历。是啊！在这场经历中，一家人获得了在照顾他人的过程中感知幸福的能力。这难得的经历不仅在她和孩子们心里种下了面对未来不确定性的勇气，还在打破生命平衡的同时，激发出了被赋予了强大生命力的灵感，帮助他们一家去摘取生命中一枚又一枚的金牌。

乳腺切除术后一年切口周围还会疼，正常吗？

这种情况在接受乳腺切除或者腋窝淋巴清扫的患者中比较常见。乳腺癌术后疼痛综合征（PMPS）是乳腺癌术后出现的一种慢性疼痛，术后 3 个月内疼痛症状最为明显，最长可持续 9 年。

由于手术造成多种组织的创伤，包括皮肤、皮下组织、乳腺腺体、腋窝淋巴脂肪组织、部分浅表神经等，身体是没法进行完全修复的。术后积液、组织纤维化、肩关节活动不佳、放疗损伤等，均是形成这类疼痛的原因。每个人由于自身的特点不同，对疼痛的感受也不相同。常见的有针刺样痛、刀割样痛、钝痛、活动痛和麻木感等。不过这类疼痛和肿瘤转移无关，对身体也没有伤害。

当存在这种现象时，首先要克服焦虑，然后积极面对和处理。可以通过选择合适的消炎镇痛药、循序渐进的功能锻炼、理疗针灸等方法减轻疼痛。

做自己的舞星

在宇宙的广袤深邃中，每一颗星辰的闪烁都记录着一个自己的传奇，哪怕它是一颗很小的需要用高倍放大镜搜寻的小星星。珊青的传奇故事要从 8 年前说起。

婚礼

珊青说，她被繁花震撼过，被质朴感动过，但这两种体会之间，最能丈量她生命的宽度和韧性的，要数那个难忘的婚礼了。

那一年，2016 年，宝贝女儿要结婚了。这个喜讯日夜滋养着珊青的身体和灵魂，让她的头脑一刻不停，身体也一刻不停。她知道她需要理性对待，可对那场盛大婚礼的期待和憧憬，让她整个人都不那么理智了。

2016 年 2 月，珊青就发现自己的身体有些异样，她的左乳房上有一个硬块。她多次试着小心地去触碰这个硬块，那感觉就是与以往查出来的乳腺增生和结节都不一样。

怎么办？女儿婚礼的请柬已发出。一个母亲，如果在人生最重要的时刻缺席女儿的婚礼，那会是多大的遗憾啊？尽管还没去过医院，但在夜深人静的时候，总有一种不祥的预感萦绕着她。

等等，再等等吧！或许是虚惊一场呢？

当年，二十国集团峰会在杭州召开。订的婚宴场地也因为有了这件大事而发生了变故，从 3 月直接延迟到 4 月底。

珊青真切地感到这次凶多吉少。可她不想影响女儿的婚礼气氛，仍一如既往地忙前忙后。生性喜欢浪漫的她，满心想的都是一定要给女儿一个完满的婚礼。

终于到了那个重要的日子。女儿的婚礼如期举行，红色的喜字儿配着粉色的花，白色的婚纱衬托着幸福的人，一切都是那样的美好。友人们都说，这是他们参加过的最温馨、最有诚意的婚礼了……

可到了女儿女婿婚礼完成的那天，珊青的左乳肿块已疯长到表皮外面，不用触摸也能看见了。

手术

知妻莫如夫。珊青的爱人知道妻子的担忧。在筹办婚礼的间隙，一直劝她早日就医。可珊青执拗，说不要因为自己的身体原因去影响女儿的婚礼。劝不过她，爱人也只好默默地疼在心里。

周五，婚礼结束。星期一爱人立即把珊青"押"进了浙大一院。

那天是 2016 年 4 月 25 日，女儿婚后的第三天，也正好是主任坐诊的时间。

有些人、有些事，是注定要相遇的。

记得当时主任温和淡定地安慰珊青道："不要太担心，能治的。现在你要做的是别去看网上的相关文章介绍，也不要东听西听，实在熬不住，就找我们医生说说。晚上可以到对面去看看电影，尽可能转移注意力，尽量养好精神，积极配合我们的治疗。"这时的珊青出奇地听话，真的照主任的嘱咐做了。

2016 年 5 月 9 日，珊青做了左乳全切手术——三阴性化生性癌，肿瘤已长到了 6cm。6 月 6 日，她又做了左肺部结节摘除手术。诊断结果：乳腺和肺两种恶性肿瘤独立存在。

此后，她又经历了 8 次化疗，按时按量完成所有规范治疗。珊青说："这一晃，8 年了，弹指一挥间。现在再说起这事儿，咋好像是在说别人的事呢？"

回归

但凡和她有过同样经历的人，也许都会有一种触摸过死亡终究又远离了它的感觉。而这种感觉让人感动，也让人成长。

经过这一劫，娇弱的珊青变了。

她变得通透了。

她是个公务员，一向做事认真，待朋友真诚。术后休养的日子里，她以前累积的善意迎来了回馈。家人的细心照料，朋友的真心安慰，单位领导的适时关心，都成了她尽快康复的决心。

她说，如果说以前不知道自己的前路是怎样的，现在她再明白不过了，那就是向死而生，向阳而生。如今的她能做到闲着没事不跟人置气，有精力多去帮助别人。但前提是得修炼自己，成全自己，活好自己。她说，对于生活，不妨大胆一些，比如认真地去做一件事，深情地去爱一个人，用力地去攀一座山，浪漫地去追一次梦，过好每一天，就是过好一生。

她变得讲究了。

但凡加珊青朋友圈的人都知道，如今的她是一个仪式感满满的人。

花怎么开？水怎么流？太阳怎么升起来？遇见了哪些有趣的人？经历哪些有意义的事情？有了一些什么感悟？她都会在朋友圈里用美文美图表达出来。甚至带娃、会友、做公益，她都会有那么一种优雅的仪式感，仿佛这是她天生的一些东西。这些东西是学不来的，只能是经风历雨后的累积。

她变得执着了。

热爱生活，不是一个词，而是一天天的日子堆成的……

猫步、健身、跳舞等，都是珊青如今的最爱。她说："以平常心做喜欢事。心态好和生活充实不是喊喊的，是要有具体行动的，并且要能松弛地去进行。生活不易，敬之以玩，敬之以美。"

在众多爱好中，珊青最能坚持下来的还是舞蹈。

学舞从一开始一周一次，慢慢地变成一周三次、五次直至每日都要进舞房起舞和一天就上好几堂舞课。不知不觉，她坚持了3年多，跳舞给她带来的能量和喜悦是巨大的。她觉得这种纯粹地投入，实实在在地落地实修的肢体语言，是鲜活生命和自由灵魂的需要，也是一个很好的情感抒发出口，很受滋养。

她说，把生活过得不慌不忙、有节有律，才是生命最大的自由自在。

她，要做自己的舞星。

乳腺癌化疗期间，白细胞低了能靠食补吃回来吗？

这是患者经常问到的问题。可以明确的是，白细胞低了，仅靠食补是很难吃回来的。

乳腺癌化疗期间，一般需要白细胞、中性粒细胞数量达到正常水平，才能进行下一个疗程的化疗。化疗导致的白细胞下降，往往在化疗后几天内就开始出现，而且降幅不小。食补是来不及在这么短的时间内提升白细胞的。

化疗后的白细胞减少通常需要应用口服升白细胞药物，严重减少的患者还需要短效或者长效的集落刺激因子来刺激骨髓造血。对于乳腺癌的化疗方案来说，大多具有中度以上粒细胞缺少性发热风险，所以在化疗后24~48小时可预防性使用长效集落刺激因子。

你是我的亲姐妹

有那么一个人，总是非常谦虚。她说，她只做了一点小事。可就是她做的这件"小"事，让全体伊俪姐妹得益了。于是，她们永远记住了她的名字——敬爱的姚大姐。

不测风云

2009年，注定是不平凡的一年，中华人民共和国迎来60周年华诞，姚大姐的职业生涯也在这一年画上了圆满的句号，她从市级机关中层干部岗位上退休了。

一个人，但凡要临近退休了，便会生出一些惆怅，感叹时光的迅疾，也会更加懂得珍惜，过好余下的时间，更加努力地工作。等到真正从岗位上退下来了，心中又会长满各种各样在岗在位时无比向往却无法真正实现的"愿望"。姚大姐也不例外。

她想用脚步去丈量祖国大好河山，更多地在兴趣的海洋中遨游。可就在这时，她的天空里却突然飘来了不测风云。她原先的乳腺结节变成一个令她担心的肿块。于是，她奔波在市一医院、邵逸夫医院、浙大一院之间，在"不典型""可能是良性的"这些不确定的诊断中纠结着，想要探究这个结节的性质。

就这样，她选定了浙大一院乳腺外科。手术切片，结果却如晴天霹雳——浸润性导管癌。

手术后醒来后，她极度虚弱。不知道未来会发生什么？今后的路会怎么走？情绪跌到了冰点。所幸手术还算顺利，恢复也正常。但接下来的化疗却充满挑战，那种不适难受，就像哈姆雷特被毒剑刺中，越到后来越难，白细胞降到2000以下，升白输液导致心律失常……

一拍即合

在经历了最初的恐惧绝望、迷茫无助、无所适从等紧张情绪以后，姚大姐慢慢开始接受了残酷的现实。医生护士们的尽心，家人朋友的关爱，还有单位领导的关心，都给了她支撑下去的力量。姚大姐想，不管发生什么，生活还要继续。唯一的出路就是调整心态，积极面对。

但在治疗过程中，每天都有新情况、新问题出现。有非常多的盲点，小到饮食的禁忌，大到心理的重建，都令人觉得非常迷茫。她很想问问医护人员，但看到她们工作实在太繁忙，又不忍心去打扰。

女性的乳房和生命、美丽联系在一起，而"日益猖獗"的乳腺癌，却在无情地摧残着无数现代女性的身体和心灵，这是常人很难察觉的伤痛。怎样才能救助？怎样才能走出阴影，找回健康人的心态，重建正常的人生？在工作中颇有头脑和组织能力的姚大姐便不由自主地思考起这些问题来。

在手术化疗过程中，姚大姐和同时段患病并手术的十个姐妹，互相建立了联系。她们经常会聚聚，互相交流什么能吃什么不能吃、哪里有好中医、身体有什么反应等。她们分享着治疗中的一切信息，分析着出现的问题，共同寻找着解决的办法。最重要的是，她们互相加油，互相鼓励。节假日发个问候短信，有空时互相聊聊天，包括子女教育、夫妻相处、时尚信息、旅游资源、家里的烦心事。大家有相同的经历，彼此能理解、包容，经常在一起，很开心。

随着时间的推移，姚大姐在这个小群体里人变得开朗了，烦恼事儿开始放下了。这事儿，也给了姚大姐一个启示："我们何不就此建立一个患者联谊组织，会不会有更多的姐妹也希望加入呢？"

内心里的那一份非常的渴望，在最后一次化疗结束后化作了行动。那天，她专程去感谢乳腺外科的医生和护士，顺便也谈了自己的想法——希望建立起一个联谊组织。不料，这个提议和主任的想法一拍即合，主任说，她已经考虑很久了。正好，一拍即合。

美丽宗旨

建医患联谊组织，既然是共同的需求，大家做起来就雷厉风行了。姚大姐她们几个姐妹和医护人员多次开会反复研究商讨，也在网络上寻找了许多可以参考的相关资料。主任亲自挂帅，护士长起草了整个组织的框架，2012 年 10 月 13 日这个组织正式成立了。

大家一致确定这个组织的名称叫"伊俪沙龙"。"伊"，伊人的伊，既是浙一医院"一"的谐音，也是汉语里女性"她"的意思。"俪"，同"丽"，有"好看""漂亮""美好"的含义，亦是女性美丽的象征。伊俪两个字，代表着追求健康美丽的女性团结在一起。而"伊俪沙龙"由浙大一院乳腺外科创办，是帮助患者康复的公益组织，也是患友之家。它的宗旨是关爱生命、呵护美丽。它要让患者有一个相互依靠温暖的港湾、病友有一个交流抗癌心得的平台、爱心人士有一座回馈社会的桥梁。

这也是资深的乳腺专家、原浙大一院何善娣主任一直倡导的。这个组织一成立，便引来了浙一乳腺外科之外的化疗、中医、精神卫生、整形等多学科部门的合作请求。许多患者及家属闻讯后也纷纷加入。随之而来的是心理辅导、情绪缓解、义工培训等公益课程。通过大型讲座、专题座谈、专家义诊、网络咨询、书面资料的发放，防癌抗癌知识得到了宣传和普及。再加上文艺演出、户外活动、病房探视、公共的宣传教育等，一大片别样的生命之花盛开了。

姚大姐说，生命不是在等待暴风雨的离去，而是要学会如何在风雨中翩翩起舞。

此爱无期

抗癌是一项长期的艰巨的任务。1992 年，兰黛夫人在美国倡导发起粉红丝带乳腺癌防治运动，至今 20 多年了，粉红丝带已经成为国际防治乳腺癌的公益标志。伊俪沙龙的建立，为社会各界参与并形成合力找到了一个好的组织形式，更重要的是让患者找到了一个温暖的家。在这个大家庭里，姐妹们抱团取暖，互相支撑。患者们不再孤单，伊俪沙龙成了坚强的后盾。在这里，每一个姐妹都有了可以依靠的亲人，也成了别人依靠的支撑。

这个组织也实实在在地在浙大一院乳腺外科的患者们中发挥着作用。有一次，姚大姐和潘老师一起去医院访视新病人，进去的时候，这个姐妹还眼泪汪汪的，她们在她面前一站，一作自我介绍，她就立刻明白了。姚大姐事后描述说："这个病人从我们身上，看到了她的明天，立马人的状态就改变了。我们鼓励她只要好好配合治疗，熬过这一阶段，后面就会越来越好的。当我们离开时，她已经完全判若两人，变得信心满满了。"

姚大姐说："用我们的经历帮助后来的人，一方面让她们少走弯路，最重要的是给她们精神上的力量。赠人玫瑰，手有余香。助人也是成全并引领新的自我，用爱的方式实现自身价值。"

《我们在一起，我们更美丽》，这是有一次伊俪沙龙患者教育会上，作为伊俪沙龙创始人之一姚大姐发言的题目，也是姚大姐最想分享给姐妹们的心得体会。

"你是我的亲姐妹！"最后，姚大姐不无感慨地说，"不经意间，我们被命运之脚踢出了健康人群，所幸的是我们进入了一个温暖的大家庭——伊俪沙龙。在这里，姐妹们会得到爱，并同时成为爱的传播者，也会在经历苦难的同时，获得一个充满生机的新起点，从此把日子过得非同寻常。"

乳腺癌手术后为什么我的手臂变粗了？

这在医学上叫作乳腺癌术后患侧上肢淋巴水肿，它是腋窝淋巴结清扫手术和腋窝部位放疗的常见并发症。腋窝淋巴结清扫手术切除了腋窝淋巴结，同时也切断、结扎了淋巴管，从而阻断了淋巴液的回流通路，造成上肢淋巴液回流障碍。大量含蛋白质的淋巴液滞留在组织间隙引起相关部位组织肿胀，日久还可引起皮肤及皮下组织增厚、水肿及纤维组织增生。手术后腋窝积液、感染、瘢痕挛缩，也阻碍了上肢淋巴回流和静脉回流。腋窝部位放疗会造成放射野内的静脉闭塞，淋巴管破坏，还会因局部肌肉纤维化压迫静脉和淋巴管，影响上肢淋巴回流。

淋巴水肿的程度还与个体因素有关，部分患者上肢淋巴管交通支欠发达，容易发生淋巴水肿。高龄和肥胖的乳腺癌患者术后淋巴水肿发生率更高。

乳腺癌患侧上肢淋巴水肿可以发生在手术后的任何时期，可术后立即出现，也可在数十年后出现。术后轻度上肢淋巴水肿可在数月内缓解，严重上肢肿胀很难自行恢复，各种非手术治疗和手术治疗效果均有限。

一个人的修行，一群人的合力

面对磨难，有的人纠结苦恼，甚至痛彻心扉。有的人，却总能找到一条合适自己的路，顽强坚定地走下去，直达光明。吕娜显然属于后者。

"命悬一线"事件

吕娜至今都清晰地记得那一次"极限"的痛苦。那是在一次防止化疗药物过敏进行的地塞米松针剂的常规注射过程中，吕娜突然觉得心脏部位剧烈疼痛，她用力呼喊："难受，快停下！"

尽管护士在听到呼喊的第二秒就立刻停止了动作，但是吕娜还是感受到了头部疼痛、每个毛孔像撕裂了一般、胃部恶心……这种糟糕的感觉让她感觉到死亡的威胁可能近在咫尺。

身边陪伴的爱人和姐姐一时也慌了神。紧闭双眼的吕娜听到姐姐在喊："怎么了？怎么了？脸都煞白了！"

身旁有个声音在提醒："快去找主任！"

主任的办公室正好在吕娜治疗室的对面，吕娜在痛苦中清醒地知道主任很快奔过来了。量血压，给氧气，在护士们一阵井然有序的操作之后，吕娜的不良反应渐渐地消失，一旁指挥着的主任也舒了一口气："血压上来了，没事了。"

整个事件前后持续其实也就3分钟不到的时间，但是对于吕娜而言，却痛苦得每一秒都是如年一般的漫长。事后当姐姐惊魂未定地絮叨刚才她脸有多白、情况有多紧急的时候，吕娜心里无比感慨。她在想，生命如此不堪一击，一呼一吸之间有时真的会成为"永恒"。

吕娜是一名全国百强企业的高管，那一年她 40 岁。正当她职业生涯中，个人价值这个 "1" 后面 "0" 的位数不断攀升的辉煌时期，一张病理报告，把她的人生从巅峰拉到了谷底。那时候正值冬季，拿着病理报告的她不停地发抖，那是她有生以来经历的最最寒冷的冬天。她体会到了 "如果 1 倒下了，后面再多的 0 都只是 0" 这句话真正的含义。

改变就从那一刻开始

经过长达半年的治疗后，吕娜以光头的形象开始了康复生活。那时的她有些小兴奋，这个阶段过去了，说明她已经在医生的帮助下 "闯关成功"，当姚医生把粉红色的 "毕业证书" 交到她手里的时候，她都能看到自己握着这张 A4 纸的手忍不住地微微颤抖。

在这之前，她在爱人的帮助下，翻阅了无数的医学资料，反思了自己曾经的林林总总，她得出三点结论：现代医学对于此类疾病的治疗和控制已经有了非常强大的手段和规范的程序——治疗绝对有招；生病是各种不良习惯积累的结果——纯属自作自受；康复的本质在于内求，学会改变是康复的开始——必须立刻行动。

生病以前的吕娜没有运动细胞，高中时期 800 米跑步考试是她当时一道过不去的坎儿，工作后满足于每天 1000 步的运动量，减肥臭美也喜欢选择被按摩的 "躺瘦" 款。

"命悬一线" 事件后，吕娜意识到心肺的基础功能很重要，强大的心肺功能可以让细胞含氧量充足，进而让机体的自我修复力增强，用吕娜的话讲，就是用满满的 "氧气正能量" 感化体内受损坏细胞，然后逐渐恢复健康。而跑步则是提升心肺功能的简单而有效的手段。

进入康复阶段的吕娜，要做的第一件事就是学会跑步。选好漂亮的专业跑鞋后的一个清晨，吕娜克服浓浓的睡意，迈开的具有里程碑意义的第一步。

万事开头难啊，随之而来的是那种腿部"如有铅铸"的沉重和酸胀感、上气不接下气的呼吸受阻感、刚结束治疗后的虚弱感。她的第一跑，只跑出了200米。

可就这短短的200米，从此开启了吕娜一发不可收的跑者生涯。现在的吕娜已经把跑步当成一种日常习惯、一种享受。每天5~6千米大汗淋漓、轻松畅快的跑步，带给了她身轻如燕的美好感觉。当她注视着前方10米处的风景、听着激扬的运动音乐，专注于三步一呼四步一吸的节律时，她的身体自然而然地进入了那种什么都不想的"放空"状态。这让她理解了"自律给我自由"的含义。

她说，跑步是一场一个人的修行。

开启疫情公益模式

如果没有那场疫情，吕娜可能到现在也只是一名安静的跑者，坚持着一个人的坚持，修行着一个人的修行。

2019年12月的一天，医生找到吕娜，邀请她加入公益队伍，参与对新患者的心理疏导访视工作。吕娜当时就爽快地答应了。

之后的一天上午，吕娜来到浙一医院5号楼6楼，穿上粉红色的马甲，进入病房访视术后新患者。面对曾经熟悉的环境、蓝白相间的条纹服、病人和家属无助的眼神，沉睡了好几年的回忆汹涌而来，当年的她不也是那么迷茫和无助？网络上、书本里有关疾病治疗一点点正向的信息，都能成为点亮当时暗无天日人生的希望之光。现在，她要把真真切切的康复体悟原原本本地告诉患者姐妹，让她们不再畏惧、树立信心、勇往直前。

那次访视结束后，吕娜走在直大方伯[①]的绿荫路上，阳光透过南方冬季依旧坚强的树叶洒在她身上，金色的光衬着她美丽身姿，照得她浑身暖暖的，她轻松地骑上一辆共享小红车欢快地离开。她开心极了，"赠人玫瑰，手留余香"说的就是吕娜那天的状态吧。

这之后不久，突发的疫情中断了现场访视，公益爱心队伍也转到线上交流，为了让这支队伍维持稳定并不断壮大，浙大一院乳腺外科又建立了"浙一乳腺伊俪沙龙爱心志愿者群"。春节前的某一天，医生又一次找到吕娜，希望她能牵起头，每晚固定时间在群里引导志愿者分享自己的故事，凝聚爱心公益力量，为疫情过后及时开展线下访视积累基础。

吕娜愉快地接受了任务。她给每晚的话题交流起了个好听的名字——"相约19点"，把姐妹们的故事分享命名为"爱心分享"。自那以后的近2个月的时间里，吕娜每天晚上19点准时出现在大群里，和志愿者姐妹们一起分享、聆听着她们的故事，畅谈着康复的感悟，碎碎念着日常的点滴。

记得某一个周五的夜晚，大群里除了吕娜，没有其他人上线冒泡，15分钟的开场白后，略感失落的吕娜突然想起，今天是周末的夜晚，工作了一周的姐妹们正和家人团聚呢。她坚守在大群里，完成了1小时的各种分享。尽管全过程没有互动，但是吕娜坚信，大群是姐妹们共同的港湾，大家如果有时间一定会上线来阅读她留在大群里的信息

---

① 直大方伯是杭州的一条老街，最初名为"中班街"，是南宋时期宗室子弟的居住地。到了明代仁宗时期，布政使应朝玉在巷内建造了一座大宅邸。由于布政使在古代被称为"方伯"，因此这条巷子得名"大方伯巷"。应朝玉的宅邸跨越了横、直两条巷子，因此又分为"横大方伯"和"直大方伯"。到了民国时期，由于马路扩建，横大方伯巷逐渐消失，而"直大方伯"这一名称则被保留下来，并沿用至今。——编者注

的。她愿意成为港湾里那盏守望路人的暖暖的街灯。那时起她就憧憬着如果有更多的姐妹加入主播队伍，那么一盏盏的街灯必定能让港湾炫丽而温暖。

她们出现了

第一个参与"相约 19 点"爱心分享的是江楠，她那朴实的故事引发了大家爱心分享的热情。之后的一段时间，爱心分享成为每晚"相约 19 点"的"传统栏目"，大家在爱心分享中认识了彼此、增进了友谊。

姐妹们的爱心分享到第 40 篇的时候，吕娜把这项工作交接到江楠手中。爱心分享领衔人其实是一件"苦差"，她需要事先联系、游说志愿者姐妹们整理自己的故事，有时遇到文字能力弱的姐妹，江楠还要充当"采访记者"，帮她们整理成文；每一篇文章分享前审稿、分享后归档都需要一丝不苟地完成。文章里故事让泪点本来就低的江楠经常泣不成声。正是爱的公益精神让江楠一直坚持着认真细致地做这项工作，现在爱心分享已经达到 120 多篇了。

外向活泼的馨予是一名辛勤的"园丁"，是"相约 19 点""元老级"的活跃分子。记得 2020 年 4 月初的一个晚上，吕娜因为临时加班不能上线，着急地向馨予求助。馨予当时都不知道应该怎么主持，但是姐妹的忙一定要帮，于是那晚她扛起了大群"相约 19 点"的任务。当晚八点半吕娜下班上线爬群的时候，大群的聊天记录已经超过 300 条，而且还在不停地更新中。馨予的爱心、才艺、手工、美食引得了姐妹们此起彼伏的点赞和共鸣，馨予成为第一个加入主播队伍的姐妹。

之后，爱心满满的馨予领衔了"伊群巧手社团"，带领姐妹们编织了凝结着爱心的"粉红丝带"。当她亲手把几百根粉红丝带交到护士长手中时，她是这样说的："希望这些粉红丝带能带给患者姐妹爱的温暖，帮助她们点燃生的希望。"

最初的一段时间里，吕娜一直认为婍妍是位内向的画家，婍妍上线很积极，但是话不多，经常分享她的绘画作品和艺术面包，每次发布的精美画作都能引发"相约 19 点"的小高潮。后来，当婍妍轻描淡写地说她的画是康复后才学的，在场所有姐妹都惊讶地张大了嘴巴。

2020 年第二季患者教育会线上分享的合作，彻底颠覆了吕娜对婍妍"内向"的评价，这位外冷内热型的姐妹，其实是一名有着强大爆发力、热情担当的高能爱心人士。她默默资助着困难学生，也是线下访视的积极分子，热爱美食与旅游、善于策划组织活动。当乳腺外科决定用线上形式重启访视公益工作时，婍妍果断地接过了这项繁重的任务，成了"伊俪访视社团"的领衔人。如今，伊俪访视工作安排得有条不紊，每天都有一位志愿者在几大治疗群，用自身的治疗和康复经验协助医生们为患者答疑解惑。

此后越来越多的爱心姐妹加入主播队伍，细致严谨的清黎和多愁善感的楠熙带领着"伊俪好声音社团"，善于发现美、捕捉美的楚楚和腊梅领衔了"伊俪摄影社团"，爱心坚强的包包撑起了"康复锦囊"，美丽温和的春夏成了公众号的"小编"，女强人东方欲晓和专业播音员盈盈成了伊俪线下患者教育会的主持人，能力超群的张小菲发起了"青丝飞扬"，还有陈小强、艳艳、苏英和晓霞，也都成了"相约 19 点"的主播。

米豆是在 2021 年 1 月份加入大群的，当时她的推荐人这样介绍她："目前爱好：朗诵、太极剑、素描、摄影、写作、唱歌，非常优秀。"这位爱心姐姐用她的声音魅力第一时间就打动了姐妹们的心灵，在大家的急盼下，"伊俪悦读社团"成立了！姐妹们在悦读空间里按照米豆老师的布置，练习发声、培育气息、提交作业，米豆老师一一点评，伊俪悦读社团姐妹们的朗诵水平突飞猛进。2021 年第一季患者教育会压轴节目是米豆改编的诗朗诵《相亲相爱的一家人》，当台上 12 位姐妹字正腔圆的朗诵赢得了线上线下阵阵掌声的时候，站在台下的米豆老师镜片下的眼角闪过了不易觉察的亮光。

众人拾柴火焰高，吕娜每每回忆这些细节，总是感慨万分，每个人都是"1"，面对疾病，这些个"1"孤独地站成摇摇晃晃的样子，而伊俪公益组织让每个"1"都相互有了依靠，都找到了能够信任的支撑点，以稳定的帐篷骨架结构的形式，共同撑起了康复的一片美好天空。

未来，愿所有的"1"都找到支撑点。

如何预防出现上肢淋巴水肿？已经出现上肢淋巴水肿了怎么办？

从医生的角度来说，行腋窝淋巴结清扫时应规范操作，切勿损伤腋静脉主干，不要进行超范围解剖。

从患者的角度来说，可以采取以下预防措施：

1. 尽量避免术后患肢长时间下垂，尤其在睡觉的时候，可以把上肢抬高，超过心脏水平，以促进淋巴回流。

2. 患侧上肢不宜进行过重的体力劳动、避免外伤和静脉穿刺，防止一切感染的可能。

3. 积极进行上肢功能锻炼，如握拳、伸展活动等，促进上肢淋巴回流。

4. 适当佩戴压力袖套，术后早期即开始应用，循序渐进增加佩戴时间，避免淋巴液在手臂的积聚。

5. 进行患侧上肢的按摩，自指端开始向肩部方向轻柔地顺势而行，可以起到疏导淋巴引流的作用。

那么，已经出现上肢淋巴水肿了，该怎么办？

1. 抬高患肢，比如晚间休息时可将肘部垫高，使上臂高于胸壁水平。局部按摩，患者抬高患肢，按摩者双手扣成环状，自远端向近侧用一定压力连续挤压推移，每次自上而下反复推压10~15分钟，每日数次，可促进回流。

2. 酌情使用弹力绷带压迫上肢，也可结合按摩，按摩后立即使用弹力绷带。有些医院康复门诊使用压力泵代替手法按摩以促进回流。

3. 饮食上应控制食盐的摄入量。

4. 神经节封闭以解除血管和淋巴管痉挛，改善循环状况。

5. 严重者可考虑手术治疗，目的在于降低淋巴系统的负荷或提高淋巴系统转运能力。

第 五 章
拨 开 迷 障

　　决定一个医生最终成就的，不仅仅是你成功地做了多少台手术，而是你真正治愈了多少颗病人的心。只有超越你的责任，再向前跨一步，你才能做得更优秀。

　　　　　　　　　　　　——杜诚勇

姚敏亚医生：最想见到的是她的笑

2020 年 3 月 5 日，"赫赫有声——Her2 云间谈"会议即将召开，浙大一院乳腺外科的姚敏亚教授，将聚焦乳腺癌治疗领域的热点话题，结合国内外的临床实践，作主题发言。

姚敏亚是浙江大学医学院附属第一医院乳腺外科副主任医师、浙江省数理医学会乳腺临床试验专委会青委副主委、浙江省医师协会乳腺肿瘤专业委员会委员、中国抗癌协会肿瘤营养专业委员会委员。

她的病人说，姚医生总是带着一副甜美的笑脸。

差点错过的好医生

初见姚医生，大家会被她柔柔的美、甜甜的笑吸引住。出生在江南水乡的她，有着小家碧玉的柔美、大家闺秀的气质。

姚医生说，她从小在江南农村长大，妈妈是当地小有名气的好裁缝。小时候记忆最深的是，每天放学归来，一做完作业，就帮妈妈踩缝纫机，做衣服，钉纽扣。作为长姐的她，因为记性好，读书学习仿佛浑然天成，不必费太大的劲，总能取得好成绩。学习之余，她是妈妈的小帮手、弟弟的好姐姐。

她的家乡是改革开放后第一批富起来的县城，那里有许多新兴的私营企业，有十分繁华的集贸市场。所以，当有一天一部分同学说，要直接去找工作挣钱、不再念书时，她想都没想也跟着辍了学。

当然，这事儿是瞒着妈妈的。她想，妈妈没日没夜地做衣服，实在太辛苦了，弟弟还小，她现在就出去工作，一定能帮妈妈早点儿减轻负担。

小女孩的天真梦，是被老师一家一家登门家访的脚步和苦口婆心的劝导唤醒的。妈妈既没有骂她，更没有打她，只是很严肃地对她说："妈妈不识字，也没有上过学，但是你必须好好学习，先成为一名好学生。"

现在想想，没上过一天学的妈妈真的很厉害，不仅是当地衣服做得最好的裁缝，也是最聪明、最重视教育的妈妈。她的有些同学，即使老师再三登门，也没能劝回，这和家长有很大的关系。

小女孩再一次跟着老师回到了教室，继续在学校当她的"拔尖生"。而她的大学专业的志愿填报也是妈妈建议的。因为她小时候体弱多病，什么流行病都没落下，真的让妈妈操碎了心。妈妈希望她当一名医生，用学到的医学知识照顾好自己也帮助到他人。

她说，如果没有当初妈妈的坚持，没有老师的尽心，可能就没有了现在的姚医生。所以，妈妈和老师是她永远要记好的人。

指尖上的"艺术"

2007年，姚敏亚从浙江大学医学院临床医学专业毕业后，一直在浙大一院主攻乳腺疾病的诊治。

但凡事业上有所建树的人，除了要有好的老师之外，一定是自己十分努力的。科学家如此，画家如此，作家如此，需要知识、医技和经验累积的医生更是如此。

姚敏亚也不例外，2015年她赴日本进修，专程学习乳腺疾病的诊治。随着多年以后医技的长进和临床经验的累积，她开始在乳腺良性肿瘤微创手术、乳腺癌个性化治疗，包括各种手术方式的选择及施行个体化的化疗、靶向治疗、内分泌治疗等方面驾轻就熟了。

2014 年，她获得了浙江省麦默通视频大赛二等奖。"小有名气"的她，响应省卫生计生委的号召，成为规范化培训合格医师下基层实践服务的一员，积极参加了"双下沉"活动，带着她的麦默通微创旋切术，来到了宁波市北仑区人民医院、来到了浙江省安吉县人民医院。手术室里，她指导并配合当地医生，开展了麦默通微创旋切术的现场教学。她在顺利切除了多个肿块，成功示教的同时，也与当地同道共同分享了经验与心得。

不需缝合、不留疤痕的麦默通微创旋切术受到了广泛好评。许多病人听说后都慕名而来，而随着当地医生在她指导下操作技术的逐渐熟练，当地的乳腺病诊治技术也更上了一个层次。

2016 年，她又获得了乳腺癌手术视频大赛南中国赛区一等奖。

这是一项为推广乳腺癌外科规范化治疗和培养乳腺外科中青年专家的赛事，也是为广大乳腺外科医生建立的一个学术交流平台。这场赛事覆盖了全国 25 个省 50 多个城市有名的医院，有 1000 余名杰出的中青年医生参会。历经了全国海选赛、浙闽赣区域赛、全国半决赛，姚敏亚医生一路过关斩将。比赛中，姚医生沉着应战，以新颖的重建方式、优美的切口设计、娴熟的操作技术、配上流利专业的讲解，受到现场专家与同行的高度认可与赞许，给与会专家留下了深刻印象，最终得到了专家的一致好评。

浙大一院当年以"热烈祝贺我院姚敏亚医师以《背阔肌皮瓣乳房重建手术》荣获'指尖上的艺术'——2016 中青年乳腺癌手术视频大赛全国半决赛南中国赛区第一名"的醒目标题向她表示了祝贺。

她的夺冠不仅代表了浙大一院乳腺外科团队的治疗水平在国内的领先地位，也彰显了浙大一院乳腺外科在该领域的技术实力。不难想象，她的妈妈和她的老师听到当年那个想辍学的小姑娘取得了如此不斐的成绩后，会是怎样的喜悦和开心。

把病人当成朋友

1976 年出生的小潘是个全职妈妈，生儿子前是做服装的。2016 年得过甲状腺癌，2018 年又自检到乳房有一颗黄豆大小的肿块。当时她去杭州市滨江区的两家医院，医生都说没事，后来还是到了浙大一院才被确诊为乳腺癌的。

她记得当时是主任和姚敏亚医生配合，给她做的乳房切除加假体重建手术，手术完成已经是半夜 12 点多了。她说从确诊到手术再到化疗放疗的那段日子，她尝遍了人世间所有的痛苦，真是度日如年啊！可每次她住院，最期待的就是查房，她说只要看到姚医生天使般的笑容，她的心情就会由阴转晴。

是的，她的许多病人都说，姚医生是一位爱笑可亲的医生。手术前，她的笑可以缓解紧张；手术后，她的笑有治愈的功效。可姚医生说，她并不是每时每刻都笑得出来的。她说她的一位比自己还年轻的老乡，因为不相信西医，偏听偏信所谓的江湖郎中，耽误了治疗时机过世了，那时她的心真的很痛。

其实，爱笑的姚医生平时话不多，但当她遇到那些一听说得了癌症就以为命要没了吓得半死的人，就会忍不住多说几句。她说，医生治病需要手术和药物，救人有时却要心理疏通。她经常会用那些好心态患者的康复故事来激励这样的病人，直到她们不再害怕勇敢面对。

当然，有的患者的勇敢和坚强也经常感动着她。她说有一位杭州萧山的病人，乳腺癌晚期，淋巴转移很多，当时大家都为她捏了一把汗，可这位患者的"没心没肺"帮了她。经过长期的治疗，人家现在还活得好好的。姚医生说，好心态很重要。每次这位病人来复诊时，她都会忍不住多夸赞她几句。

有一位浙江台州的患者，因为之前用所谓的"中医偏方"，花了60多万元，没有治好病反而耽误了治疗的最佳时机，来姚医生诊室时，一侧乳房已经烂了，另一侧也有病灶。经过姚医生的系列诊治，正在向好发展。因为她是个晚期病人，属于那种"生命不止，治疗不止"的类型，需要经常往来于台州和杭州之间复查以及配药，每次都需要花4个多小时车程先来开检查单预约，有诸多的不便。

为了方便这位"老朋友"，姚医生加了病人的微信，并告诉病人，可以先将医保卡寄给她，由她先开好复查单子，然后病人再来杭州检查。姚医生说，她的很多病人最后都成了她的朋友。患者有需求，她必须全力以赴。

浙大一院乳腺外科40多个患者群里，经常有问不完的问题，而姚医生是那个回答最快最及时也最多的人。许多病人赞叹她的仁心，喜欢她的微笑，而她最想看到的也是那些"老朋友们"探进她诊室的笑脸。她说，那一声"姚医生，我没事，只是来看看你！"就是对她最高的奖励。

乳腺癌康复者为什么要定期监测妇科 B 超?

乳腺癌术后患者要做到定期复查。复查的基本项目如下。

血液检查：血常规、血生化、肿瘤标志物等。

影像检查：乳腺和腋窝超声、颈部淋巴结超声、腹部超声、妇科超声、胸部 CT、乳腺钼靶、头颅核磁共振（可选）、骨骼 ECT（发射型计算机断层成像，可选）等。

有的患者可能不解，为什么乳腺癌术后通常需要定期监测妇科 B 超？

主要原因如下。

其一，部分乳腺癌康复者需口服内分泌类药物，来降低体内雌激素水平从而预防复发。最常用的药物比如他莫昔芬，使用时需警惕会引起子宫内膜增厚、子宫内膜的异常增殖，甚至有极低概率的子宫内膜癌的风险。

其二，乳腺癌患者尤其是具有遗传基因突变者患卵巢恶性肿瘤的风险也会比正常女性高，需要定期监测。

所以，乳腺癌康复者也需要定期复查妇科 B 超。

王坚楠医生：小比喻里藏着抗癌的大智慧

"乳房既是女性的骄傲，也是女性的烦恼。傲人的乳房增添了女性的迷人气息，但乳房疾病高发，又日渐成了女性健康的困扰。现代女性必须掌握健康知识，让健康的乳房成为你一生的自豪。"

台上，王坚楠医生是这样开始他的健康讲座的。

王坚楠是浙大一院乳腺外科主治医师，也是二级心理咨询师、公共营养师，擅长乳腺癌诊治，尤其在癌症病人术后治愈、心理疏导、营养辅助治疗方面，有独到的见解和丰富的临床经验。

他常常说："病，三分靠治，七分靠养。"对于乳腺癌患者来说，医院的手术和药物治疗固然非常重要，但要真正康复，还需要病人持之以恒地做到摈弃导致疾病发生的所有因素，包括不良生活习惯、负面情绪和心理状态、不健康的饮食等，使机体没有滋生癌肿细胞的土壤。

面对病人，王医生注重的不光是疾病本身，还特别关注病人的"心病"。对于患者提出的千奇百怪的问题，王医生非常擅长从专业的角度来帮助分析，然后用通俗易懂的小比喻让病人理解他的理念：最好的医生是自己！

食物的多样性

一次，一位老年患者来就诊。她向王医生提出了这样一个问题。她说："我每周吃一只甲鱼来增加营养提高免疫力，但为什么康复得不理想呢？"

面对这位患者的问题，王医生笑笑，没有正面回答，而是反问道："你的爱人是一个健康人，如果你让他也这样频繁地吃甲鱼，他会怎么样？"

这位病人立刻回答："那肯定不行，那怎么吃得消？"于是王医生接着说："那么，一个正常人都吃不消，手术后处于康复期的你，又怎么能承受呢？"

看到这位病人若有所思的眼神，王医生接着说："大家普遍认为人生病了，做了手术，进入化疗治疗阶段，身体虚弱，免疫力低下，需要进补。众所周知，化疗药堪比毒药，那么你看，化疗期间最紧迫的任务是不是应该加强解毒？而解毒的任务又是谁完成的呢？是肝脏！但如果在此期间摄入过量难以消化的营养品，那就会大大增加肝脏的负担，肝脏哪有精力帮你解化疗之毒呢？"

王医生深入浅出地告诉这位患者，化疗期间最重要的是治疗疾病，要让肝脏全力以赴地帮助机体"解毒"。机体"解毒"最有效的方法，就是为肝脏减负，多吃"彩虹"食物。

所谓的"彩虹"食物，就是各种颜色的蔬菜瓜果。不同颜色的蔬果含有不同种类的植物化合物，如硫化物、胡萝卜素、黄酮类及人参皂苷等。植物化合物虽然不是维持生命的全部营养素，但它们扮演着抗氧化、抗炎、抗突变、抗肿瘤的角色，能帮助提升生理功能，预防、改善特定的疾病。另外，新鲜优质的活性食物，往往含有神奇的活性酶，它能帮助消化食物吸收营养。

他告诉这位病人，人体具有惊人的适应力，即使每天吃得极其不健康，还是能存活下来，但活着不代表健康。吃那么多的甲鱼，就需要肝、胰两脏器制造、分泌更多的酶来帮助消化，这样就没有余力去修复机体的创伤，促进疾病的康复了。因此，病人在术后康复阶段，只需适量食用动物蛋白，但需更多地食用富含酶的活性食物，才能让机体更好地自我疗愈。

选择的重要性

在王坚楠医生经年的行医中，遇到了形形色色、性格迥异的患者。有的面对疾病展现出乐观豁达、向阳而生的生活态度；有的一遇问题便担惊受怕，惶惶不可终日。

一位三阴乳腺癌患者问王医生，她会不会复发，因为她从百度里得知"三阴乳腺癌"凶险大、复发率高、预后差，非常担心、恐惧。

王医生没有正面回答。他先问那个患者："你现在站在5号楼6楼，你觉得安全吗？"

患者说："安全呀，钢筋水泥建造的大楼，很稳固没问题。"

王医生再问："现在你想象自己是站在60层高的楼上，而且这个楼全

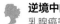
部由透明的玻璃构成，包括所有的墙、柱子和楼板，你会是什么感觉？"

那位患者立刻回答："腿软，心慌，吓也吓死了！"

王医生于是告诉她："同样的道理，如果你每天都在想象那些网上看到但还没有在你身上发生的危险，是不是就像刚才被告知你站在透明玻璃建筑上一样，整个人沉浸在高度紧张和恐慌中？如果那样的话，对你的康复是好还是不好呢？"

那位患者立刻顿悟了。

王医生鼓励患者每天给自己向好的暗示和乐观的生活理念，远离恐惧和担心，就会激发心灵的力量，这就是心想事成！

他风趣地说："念字怎么写？今字下面一个心，不就是今日之心吗？选择好的心念很重要，好的心念会激发机体从癌症等疾病中恢复过来的潜能。"

王医生说，人生不如意之事十有八九，要学会释放、学会排解。他幽默地跟病人说："排泄负面情绪的一个好方法，就是想象着把所有的不开心、所有的愤怒以及所有的不良情绪都倒进马桶，然后盖上马桶盖按一下按钮冲掉。选择开心的生活，就是选择健康。"

呵护的必要性

有一位27岁的未婚女患者，在"好大夫在线"上是这样评价王坚楠医生的：

王医生手术技术高明，服务态度优异，在心理学方面的广博学识和丰富的临床经验，也让他能够很容易走进患者的内心，知患者所需，为患者设身处地考虑。

……

现代社会中的医患关系有些紧张，医患之间信赖感的建立很重要。王大夫做到了这一点，无论是对我，还是对我看到的他诊治的病人。我真诚地感谢王坚楠医生。

王医生也一直是浙大一院乳腺外科"患者教育会"上备受欢迎的授课专家。许多姐妹通过就诊、讲座和平时的接触认识了他，也因为他的智慧、风趣和贴心喜欢上了他，她们称他为"男神"。

王医生有这样一个比喻："一部汽车用得多了，零件难免会受损，进了修理厂，坏的零部件该修的修，该换的换。人体也像车子，如果不呵护好，就会造成各种伤害，出现问题了到医院进行修理。但是人体又是那么精密和神奇的一个系统，不能像车子一样轻松地换零件。人体的每一个部件都是昂贵的，即便换一颗牙齿都要成千上万，而且怎么换都不如原装的啊！所以，我们平时一定要懂得倍加爱护自己的身体。"

他说："我们得了癌症，做了手术，就好像我们的零部件被修理过了，用起来肯定不会像新的一样了，所以要更加悉心呵护。但有的患者，自认为做过手术了，一切问题都解决了，就依然我行我素，工作生活照样满负荷运转，以前导致得病的坏习惯一个也没改。这就好比一辆只能开60码的汽车，你一定要飙到160码，岂有不坏之理？"

最后，王医生引用了王阳明的四句话："无善无恶心之体，有善有恶意之动，知善知恶是良知，为善去恶是格物。"他说，他之所以在医学之外，修读了心理学、营养学，同时兼修国学，就是想在做好外科医生的同时，还能帮助患者姐妹尽快地走出阴影，以健康的饮食和良好的心态去战胜疾病，因为每一个人都可以成为自己最好的医生。

王坚楠就是这样一位既有仁术又有仁心的医生。

乳腺癌患者化疗后如何衔接放疗？

1. 手术后 6 个月内接受放疗效果最好，但患者的手臂要能举过头顶，经周外静脉穿刺中心静脉置管建议提前拆除。

2. 及时预约放疗：门诊就诊后首先安排做模具，接下来去接受定位，患者不能自行撕掉定位线表面的贴膜，不然会带来重新定位的麻烦。定位后医生会预定放疗时间。治疗期间定位线模糊了需及时和医生联系，以便重新勾画，保持定位准确。

3. 放疗期间需每周做一次血常规，两周做一次生化检查，白细胞过低不能进行治疗。所以放疗期间一般会给予升白细胞药物直至放疗结束两周后血常规再停用。放疗期间还可以主动应用各种防辐射喷雾保护皮肤。

4. 放疗区不可用过热的水，禁止手搓，忌用香皂、沐浴露等，采取自然晾干或用柔软毛巾轻轻蘸干的方式，切不可用力擦干，以防皮肤损伤。

5. 放疗区域一定要保持清洁、通风、干爽。腋窝区域要经常通风防止溃烂。皮肤出现红、黑、变色、起小疙瘩等情况均属正常。皮肤瘙痒切忌抓挠，用指肚轻按即可，以免划破皮肤。皮肤出现脱皮现象可让其自然脱落。

6. 放疗前半小时至结束后 1 小时，不要吃水果等固体食物，放疗前可喝原味酸奶、嚼铁皮石斛鲜条等，黏稠液体可起到保护口腔和咽喉黏膜的作用。

杜诚勇医生：超越你的责任，才能成为一名好医生

2019 年 10 月 17 日，得到大学秋季班开学典礼暨夏季班开学典礼在北京召开。这是一场信息量密集的知识盛宴。来自各行各业各个城市的 11 位精英悉数登台分享，浙大一院乳腺外科的杜诚勇医生作为优秀学员也身列其中。他是得到大学杭州校区 0402 的班长，也是经过三个月精心打磨之后，代表杭州分享的唯一种子选手。

说起那次演讲，虽然已经过了很长时间了，但杜医生回想起来依旧神采飞扬，不无自豪。他说，那天台下坐着 3000 多来自各行各业的精英同学。他身穿西服，儒雅又自信地站在台中央，出色地完成了演讲。那天，他分享的题目是《想要在工作中实现自我价值，怎么办？》。事后，很多同学私信他，说感动得都听哭了。

不说不知道，一说吓一跳

作为一名三甲医院乳腺外科的医生，杜医生始终没有忘记他的专业、他的责任。只要一有机会，他一定会切入专业，告诉你一个不一样的乳腺病科普世界。

除了日常坐诊、手术外，在"原来乳此，为乳科普""医路有我""双下沉""乳此匠心"等多项活动中，大家经常可以看到他参加义诊、组队下乡、专题讲课的身影。

他说，乳腺癌发病率居所有女性恶性肿瘤首位，根据世界卫生组织国际癌症研究机构（简称 IARC）发布的《2020 年全球最新癌症负担》数据，全球乳腺癌新增人数达 226 万，已超越肺癌成为"全球第一大癌

症"。据《2020 中国肿瘤登记年报》数据显示，我国 2020 年乳腺癌新发病例 41.6 万例，占全部癌症新增人数的 18.4%，乳腺癌同样是威胁我国女性的第一大癌症。目前我国城市年发病率更高，达到 4/10000。以杭州为例，常住人口大概 1000 万，也就是每年患乳腺癌的大概有 4000 人左右。

这是一个多么庞大的疾病群体啊，虽然经过全世界医生的努力，基本确定了目前为止的最优治疗方案：以手术为主的综合治疗，也包括化疗、放疗、内分泌治疗、靶向治疗、免疫治疗等。欧美国家的乳腺癌 5 年生存率已经在 90% 以上，而中国乳腺癌患者的 5 年生存率也已在 83% 以上了。相信经过中国这一代医生的努力，疗效很快会和世界一流水平同步。

面对如此庞大的乳腺癌群体，相对于日新月异的医学技术发展而言，我们对患者的心理、人文层面的关怀，却还远远没跟上。

杜医生说："医生这个职业，最重要的是四个字：治病救人。不过，我们能治病，可真的能救人吗？前面说了，83% 的乳腺癌患者可以活过 5 年，但我没告诉你的是，其中 1/4 以上的患者，会得抑郁症。"

真是不说不知道，一说吓一跳，谈到这个话题时，他的语气是沉重的。

治病，真的就能救人吗

为什么乳腺癌患者的抑郁症比例会这么高呢？这是杜医生经常会思考的一个问题。

裘法祖老先生曾经说过这么一句话："当医生，就是背病人过河。"杜医生说，他经常扪心自问："手术是成功了，确实把她们背过河了，但是，我们把她们送回家了吗？对于病人来说，过了河，她们的路才刚刚开始啊！"

杜医生说，有时候，作为一名乳腺癌医生，他真的很难对自己的工作感到满意。因为，他经常眼睁睁地看着他的病人，除了要承受一般癌症化疗、放疗等带来的苦痛之外，还要承受切除乳房、为了改变美丽的形体带来的阴郁和折磨，这种伤害会对心理造成毁灭性的打击。每次，当他听说某某病人因为怕切除乳房而放弃手术、某某病人因为手术后失去了乳房而不得不离婚了时，他的心里都有说不出的滋味。

乳腺癌是全身性的、系统性的疾病，很多情况下，手术并不能一次性根治，需要配上后续的一系列治疗。但是病人的信心没了，配合度就低了，甚至是自暴自弃、求生欲也没了，那又如何谈得上是把人救回来了呢？

说到这里，他提到了"林妹妹"陈晓旭、歌手姚贝娜，仿佛那也是他的病人。

他说他能体会到病人面对的三个心魔——未知、失控和脱序。她们在手术后不知道将要面临什么样的治疗，会心生恐惧。

康复期，她们感觉被疾病牵着鼻子走，不知道什么时候是尽头，从此生活偏离了原来的轨道，脱离了正常的秩序。

打败心魔，才能把病人送"回家"

那怎样才能变未知为已知呢？杜医生说，好在他和科室的同事们为患者着想，切合实际地给她们设计好了"路线图"。

谁有这份路线图？老患者们。浙大一院有个伊俪沙龙，而这个以医生、康复者为主组成的群体的执行负责人就是杜医生。许多目前在群里发挥着主要作用的康复者都说，是杜医生的召唤才让她知晓和加入了这个群体，并在其中快乐地奉献着自己的能量。

为了帮助新患者，他们采取的办法是线上线下齐头并进。线上呢，到目前为止，他们已经建立了 30 多个乳腺癌患者的微信群，里面各种问题满天飞，杜医生请了康复的老患者来帮忙，让她们用过来人的经验，指导新患者。回答的问题多了，慢慢就累积成一个"乳腺癌康复锦囊"，里面集合了医生和老患者对抗疾病的智慧，以精选问答的形式，来帮助患者消除对未知的恐惧。线下活动更精彩，在确保安全的情况下，老患者经过培训后上岗，一对一、面对面地帮扶新患者，消除她们对于未知的恐惧，帮她们建立起战胜癌症的信心。

如何让患者不被疾病牵着鼻子走？杜医生曾反复思考过这个问题。他觉得要通过一种形式，让患者获得掌控感。于是，他设计了一本康复手册——粉色的册子，封面是一棵大树，象征着明天和希望，里面是他给患者列出的治疗清单，就像一份抗癌攻略。患者每完成一件事，会有一个记录，全部走完了，病也治好了。他说，从某种意义上说，这本手册，能帮助患者重新找回对生活和健康的掌控感，也是帮助患者对抗失控的武器。

他说，有时候，患者们不仅仅在意能活多久，更在意的，是身上"癌症病人"这个标签。这让她们偏离了原来的生活轨道，脱离了正常的生活秩序。

杜医生说了这样一个故事：几年前，他的一位患者要接受化疗，要放一个专用的化疗管子，从手臂上打进去，管子有很大一截是露在外面的。所有化疗的人都必须放，没想到的是，这位病人死活不肯放。她对杜医生说，这根管子每一秒都会提醒她，她是个癌症患者。杜医生叹口气说，不管怎么劝，她就是不肯放管子。他笑笑接着说："我是要救她的命啊，她却不配合，我能怎么办？"

想病人所想，就会有办法。一直困扰着医护人员的难题，终于有一天得到了突破。经过多方打听，他们找到了一种新的输液管子来替代，新管子的好处是：完全隐形，平时看不到，一点不影响生活。这位病人也很高兴地成了浙大一院头一批用新管子的人。

杜医生说："引进了这个新方案之后，我们才发现，大部分患者都不想让周围的人知道自己得了癌症。现在我们医院一大半的各种癌症患者，都用上了这种新管子。甚至有些患者，周五来化疗，周末休息下，周一正常上班了，内心之强大，连我们外科医生都很佩服。"

除了治病救人，还能做点什么？

打败了三个心魔，把她们送回了家，这就够了么？回到了家，很多患者还是手足无措，因为这个社会中的有些人，目前对癌症患者还是戴着有色眼镜来看的。

那怎么办？杜医生想到的是把老患者们聚集在一起，成立了"伊俪康复志愿者俱乐部"。杜医生拿出了一张当时成立大会的照片，带着自豪的口气说："看看，上面这些气质不凡的模特，哪个看上去像是患者呢？全都是，但一个也不像。"接着他十分自豪地介绍起了当下伊俪康复志愿者俱乐部的活动。

他谈起俱乐部的各种活动如数家珍，有爱心访视、爱心分享、摄影、画画、跑步、朗诵、好声音、巧手编织等多姿多彩的活动。他每组织一场活动，都会被这些姐妹的热情和活力所感染，让他看到了生命的生机和生活的多彩。

他说，参与活动组织做事的时候，这些姐妹一点儿也不含糊。就在去年，志愿者们就做了一件大好事。他说："当时，我通知一位先进行新辅助化疗、后进行手术的患者来做化疗，但被她拒绝了，我当时很无奈。可过了 2 个礼拜后，她终于来化疗了。我问她为什么延迟？她告诉说她是离婚的，一个人带着 8 岁的女儿，在外地打工，本来收入勉强够女儿的学费和两人的生活，这次得了病，没工作没收入，更没钱化疗和手术。最近这次回老家，问亲戚借，结果也没借到。怎么办？她抱着试试看的心情找了志愿者商量，在核实了真实情况后，志愿者内部发起了爱心互助，最后帮她筹到了手术费。就在上个月，给她成功地做了手术。"

"我为人人，人人为我。"杜医生说，这些可爱的康复志愿者不仅仅自己积极康复，也同时散播着她们的爱心。她们不仅仅抱团取暖，并且温暖着新来者。

时代在进步，社会在发展，医生要解决的问题，已经和以前不一样了。所以杜诚勇一直在想：新时代的医生，除了治病，还能做点什么呢？

经济学家汪丁丁在《思想史基本问题》一书里写道："任何一个人都可以在五分钟内找到生活的意义。怎么做呢？只需要问自己这样五个问题：第一，你是谁？第二，你能做什么？第三，为谁而做？第四，他们是否需要你？第五，他们是否因你所做而有所改变？"

杜医生也问过自己这五个问题：

"我是谁？"

"我是一名医生。"

"我能做什么？"

"我能治病救人。"

"我为谁而做？"

"我为乳腺癌患者解除病痛。"

"他们是否真的需要我做这些事？"

"我很幸运，医生做的事，患者都需要。"

前四个问题回答没有半点含糊，可最后一个问题，却让他想了好久。

他说："我问自己，她们是否因为我做的事而变得更好？我是给乳腺癌患者做了手术，让她们活得更长了。但是，她们因此活得更好了吗？手术同时也可能切除了她们美丽的乳房和自信。有时候，我们解决一个问题的方案，恰恰是造成下一个问题的原因啊。"

反思让人清醒。杜医生最后说："现在，我已经十分清楚了，不仅要把病人背过河，还得把她们送回家，更要帮她们尽快回归社会。因为，决定一个医生最终成就的，不仅仅是你成功地做了多少台手术，而是你真正治愈了多少颗病人的心。只有超越你的责任，再向前跨一步，你才能做得更优秀。"

采用内分泌治疗的乳腺癌患者出现骨痛现象，怎么办？

采用内分泌治疗的乳腺癌患者可能会出现骨痛、肌肉酸痛或者关节疼痛，这是一种很常见的现象。这是因为内分泌治疗抑制了雌激素的生成或者阻断了它的作用，而骨骼代谢跟雌激素的水平有密切关系，所以针对雌激素的治疗药物会产生与骨骼肌肉相关的不良反应。

当然，这种现象大部分出现在刚刚开始使用内分泌药物的时候，一般来说骨骼肌肉相关不良反应基本上可以耐受。在刚开始出现骨痛、肌肉酸痛时，进行适当的锻炼、活动，有助于减轻症状，也可以适当加用一些消炎镇痛类的药物，适当补充钙剂。唑来膦酸等双磷酸盐类药物可以促进钙和磷沉积到骨头上，也可以缓解骨骼肌肉疼痛。

陈丽霞护士长：你若安好，便是晴天

　　浙大一院庆春院区乳腺外科的护士长陈丽霞三十年如一日地热爱并坚守着自己的护理工作。

她的坚守

　　2022年5月12日，浙大一院庆祝国际护士节暨表彰大会正在召开。当党委书记梁廷波、院长黄河把一束花、一块从事护理工作30年的纪念章递到陈丽霞手中那一刻，她的内心波澜起伏，眼睛湿润了。

　　30年了，20世纪90年代初，一个清纯的小姑娘来报到时的情景还恍若昨天。她清楚地记得，和她同一批来院的护士有40多人。而今天，她仍然坚守着这份平凡的护理工作，和她一起接受表彰的护士，却只剩下了32人。

　　30年来，她从血液科、感染科，到肛肠科、胃肠外科、肝胆外科再转到甲乳外科，从一个懵懵懂懂的小护士，成长为一名独当一面的护士长。十余年的护士岗位，她迎来过多少个辛劳的黎明，又送走过多少个难熬的夜晚，真可谓是尝尽了酸甜苦辣。十余年的护士长岗位，她领着护士们穿梭在病房里，认真细致地观察病情，耐心周到地宣教健康，专业严谨地提供护理服务。在这个没有硝烟的战场之上，她每天与死神拉锯着，用心用情把一个又一个生命从苦痛的泥潭中"拔"出来，也把简单和平凡书写成了"人间真爱"。她说，这一路走来，她"减轻痛苦、促进康复"的初心从未改变过。

　　陈丽霞说，工作的劳累，对屡见生死的无奈，对亲人的愧疚，有时也会困扰着她。但绝大多数患者的理解支持和尊重，尤其是一些危重病人的勇敢和抗争精神，也常常打动着她，给了她坚持的理由和坚守的力量。

她也用心把这种力量化为了做好日常工作的点点滴滴。记得有一天，她接到了一个病人投诉，反映当班护士工作不尽心。原来这个病人刚开过刀，因为孩子太小，就让当晚应该陪同的丈夫回家照顾孩子去了。患者夜里要上厕所，呼叫当班护士。而当班的护士却认为自己不是护工，没有及时到位。陈丽霞了解此事后，不是简单地批评了事，而是耐心地开导这位才工作不久的小护士："谁家没有特殊情况，作为护士，工作节奏确实有点快，但如果我们遇事都能尽量换位思考，工作再忙，我们也应及时伸出援助之手的。"

这些年来，正是陈丽霞护士长的以身作则和循循善诱，让一个又一个新分配来的学生娃历练成了一大批全心全意为患者的好护士。

她的遗憾

护理工作看似简单，但其实并不是一成不变的机械性工作。陈丽霞说，许多时候，我和我的护士们要做得比医生更深入、比患者更细心。

她笑着举了个例子：一个乳腺癌病人做完了手术，医生为了防止伤口出血，有时会将胸带包扎得很紧，但我们知道，有的病人会因此感到不舒服，轻者会觉得火辣辣地疼，重的可能会被勒出水疱，甚至皮肤受到损伤。我们在护理过程中，就要适时地仔细观察病情，经常帮助病人翻翻身，教会家属如何按摩，以减轻病人的不适感。

"只要我们尽心尽力地护理，绝大多数患者的预后都是很好的，病人术后康复都会顺利，这也是我们护理工作的价值所在。"陈丽霞笑了笑，接着说，"有时，我们虽然用了心尽了力，可还是有遗憾。"

她说了这样一个故事：有一年，她们收治了一位老师，年轻、漂亮，但已患乳腺癌。在交谈中，她了解到，这位老师其实两年前就查出了病因，当时医生就建议她定期复查。可不知是因为没当回事，还是工作实在太忙，总之她没有重视，以至于两年后再来医院时，她已经失去了保乳的机会。她说，大多数病人中期的预后还是很好的，但一而再，再而三的耽误，有时甚至会让一条年轻的鲜活的生命蒙上阴影。

她还记得，有一位患者被查出了乳腺癌，因为畏惧手术，相信迷信，听信江湖郎中的偏方，一再延误治疗时机，最终让自己的整个乳房都溃烂了，那场面让她至今想起来，仍然心疼不已。她说，那种遗憾是无法用言语表达的。

所以，陈丽霞和她的护理团队，尽管工作很忙，尽管人手再紧，也每年会抽出一些休息时间走出去，到妇女活动中心，到杭州市拱墅区等多个街道，上门去普及保护乳房、预防疾病的科学知识。作为科室的保留活动项目，这种特殊的宣传工作一直没有中断过。

她的快乐

有付出，总是会有回报的。不施粉黛，也无华丽的穿着，只一顶白帽、一袭白衣，护士们用行动展示着另一番与众不同的美。她们就是我们常说的"白衣天使"。

对于患者来说，护士们所做的某一件小事，有时就如同伤痛中遇见的一缕温暖的阳光；护士们所付出的每一滴汗水，有时就好像康复中一滴甘露。她们的关爱，会让患者树立重返社会的坚定信念。

有时候，老病人趁着来医院复诊，还会特地跑到病房来看她，就像看望自己的亲人一样。有一回，陈丽霞在医院碰到了一位患者，一看见她就奔过来拉起她的手。她有些纳闷："你是？"那位患者说："你不记得我啦？"

陈丽霞笑笑，不置可否。因为那么多年的护士生涯，从她眼前走过又送走的患者实在太多了，她哪里都能记住？

这位患者见她想不起来了，就绘声绘色地描述着当年的情景："当年我住院时，你是我的责任护士。那时候，我腰疼，病床又软，躺着一直不舒服，坐又坐不住。你知道了后，帮我解决了困难。这件事我一直没有忘记，真是太谢谢你啦！想不到今天又遇见了你。真好！"

这一点拨，陈丽霞还真想起来了，那是 20 多年前的事了。为了让这位病人舒服一些，当时她跑前跑后，找了许多地方，最后才找到了一块合适的木板给垫上。病人当时就很开心。想不到这么一点小事，也能让病人记她的好那么久？！

讲这段故事时，陈丽霞的心情是愉悦的。因为坐在对面的她，有快乐明显地写在脸上，仿佛这病人简短的几句话，就是那道照亮了她整个护士生涯的圣洁的光。

她的心愿

浙大一院乳腺外科建科十年，越做越好，病人慕名而来，陈丽霞和她的同事们也愈来愈忙。用陈丽霞的话说，虽然我们现在的工作节奏越来越快，压力也有点儿大，但最大的心愿就是服务好每一位患者，希望她们不仅能治好病，还能好好地活出生活质量。

为此，她主动承担起了一些"分外"工作。比如每次伊俪访视社团去病房线下探望新患者，陈丽霞护士长都会忙前忙后地安排，让志愿者们与病患结成对子，并亲自陪同一起参与。2020 年年初，新冠疫情开始，线下看望改成了线上访视，陈丽霞护士长更是主动承担起了志愿者和新病人之间联系的桥梁和纽带，把志愿者们编织的"粉红丝带"亲手转交到患者手里，并给她们讲述志愿者的康复故事，鼓励新病人丢掉恐惧，树立战胜病魔的信心。

有一回，她偶然之中了解到八段锦有诸多强身健体的作用，兴奋不已。不光自己先学会，而且还在患者教育会上亲自演示讲解，带领那些正在康复期的姐妹一起动起来。她说，八段锦真是个好东西，它不限场地，动作简单，随时随地可以练习，还好处多多，既能增强体质，又能加快康复。为推动更多的乳腺癌患者姐妹加入锻炼，她还特意在伊俪沙龙里建立了一个专门的学习群——伊俪八段锦。

如今，她和许多患者姐妹成了好朋友，她们一起聊八段锦，聊太极拳，聊生活中有趣的事。而她的生活依旧一成不变，总是从舒适安逸的家滑向永远喧闹的医院，然后迈着细碎急促的步子奔波于甲乳外科的各个病房之间，继续着她职业生涯中最后 5 年的坚守。她最大的心愿用一句话概括，那就是："你若安好，便是晴天！"

人们总说，这个世界是个相对的世界，因此幸福也是相对的。其实每个人不论处在何种境况，繁忙也好，病痛也罢，都还是有奔赴幸福的可能性的。而我们幸福与否，正是由自我的价值观决定的。陈丽霞感动着她的病人们的顽强抗争和积极乐观，病人们感动着她和她的团队的倾情付出和无私奉献，这就是陈丽霞和她的病人之间最幸福美好的故事。

家人得了乳腺癌，亲人应该注意什么？

当家人突然得了乳腺癌时，你可能会一时间手足无措，乱了阵脚。但作为亲人，你一定要知道，抗癌从来都不是患者一个人

的事，也不是一件简单的事，你和她都需要比一般人面对更多的
问题。

受癌症与治疗影响，乳腺癌患者的情绪常常很敏感。比如：
时常会感觉不到被关心、理解；害怕孤独，担心别人会因为疾病
而远离自己；担心疾病加重而与亲人分离，同时也害怕给身边人
增加负担；等等，因此经常有孤独、焦虑、恐惧、绝望等情绪。
因此，作为亲人，你需要扮演一个时刻给予鼓励、支持、理解和
包容的角色。

乳腺癌患者时常会因为癌症、治疗、饮食、疼痛等问题，产
生一种无力和疲劳的感觉，注意力不集中、对任何事情都提不起
兴趣，有时甚至会经常生病，且无论怎么休息还总是感觉身体处
于很累的状态。这个时候，作为亲人，你就要比往常更多地关注
她的身体状况，在治疗上当好帮手，在饮食给予重视，在生活上
多加关心。

许多乳腺癌患者接受过乳房全切手术，这个女性象征性器官
的丢失，常使得许多患者感到自卑，认为自己不是一个完整的女
人。此外，接受某些药物治疗（化疗药、糖皮质激素等）后，部
分乳腺癌患者的还会出现皮疹、手脚发黑、蜕皮、脱发、浮肿等
皮肤和外貌变化。作为亲人，你更要帮助她建立起自信心，让她
感受到坚定的爱意。

这个世界上，没有人希望总是被同情，总是被别人用"你好可
怜"的眼光看待。如果你想让你的亲人早点重拾信心，早日痊愈，
重新和普通人一样正常学习、工作和生活，那么作为她的亲人，你
就要给她更多的理解和尊重、更多的关注和关爱。

相信你会做得更好！

乳腺癌患者选择什么运动项目最好?

肿瘤患者要如何运动才比较适合呢?

运动类型:对于肿瘤患者来说,体质较虚弱,最适当进行的运动类型是有氧运动,比如散步、快走、慢跑、上下楼梯、骑自行车、太极拳、八段锦、游泳等。体质较好的也可自行选择适合自己的运动,如跳绳、游泳等,每周进行 2 到 3 次力量训练,如俯卧撑、平板撑、深蹲等。

运动频率:最好保持规律运动,一周可进行 3~5 次。

运动时间:每次可持续 20~30 分钟,不宜在饱餐后或饥饿时运动。

运动强度:最好是低、中强度。肿瘤患者们可以用自我感觉来判断,以身体发热、微微出汗为宜。

当然,每个人情况不一样,以上运动方法只是建议,大家一定要遵循量力而行、循序渐进的原则,根据自己的身体状况,合理定制。当运动过程中出现身体异常状况,一定要及时停止运动并立即就医。

傅佩芬主任:掌灯的人

陕西作家碑林路人有一篇写得很美的散文《掌灯的人》,是朗诵爱好者们特别喜爱的作品。那里面有这样一段打动人心的文字:

总有一些黑暗的黎明，会让我在梦中哭醒，总有一些彷徨的日子，会让我的心灵蒙上厚厚的灰尘。这时候，我就会用最安静的姿态，去寻找那些为我掌灯的人。

许多乳腺癌患者都说，浙大一院乳腺外科主任傅佩芬教授，就是她们自己找到的、带领她们走出黑暗的那位掌灯的人。

一个寻常的作文标题

记得小时候，我们都有这样的记忆，就是老师会叫我们写一篇题为《我的理想》的作文。我们中的许多人，可能都已经忘了，当时自己写的理想到底是什么？后来自己有没有真的去践行这份初心？可傅佩芬却清楚地记得，她当时拿到这个作文题目时，对自己的理想并不明晰，只是突然想到一位远房亲戚的孩子因白血病去世了，才灵感一现写下了"我要成为一名医生"的理想。可到了后来，随着时间的推移，当时瞬间的想法慢慢变成了执念。高中文理分班时，她毫不犹豫地选择了理科；大学填报志愿时，她更是直接填报了医学院校。最终，医生成了她一生坚守的职业。

毕业时，她被分到了浙大一院的大外科。在普外科学习了一段时间的肝、胆、胰、胃肠、甲状腺、乳腺等临床经验之后，她渐渐地对甲状腺和乳腺疾病的诊治有了浓厚的兴趣。

当时浙大一院的院长是郑树森院士，同时也是普外科的学科带头人。而傅佩芬一路走来，不断地得益于这位恩师的教导。硕士研究生和博士研究生的就读，她都是师从于郑树森院士。她选择乳腺专业专攻，也得到了郑院士的支持。老院长专精肝胆领域，他豁达宽厚的为人，认真精湛的医技，既有医术又有仁心的医德，都无一不深深地影响着她，为她后来的医术精进奠定了坚实的基础。

作为大型公立医院的掌门人，郑院士很早就开始重视和规划专业化建设。为此，傅佩芬被两次派往日本进修乳腺专科。2012 年，在郑院士的倡导下，浙大一院对普外科进行了亚专科建设。于是，她成为乳腺外科的领头人。

傅佩芬说，她自己也没有想到，当时一个普普通通的作文题目，一份懵懵懂懂的"远大理想"，会成为她一生执着追求的事业。

让我为你找回自信

患过乳腺癌的人永远也不会忘记，当自己被确诊的那一刻，是多么地无助、多么地茫然。疾病本身会怎么发展？应该如何去诊治康复？真的可以说是两眼一抹黑。她们只知道自己生命的小船随时都有可能掀翻，而她们也将在痛苦的旋涡中作命悬一线的沉浮。

可被傅佩芬诊治过的患者却说，她们有幸找到了傅主任，就是找到了一份心安；看见了傅佩芬的笑容，就是看见了一种希望。

傅佩芬主任有一个理念，那就是人的生命是最宝贵的，治病救人一定要有爱心。医生这个职业与其他工作性质不同，只有有了这份爱心，才会真正觉得面对的是一个个鲜活的生命，而不是冰冷的疾病。也只有有了这份爱心，才会设身处地为患者着想，用仁心和匠心去医治她们。所以，她和同事们这些年来都在不断努力地学习、积累，向国际上最好的医学中心对标，并在工作中将教学、临床和科研三个方面都做到最好。

她还记得，有一位患者因为惧怕就医，放任肿瘤在自己身上生长了十几年，一直长到了 12.5 千克之巨，直到肿瘤破溃造成大血管暴露，流血不止引发了低血压休克，才被送到浙大一院进行紧急救治。

她说，初次看到如此巨大的肿瘤，对肿瘤司空见惯的她也被震惊了。而进行切除有两大关键问题，一方面，如此巨大的肿瘤血液供应非常丰富，繁多的肿瘤性血管会对给手术带来非常大的困难；另一方面，切除之后胸壁创面巨大，难以恢复。

后来，依据全院多学科专家团队讨论的方案，她和她的同事们首先用介入方法栓塞住主要供血的血管，降低血流，减少出血风险，再通过多学科医生一起上台手术摘除肿瘤。经历惊心动魄的 5 个小时的协作，手术非常成功，患者的整个创面恢复得非常好，生活质量也得到了很大的提升。

回忆起这段经历时，她的内心依旧有那么一点点宽慰。虽然一段时间后，那位患者还是因为肺转移不幸去世了。可作为医生的她，至少让这位患者"身轻如燕"地平安度过了很长一段平静祥和的日子。

其实，20 多年间，经她诊疗救治的患者无数，但最令她痛心的是，有些姐妹命虽然保住了，自信却再也找不回来了。她亲眼所见，有位病人刚做完手术，伤口都还没有愈合，老公就提出了离婚，头也不回地转身离去。还有的姐妹，因为惧怕复发，明明可以保乳的，却选择了全乳切除。

她清楚地记得，有一位年轻的患者，在确诊之后，她和她的家人都坚决要求全切。而傅佩芬却认为保乳更有利于她日后的身心健康。后来通过她耐心细致地讲解和引导，这一家人终于放下了包袱，接受了她的诊疗方案。如今，这位患者康复得非常好，生活质量也没有因病而出现意外。每次和亲朋好友聚会大家夸她身材好时，她都会发自内心地微笑着说：是浙大一院的傅主任给她找回了自信。

傅佩芬觉得，医疗的发展不只体现在某一个病人身上，随着医疗手段的不断进步，临床中有许许多多的患者都实现了从无药可治到现在的健康生存。因此，无论是医生还是患者，都要在诊疗理念上有所转变，治疗乳腺疾病，不只有手术切除一种方式，只有保乳、整形、重建包括心理健康的呵护等手段全方位地跟上，才能为患者带来了更好的综合疗效。

黑暗中亮起的"一束光"

从医路上，总会有各种酸甜苦辣。在傅佩芬教授的微信朋友圈里，我们看到了这样一则内容：

我的"数字"年终总结：

1. 主刀各类手术 1480 例，其中乳腺癌手术 559 例（保乳 41%，各种乳房重建 8%，一半乳腺癌患者带着乳房回了家）。

2. 成功开展领先新技术 1 项——单孔腔镜下乳房切除＋假体乳房重建。

3. 获批国家自然科学基金面上项目 1 项。

4. 承担各类学术演讲 50 余次。

5. 成功举办第 8 届"乳此匠心"乳腺癌学术论坛。

6. 受聘全国第一批"CSCO[①]乳腺癌人工智能首席专家"。

7. 患者全程管理微信群扩大到 29 群。

8. 尝试抖音乳腺知识科普，粉丝超 10 万。

新的一年，继续努力！

从医 30 年，这只是她一年的工作汇总。作为一名医生，她知道自

---

① CSCO，即中国临床肿瘤学会。——编者注

己是尽职尽责的，因而她受到了患者的爱戴。而作为妻子、母亲和女儿，她常常觉得亏欠家人很多。可不管她每天多么晚回家，她的家人都一直在她的背后默默地支持着她。她的妈妈 2020 年走了，她说她很遗憾，没有在她临走前跟妈妈说一声"谢谢"。而她的爸爸，在她妈妈走后直到过世的三年里，直接进入了阿尔茨海默病后期植物人的状态，即使她想对他说声"谢谢"，爸爸也不会再有回应了。

傅佩芬说，她永远记得父母的养育之恩和帮衬之爱。同时，她也很想对她那位家务全揽、孩子学习任务全包、很少有怨言的丈夫陈博士说一声："谢谢！"正因为有了他们，她才能把全部的时间和心血都花在患者身上。

她知道，不管她多么晚回家，家的窗口总有一盏灯为她亮着。而她，不管多晚回到家，都会进入她的多个"患者全程管理微信群"，一一解答患者们提出的问题。

许多患者都说，常常看到主任深夜里甚至凌晨回答她们提出的各种问题，她，就像是黑暗中照亮她们的"一束光"。

众里寻她，她就在她们中间

如果被问道"你是怎么想到要去找傅佩芬主任诊治的？"，相信大多数患者都会说："我是听朋友介绍的。""我是百度里查到的。""我是好不容易挂上她的专家号的。"无论是何缘由，大家都是相信她的专业水平才奔她而去的。

那些患者一旦成了她和同事们的医治对象，便被他们的耐心、负责、周到所吸引，一来二去，许多患者也成了傅佩芬主任和她带领的医疗团队的朋友。

傅佩芬和她的同事们都觉得，乳腺癌患者早诊早治和心理建设非常重要。2012年为了科普医学知识，构建起患者对生活的信心和热情，浙大一院乳腺外科创建了医患携手的"伊俪沙龙"。

现在患者朋友们都觉得"伊俪沙龙"爱心群是个其乐融融的大家庭，非常令人欣慰。而大家公认的"掌灯人"傅佩芬主任，只要有空就会出现在她们活动的现场，有时候还会用笑容和歌声来疗愈患者姐妹们的心。

有记者问："回顾您从医的三十余年，展望您在临床更长久的未来，您对自己有怎样的回顾和期许？"

傅佩芬教授毫不犹豫地回答："最重要的还是不忘初心。虽然决定学医时还很懵懂，却源自治病救人的念头。所以不管走了多久，哪怕行医的新鲜感早已消失殆尽，治病救人的原则也不会动摇和改变。我院乳腺专科的建设才刚刚十二年，学科发展相对年轻，未来的任务非常重，需要我和我的团队一起，从人才的建设、科研力量的加强、临床技术的突破等方面共同发力，让我们浙大一院乳腺外科跻身国际一流水平。"

"不忘初心，牢记使命。"傅佩芬曾说："如果说我的工作是在生命的画布上作画，那么，我希望能够把这幅画画到极致！"

化疗后出现了手足综合征怎么办？

手足综合征是手掌、足底感觉迟钝或化疗引起的肢端红斑，是肿瘤病人在接受化疗或分子靶向治疗过程中可能出现的一种情况。其特征表现为麻木、感觉迟钝、感觉异常、麻刺感或疼痛感，皮肤肿胀或红斑、脱屑、皲裂、硬结样水疱等。

发生了手足综合征并不可怕，只要做到以下几点，是可以预防和进行控制的：

1. 日常生活中尽量避免手部和足部的摩擦及接触高温物品，不穿不合脚的鞋，避免激烈的运动和体力劳动，减少手足接触热水的次数，包括洗碗碟和热水澡。使用能减震的鞋垫，坐或躺的时候将手和脚放在较高的位置。

2. 在手足局部涂抹含绵羊油的乳霜可减轻皮肤的脱屑、溃疡和疼痛，保持手足皮肤湿润。

3. 避免在阳光下曝晒，即使冬天也只能最好只是在窗户后晒晒透过玻璃的阳光。避免进食辛辣、刺激性食物。

4. 出现脱皮时不要用手揭，可以用消毒的剪刀剪去掀起的部分。必要时可在医生的指导下口服维生素 B6 和西乐葆或使用抗真菌、抗生素治疗。

伊俪公益，永远的粉红丝带

在色彩缤纷的世界里，粉红色并不是最亮丽的颜色，却最能代表女性特有的气质——温柔、坚毅、自信。粉红丝带作为全球乳腺癌防治活动的标志，蕴含着乳腺疾病"及早预防、及早发现、及早治疗"的信息，成了数十个国家重视关爱女性乳房的载体。

2023 年 10 月，在浙大一院乳腺外科的指导下，借助于杭州市上城区民政局的支持，度过了十二个年头的伊俪沙龙正式注册蜕变为伊俪公益服务中心，成为第一个旨在帮助乳腺癌患者姐妹走向新生的公益组织。那些热心公益的康复志愿者则被亲切地称为伊俪姐妹。她们用爱心组成了一个个爱社团，用智慧传递着一份份快乐，用"粉红丝带"串起了关心、关爱，引领着患者姐妹们驱走迷惘、彷徨，迎来放飞和健康。

伊俪访视社团

绝大多数人都谈癌色变。当得知自己身患癌症时，大多数人都会感到恐惧、紧张、不安，就像陷入了无边的黑暗。手术、化放疗，靶向治疗，各种未知的遇见，都让人感到无助、恐慌和焦虑。访视社团就是在这样的背景下成立的。其中的康复志愿者都是曾经的病人，她们在治疗过程中得到过医护人员、社会各界的帮助，她们想要把这份爱传递下去，去帮助更多不幸罹患乳腺癌的姐妹。

●线上线下相结合，为病患答疑解惑。线上，康复志愿者在各治疗群解答病友问题，为患者提供康复指导。线下，志愿者与患者一对一、面对面帮扶，增强他们一起抗癌的信心和勇气。医护人员和康复志愿者共服务着 33 个治疗微信群，服务病人 6000 余人。

●康复指导与心理疏导相结合，帮助患者树立信心。康复志愿者除了解答患者有关治疗、康复、饮食、医保等方面的问题外，还通过自己的亲身经历，现身说法，把自己的康复经验传授给新病友。从康复上指导，从心理上疏导，消除新病人心理上的恐慌，使她们从恐惧中走出来，更好地配合医生的治疗。

●定时与全天候、专人与全员相结合，实现访视 365 天全覆盖。通过康复志愿者自愿接龙报名形式，每天上午 10:00—11:00 都有一名志愿者在治疗群线上值班，解答大家的问题，365 天从未间断过。除了这一小时之外，志愿者们看见病友问题，也会随时解答。

爱心访视就像一束光，照亮了许许多多患者的康复之路，使她们勇敢地面对疾病，充满了战胜疾病，追求美好生活的力量。

伊俪康复锦囊

乳腺癌康复锦囊是浙大一院乳腺外科医护人员和志愿者通过收集患者微信治疗群中的共性问题，利用业余时间进行梳理整理，汇总成册的有关治疗、康复等问题的解答总和。目前康复锦囊已发布多期，共对13个方面355个问题进行了解答，内容囊括了乳腺癌发现、确诊、治疗到特殊病种申请以及费用报销、康复期锻炼、膳食搭配等内容，大大方便了治疗康复期间的广大患者。

康复锦囊汇聚了医护人员和志愿者们的心血和智慧，为治疗期的患者带来了方便，缓解了患者的焦虑和不适，解除了他们的疑虑，使他们少走了不少弯路，起到了很好的疗愈作用。康复锦囊还被刊出在粉红丝带公众号，发布在各个治疗群，惠及了更多治疗中的患者，为广大患者在康复路上起到了保驾护航的作用。

伊俪分享沙龙

分享可以让"我"变成"我们"，也可以在改变自己时影响他人，让独自的痛苦在群体中得以消散释怀，让个人的幸福变成群体的快乐。

伊俪沙龙志愿者爱心分享群建立于2020年年初，分享彼此的故事，分享美好的生活，成了这个群的主旋律。每晚的"相约19点"成了志愿者们最喜爱的一档栏目。从第一位姐妹爱心分享开始，已有116位姐妹分享了自己的抗癌心路历程。

因为有"相约19点",有了每晚的群互动,又有了一群知性、睿智、有着有趣灵魂的主持人队伍。她们各有所长,知识面广,又让每晚的活动内容精彩纷呈——旅游、美食、摄影、健康、养生、营养学、手工、编织、生活小窍门,还有专业的金融理财、保险、教育等知识。在伊俪沙龙的大家庭里,大家一起学习,一起成长,一起感受着康复后生活的无限美好。

伊俪巧手社团

美丽的东西总有治愈作用,一群心灵手巧、热爱生活的姐妹在一起交流编织技巧,分享精美的手工作品,伊俪巧手社团就这样成立了。她们在编织中忘却了病痛,在编织中找回了自信,在编织中得到了疗愈。

粉红丝带手环是巧手社团成立后的第一件作品,是由志愿者自己设计编织的爱心手环,代表着"美丽、勇敢、互助",成为伊俪沙龙志愿者的标识。春日美丽的西湖边,夏日凉爽的花园里,秋日金黄的落叶中,冬日温暖的阳光下,都有巧手姐妹们一起组装粉红丝带和编织精美手工的身影,现已累计编织粉红丝带手环1000余条。

她们通过访视新病友,把粉红丝带戴在正住院中的姐妹手上,增加患者战胜病魔的信心。通过患者教育会,把粉红丝带戴在每一位参会姐妹手上,大家一起手拉手相互扶持,康复路上携手同行。

粉红丝带是志愿者姐妹用善良、爱心、柔情和坚韧织就的,一头连着你,一头连着我,戴在那些遭遇不幸却始终坚强的姐妹们的手腕上,传递着每一位志愿者温暖的问候、真诚的关爱、美好的期许和深深的祝福。巧手们还把精美的手工作品作为年度志愿者工作先进和志愿活动的奖品，真是"绳绳有情，件件有爱"。

伊俪书画社团

曾经，乳腺癌让姐妹们的世界失去了往日的色彩，让她们的天空蒙上了灰色的迷雾。如今，她们抱成了团，用笔用画书写着自己新的未来。

在那里，她们专注于书画，忘却了病痛和烦恼，摒弃了杂念和负能量，心灵得到了宁静，身心得到了疗愈，让世界重又绚丽多彩。

在那里，她们专注于书画，培养了自己的敏感性、观察力和时空感，增强了对美的感受力，缤纷的色彩中处处都有了新生的快乐。

因为放慢了脚步，她们惊喜地发现了自己的潜能；因为有缘相聚，她们绘出了美丽人生，活出生命的本真和坦然。

伊俪摄影社团

这里有一群热爱摄影的小姐姐们，她们中有摄影技术精湛的老师，有懂美术擅构图的高手，有见景就拍见物就摄的爱好者，有把照片制作成故事的诗者，还有喜欢拍照又不会拍照的渴望学习者。

● 线上学习如火如荼。在姐妹们的摄影技术长进之时，专业老师的脸上露出了赞许的笑容。

● 线下活动精彩纷呈。从单枪匹马到集体组团，从实地拍摄到参观学习，从独自琢磨到互学探讨，学习摄影的过程成了收获友谊、收获快乐的场合。长桥公园的"你摆我拍"，运河桥下的"走进历史"，湘湖边、西子湖畔的"留住美丽"，无论春夏秋冬，摄影社团的姐妹都在用相机记录着这个城市的故事和她们自己的精彩。

● 服务保障竭尽全力。摄影社团承担了伊俪沙龙全部活动的拍摄工作。沙龙患者教育会的"春之晖""夏之光""秋之韵""冬之暖",摄影社团都留下了珍贵的照片。各个社团的活动,摄影社团都留下美好印记。伊群巧手编织爱心手环,书画社的绘画书法作品,伊俪悦读的诵读,伊俪好声音的合唱排练,伊悦小跑的矫健身姿,伊俪俏佳人的美丽倩影都被她们一一定格在了镜头里。

伊俪好声音社团

"我们要唱死癌细胞。"伊俪好声音将一群热爱音乐的姐妹聚集在一起,用音乐缓解病痛,用音乐排解忧郁和压力,增强了她们战胜病魔的信心,建立了她们乐观向上、轻松愉快的心态。

●好声音不分年龄,云端音乐会此起彼伏。好声音成员从30多到60多岁,大家在一起越唱越年轻,越唱越有活力。2020年8月首次线上七夕专场音乐会,大家在云端兴致高昂,有流行版《亲密爱人》、快乐版《小酒窝》、经典版《敖包相会》,还有戏曲版《夫妻双双把家还》,大家唱出了快乐,唱出了健康。

●好声音不分职业,研讨分享会展示风采。好声音成员来自各行各业,有职业精英、资深教师、医护人员、退休人员等,大家一起练歌一起排练,用歌声点燃姐妹们爱的希望和勇气。2020年11月好声音作为"乳此匠心"全国学术研讨会志愿者成果展示环节的压轴节目,一首《感恩的心》感动了许许多多聆听会议的观众。

●好声音不分彼此,沙龙活动增光添彩。好声音成员亲如一家,在载歌载舞中拉近了距离,在欣赏音乐中提高了审美,在放声歌唱中锻炼了身体，成了相亲相爱的一家人。2021年伊俪沙龙迎新年会上，医护人员和康复志愿者共同演唱的《明天会更好》将活动推向了高潮，唱出了大家对生命的热爱。

伊俪俏佳人社团

快乐是一种选择，幸福是一种能力。人这一生最美的样子就是能活成自己想要的样子，活成生命该有的样子——简单、纯粹、美好。

当我们走过寒冬，历经坎坷，在黑暗中见到光明时，我们的生命之树再次发芽，人生的下半场将更加绚丽。伊俪俏佳人社团就是一个为姐妹们提供交流美展示美留住美的平台，姐妹们可以畅谈分享服装穿搭、饰品配饰、色彩搭配、仪表姿态等。

社团不定期组织室内拍摄、外景拍摄、茶歇等活动，主题有时尚风、民国潮、古装系等，礼服、旗袍、汉服、运动装等尽情地展示了经历风雨后的姐妹们的婀娜多姿和柔美坚韧，她们像不畏严寒的梅花正凌寒怒放。

伊俪悦读社团

"阅读"使人快乐，那是"悦读"；"诵读"使人开心，那也是"悦读"。就伊俪姐妹而言，当生命的红灯渐渐隐淡，开始转为黄灯甚至绿灯时，最需要的就是用快乐的心去阅读，从阅读中品味生活的情趣；用开心的声音去诵读，让生命有更多的可能和喜悦。

来吧，来悦读社团充盈正能量吧，让我们在读好书诵好文中，用喜欢、愉快、真诚的态度去欣赏和享受生活中一切可以感知的美好！

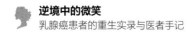
伊俪悦动社团

八段锦的简，太极拳的柔，太极剑的刚，慢跑的耐力，快跑的坚持，所有的柔美和律动，都是伊俪姐妹身体需要的，也是伊俪姐妹心灵向往的。

无论是西湖、湘湖边，还是钱塘江畔、孤山下，抑或是原生态的江洋畈公园，运动着的伊俪姐妹永远都是一道流动的风景线。

慢慢地学起来，愉快地动起来，无论是快的还是慢的，适合你，你就来！

后 记

AFTERWORD

2020 年的某一天，傅佩芬主任来电，邀请我加入浙大一院乳腺外科的伊俪乳腺癌康复志愿者群。我犹豫着。自从患胰腺癌后，我曾给自己定过一个"规矩"，不入患者群。不是自己不合群，而是因为胰腺癌实在太凶险，怕扎堆后总能听到不好的消息，同病相怜，容易引起感伤。

傅佩芬主任说："我这里面是一群很优秀的人，个个都向阳而生，有着非常有趣的灵魂。你先加入看看，如果不喜欢，可以随时退出。"

我知道那也是一个癌症患者群，只不过里面是一群乳腺癌患者。我也知道，作为浙大一院乳腺外科的主任，傅佩芬主任和她的同事们一直致力于医患一家的建设。

"好吧！"我略带勉强地答应了。从此，我成了她们中的一员。

可是没过了多久，我便心甘情愿地融入了这个大家庭。姐妹们抗争疾病的勇敢、对待苦痛的坚强、热爱生活的情趣，还有那温婉的身姿、得体的打扮、优雅的举止、丰盈的思想，无时无刻不在感动着我。所以当有一天，傅佩芬主任又一次来电，请我帮忙和她一起把伊俪姐妹们的故事写出来的时候，我没有片刻迟疑，毫不犹豫地答应了。

在经历了与死神擦肩而过的惊险之后，执笔重新描述和修改那些姐妹患病和医治的过程，我的眼前总有灰色的病房、白色的大褂、执握手术刀专注的眼神，以及穿梭在病床间细碎匆忙的身影。随着采访的深入，我开始更加理解了生命的本真、人生的意义。很多曾经觉得惯常的事情，曾经被我们忽视的东西，那些爱情、亲情、友情，在姐妹们自述的分享里，变得有棱有角、有血有肉了，甚至成了她们生活中放射出异彩的耀眼光芒。

我暗自庆幸自己能得到这样的机会，从一个又一个侧面，走进姐妹们看似痛苦实则坚强的生活里，走进医生护士日夜繁忙却非常执着的灵魂中。因为感同身受，因为百感交集，常常写着写着，我的眼里噙满了感动的泪水。我不知道，在我人生的后半段还会不会有比做这件事更有意义的事。

感谢姐妹们接受了我。感谢你们的经历、你们的付出和你们的活力，让我在写作中重新感悟到了生命的力量，也让我再一次贮存起了满满的笑对病痛、笑对生活的正能量。如同我常常以开玩笑的口吻对伊俪姐妹说的那样："就癌症病人的 5 年存活率而言，我，一个胰腺癌患者，是那个小概率的百里挑一。而你们，乳腺癌患者，则是那个生存率 95% 的大多数群体。姐妹们，没什么好怕的，我们加在一起就是 100%，加油！"

希望我们都能够一如既往，手拉手一起在康复路上昂头前行！

感谢所有为本书编著付出过辛劳的社会爱心人士和伊俪志愿者们！

副主编 米豆

2025 年 1 月于杭州